中醫學簡史

熊益亮，林楠 編著

横跨千年的文獻，
古籍解密與名醫傳奇

古今醫事！探尋中醫文化的根源與發展軌跡，
追溯中醫體系的演變及社會影響

U0059338

**醫事制度 ✕ 醫學教育 ✕ 著名醫家 ✕ 中醫文獻**

全面回顧和評述古代中醫藥的發展歷程，以及中醫學的傳承與創新
以史學角度解析發展脈絡，展現中醫在中華文化中的獨特地位和價值
從神農嘗百草到李時珍的《本草綱目》，中醫史是文化傳承的寶庫！

# 目錄

# 序言

　　中醫學作為中華民族固有之醫學，守衛著中華民族的健康與繁衍。1949 年以來，中醫藥越來越受到國家和人民的重視，中醫藥文化已成為中華優秀傳統文化的重要代表。2019 年 5 月，中醫藥傳統醫學正式納入世界衛生組織制定、頒布的國際統一的疾病分類標準。

　　從小接觸現代科學的我，剛接觸中醫時有很多困惑、不解，甚至有點牴觸。因為中醫是在中國傳統文化的基礎上建立起來的醫學體系，與現代科學體系截然不同，也就是因為如此，中醫被冠以「偽科學」之名。但是，隨著對中國傳統思想（如「陰陽」、「五行」、「天人合一」、「象數思維」、「整體觀念」、「氣」、「道」）以及中國古代經典（如儒家、道家、禪宗）的接觸與學習，我發現用現代科學去評價或者說去看待中醫學是不合適的。與此同時，我也對中醫學和中國傳統文化有了更深的理解，因為二者都是把「人」作為一個整體。若不是有實實在在的療效，中醫很難流傳幾千年並依然為人們所用。我從一個會為了中醫科不科學而與人爭論得面紅耳赤的少年，變成一個微微一笑的老師。如果不懂或者不相信傳統文化，就很難相信中醫，爭辯也無濟於事。所以，無論是中醫還是西醫，何必拘泥成說呢？這讓我想到了張伯禮院士說的：「祖先留下的財富是無價的瑰寶，讓我們在應對疫情時有了中西醫兩套治療方案，我們應該感到幸運。」

　　本書是我和我的碩士生導師林楠教授共同完成的，導師是我走入中醫醫史文獻和中醫藥文化研究領域的引路人。三年的碩士生涯是我人生的轉捩點，無論是做人還是為學，導師給予了我太多的幫助，這三年是

我一生中最珍貴的時光。她教會我整理古籍文獻，指導我完成了碩士畢業論文〈明清閩北疫情資料整理與研究〉，鼓勵我讀博，我的人生才有了不一樣的開始。

本書主要是從史籍中醫藥文獻的整理入手，從醫事制度、醫學教育、著名醫家、中醫文獻四個方面展現古代中醫藥的面貌及中醫學的歷史傳承與發展，而未涉及史學方法與中醫學研究的相關問題，這一點在本書的第一章中有所論述。此外，本書不涉及中醫藥的診斷治療，旨在幫助人們了解中醫學在古代的地位及其發展，從而更好地弘揚中醫藥文化。希望藉此書以饗願意或者想要了解中醫學的讀者。

第五章中醫文獻部分的目錄直接摘錄自古籍，盡可能地保留原始文獻，呈現其真實性，有的有成書年代、作者，有的則無。因為大部分書籍亡佚，所以無法校勘，只能保持現狀。敬請讀者理解。

本書內容難免有疏漏和不當之處，敬請專家、讀者提出寶貴意見，以便再版時修訂提高。

熊益亮

# 第一章

緒言

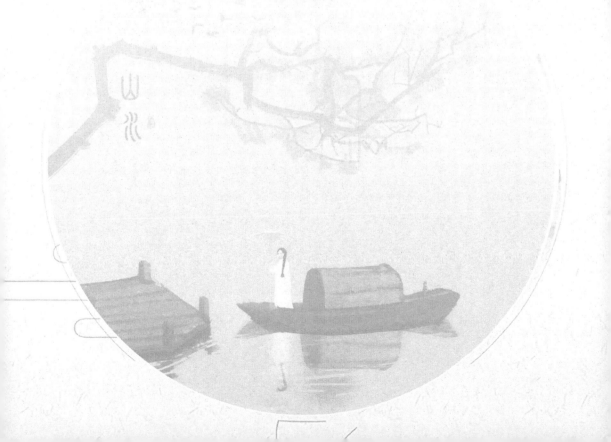

　　史學作為中華傳統學術的重要組成部分，其意義在歷史發展過程中有所演進且其內涵亦不止一種。史學起源於「史」，東漢許慎的《說文解字》（圖 1-1）中提到：「史，記事者也。從又持中」。「史」篆文寫作「ㄓ」。「又」即右手，「中」指簡冊。「記事者也」即記事的人。因此，「史」字的本義是指手持簡冊記事的人，即史官。至魏晉時期，出現「史學祭酒」的官職，「史」與「學」首次連用，其具體功能雖尚未清晰，但應與博學歷史有關。而後，「史學」一詞使用較多，但其內涵比較模糊，既指一種學科、學問，又指一種學問的修養，其核心研究對象則為史書、史料。中醫學作為中華優秀傳統文化的重要組成部分，必然收錄於各類史書中，成為史書不可或缺的一部分。因此，本書立足於中華傳統史學，對史著中的醫藥文獻進行整理，從中醫學傳承與發展中最重要的四個方面來梳理史學與中醫學的淵源，即醫事制度、醫學教育、著名醫家、中醫文獻。

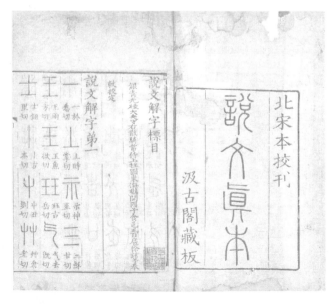

圖 1-1 汲古閣《說文真本》（即《說文解字》）書影

# 第一節
## 史學的基本概念和範圍

　　「史」的含義，有一個長期發展過程。「史」字最早的含義是指特定的人，即「史官」。許慎《說文解字·敘》中說：「黃帝之史倉頡，見鳥獸蹄远（音航）之跡，知分理之可相別異也，初造書契。」但這只能視為一種遠古傳說。《呂氏春秋·先識覽》中載：「夏太史令終古出其圖法，執而泣之。夏桀迷惑，暴亂愈甚，太史令終古乃出奔如商。」、「殷內史向摯見紂之愈亂迷惑也，於是載其圖法，出亡之周。」可見，夏朝時有「太史令終古」，商朝時有「內史向摯」。在殷墟甲骨文中，發現「史」、「太史」、「作冊」等史官名稱，說明商朝確有史官之職。到了周朝，在青銅器的銘文與《尚書》、《禮記》、《國語》、《左傳》等文獻中出現了諸如「史」、「大史」、「左史」、「右史」、「內史」、「外史」、「作冊」等官名，證明周朝的史官設定已經十分完備。那麼，史官主要做什麼呢？王國維在《釋史》中說「古者書策皆史掌之」，也就是說史官的職責是負責記錄，包括記載時事、編修國史等。

　　「史」除了表示「史官」之義外，亦指稱「史書」。如《儀禮·聘禮》，「辭多則史，少則不達。辭苟足以達，義之至也」，「史」即史書、史料；又如唐朝劉知幾《史通·敘事》，「史之煩蕪」，說史書內容繁雜。《隋書·經籍志》則把圖書按經、史、子、集四部進行分類，其中「史」

類包括正史、古史、雜史、霸史、起居注、舊事、職官、儀注、刑法、雜傳、地理、譜系、簿錄十三類，而「史」也就成為一切史籍的通稱。

「史」的含義清楚了，那什麼是史學呢？歷史學家傅斯年說，史學的對象是史料，史學的工作是整理史料，史學便是史料學。從現代學科分類來說，「史學」即「歷史學」，是研究和闡述人類社會發展的具體過程及其規律性的一門學科。可以說，有了史籍，才有史學。《尚書‧多士》曰：「唯殷先人，有冊有典」，說明殷商時期就已經有了典冊。「冊」是指簡冊，即用繩子將竹片編連起來。而把簡冊擺在架子上收藏就叫做「典」。典冊是繼甲骨、青銅器之後的主要文字載體，它們成為早期文獻的承載形式。從現已發現的甲骨文、金文來看，其記載內容涉及當時社會的各個方面，具有極其重要的史料價值，雖沒有形成正式的史籍，但仍可視為早期史籍的雛形。

至春秋末期，孔子創立私學，使官學下移走向民間，大大促進了學術文化的傳播。他晚年整理編訂了六經，即《詩》、《書》、《禮》、《易》、《樂》、《春秋》。其中，《書》又稱《尚書》，是記載上古賢明君王言行之書，屬於上古官方文書檔案，是中國最早的一部歷史文獻彙編。而《春秋》則是孔子根據魯國的國史編訂而成的，開創了私人修史之風。它採用按年月記事的編年體，運用春秋筆法暗含褒貶，是中國現存最早的一部編年體史著。而後，《左傳》、《國語》、《戰國策》、《竹書紀年》、《世本》等史著問世，促進了先秦史學的繁榮發展，也為後世留下了寶貴的歷史文獻。

西漢武帝時期，司馬遷首開紀傳體而編撰《史記》，成為中國「正史」之祖，是中國古代史學走向成熟的奠基之作。東漢初年，班固沿襲《史記》體例，編撰《漢書》。與《史記》不同的是，《漢書》只寫西漢一

代，為紀傳體的斷代史，這一寫法為後世史家傚法。東漢末年，荀悅仿照《左傳》編寫方法對《漢書》進行改編而作《漢紀》，開創了編年體的斷代史。值得一提的是，與先秦史時期私撰史著的繁榮不同，東漢時期私人編撰國史受到了限制，如班固就曾以「私改作國史」而獲罪下獄。官方對修撰國史日益看重並試圖將其掌握於自己手中，編撰了中國最早的一部官修國史《東觀漢記》。它是一部記載了從漢光武帝至漢靈帝期間歷史的紀傳體史書，因在皇家藏書之地洛陽宮中的東觀撰修而得名。

三國時期，魏明帝曹叡在中書省設定「著作郎」一職，主要負責編纂國史，從此修史有了專門官員。北魏時，設「修史局」，開設局修史之先。北齊時，設「史館」，並由宰相負責，開宰相兼修國史之始。由於魏晉南北朝時期政權頻繁更迭，私人撰史的限制較東漢時有所寬鬆。整體來說，這一時期官方修史制度進一步完善，民間撰史亦較為自由。從數量上來看，史籍成果豐碩，且史體種類增多。既有通史，也有斷代史，紀傳體的地位繼續得到鞏固，編年史蓬勃興起。此外，諸如人物傳記、地理方誌、史注、起居注等各類史著亦大量湧現。可以說，魏晉南北朝時期是中國史學大發展的時期。

隋朝時，為了加強中央集權，政府對修撰國史進行了嚴控。據《隋書·高祖紀下》記載，開皇十三年（西元 593 年）五月，隋文帝下詔，「人間有撰集國史，臧否人物者，皆令禁絕」，說明隋朝禁止私人編修國史。到了唐朝，在建國之初就設立了史館，專門負責修撰前朝史和本朝史，確立了史館編修國史的制度。從唐朝開始，直至清朝，由史館編修國史，宰相或者重臣監修，成為官方定則，而後朝編寫前朝史亦成為慣例。自此以後，紀傳體「正史」（除了歐陽脩的《新五代史》）均由官方編修。值得一提的是，實錄體史籍在唐朝迅速發展。實錄體史籍的編撰

始於南北朝時期，有《梁（武）皇帝實錄》、《梁（元）皇帝實錄》、《太清實錄》。到了唐朝，嗣君繼位的國君為先帝撰修實錄成為慣例，並被以後各朝沿襲，從而大大發展了實錄體史籍。此外，還出現了史評專著，如劉知幾的《史通》；開創了典志體，如杜佑的《通典》為典志體的通史，蘇冕的《唐會要》為典志體的斷代史。

宋元時期，可謂史學發展的極盛時期，其中宋朝的史籍無論是種類、數量還是品質都堪稱史上之最，而元朝在典志體和民族史的撰修方面均有所發展並取得了一定的成就。北宋司馬光主持編纂了中國歷史上第一部編年體通史《資治通鑑》，極大地推動了編年史的發展。南宋袁樞開紀事本末體之先河，撰修了《通鑑紀事本末》。南宋朱熹首創綱目體，撰修了《資治通鑑綱目》。元代馬端臨編纂《文獻通考》，推進了典志體的發展。此外，方誌體例逐漸完善，金石學繁盛，民族史進一步繁榮發展。

明朝時，由於「空談」學術風氣的影響，史學的發展主要在方誌和野史方面取得了一定的成就，可以說史學進入了衰落時期。明清之際，由於「實學」的興起而提倡「經世致用」，並把這一思想運用到史學與經學的研究中。其中最具代表性的為「清初三大儒」在史學領域所取得的成就，即顧炎武開創了清代考據之風，著有《天下郡國利病書》、《肇域志》等；黃宗羲創立了學案體，著有《明儒學案》、《宋元學案》等；王夫之發展了中國的史論，著有《永曆實錄》、《讀通鑑論》、《宋論》等。到了清代，由於統治者的高壓政策和文化專制，史學的發展亦隨著學術研究的轉歸而走上了考據之路，以校注考證、辨偽輯佚、改撰與增補舊史為特色。這一時期，最為重要的成就當屬清代三大史學名著，即錢大昕的《廿二史考異》、王鳴盛的《十七史商榷》和趙翼的《廿二史札

記》。此外，章學誠的代表作《文史通義》極受推崇，提出史學主要包括史事、史文、史義三個部分，又以「史義」為靈魂，最為重要。《文史通義》與劉知幾的《史通》一直被視為古代中國史學理論的「雙璧」。

在史學史上，史部目錄在圖書分類中的確立，是史學發展到一定階段的結果。從現存已知的目錄書來看，《漢書·藝文志》按照劉歆《七略》的分類方法，分為六藝、諸子、詩賦、兵書、術數、方技六個部分。由各部組成可知，史籍依附於「六藝略」的《春秋》類中，著錄史籍三十四家，一千三百八十四篇。這一時期，經、史尚未分開，這與史籍數量及史學所處地位有關。至西晉，荀勖《中經新簿》將圖書分為甲、乙、丙、丁四部，其中丙部著錄史籍，說明史學已經成為一門獨立的學科。東晉李充《晉元帝四部書目》亦用甲、乙、丙、丁分類，但乙部著錄史籍。唐初《隋書·經籍志》改用經、史、子、集的分類，史部之名正式確立，並為後世所沿用。荀勖、李充所創立的四分法只設大部類，不分細目，而南朝梁阮孝緒的《七錄》中第二大類「紀傳錄」著錄史籍八百七十四部，一萬六千五百五十八卷，分十二小類：國史部、注歷部、舊事部、職官部、儀典部、法制部、偽史部、雜傳部、鬼神部、土地部、譜伏部、簿錄部。這種細分的名稱基本為《隋書·經籍志》以及後世書目所襲用，因此說《七錄》為確立史部類目的奠基之作。到了清代，《四庫全書總目》中「史部」著錄史籍兩千一百多部，三萬七千多卷，分立十五個類目，即正史、編年、紀事本末、別史、雜史、載記、詔令奏議、職官、政書、傳記、時令、地理、目錄、史評、史鈔，可以說這十五類史學書籍基本上反映了中國古代史籍的類別和史學的範圍。

## 第二節

### 重要史著概覽

史學範圍廣大，史籍內容豐富，在本書有限的篇幅中，不可能對史學著作一一介紹。因此，這裡僅對《四庫全書總目》設立的十五類史籍中最為重要的、記載了大量醫學內容的且為本書所引用的著作概要介紹。

### ◆ 一、正史類史著

南朝梁阮孝緒《正史削繁》一書創立了正史之名。《隋書‧經籍志》把《史記》、《漢書》等紀傳體史籍列為正史。《明史‧藝文志》又把紀傳、編年二體並稱為正史。清代乾隆年間撰修《四庫全書》，確立紀傳體史籍為正史，並規定凡不經「宸斷」（皇帝批准）的史籍不得列入，詔定二十四史為正史。1921 年，北洋政府增補《新元史》，稱二十五史，後又增《清史稿》，合稱二十六史。正史類史籍均以君主的傳記為綱領，以人物傳記為中心進行編寫。

#### 《史記》

二十六史之一。原名《太史公書》。西漢司馬遷撰。一百三十篇，是中國第一部紀傳體通史。記事從傳說的黃帝開始，到漢武帝劉徹為止，達三千年左右，其中尤詳於戰國、秦、漢。題材分傳記為本紀、世家、列傳，以八書記制度沿革，立十表以通史事的脈絡，為後世各史沿用。

漢元帝、成帝年間，褚少孫曾補撰部分篇章。現存舊注有南朝宋裴駰的《史記集解》（圖 1-2）、唐司馬貞的《史記索隱》、唐張守節的《史記正義》。

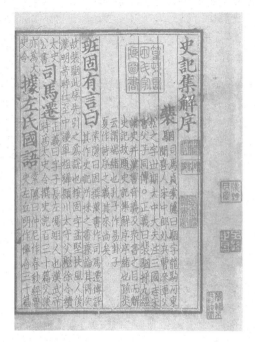

圖 1-2 《史記集解》書影

## 《漢書》

二十六史之一。亦名《前漢書》。東漢班固撰。一百篇，分一百二十卷，是中國第一本紀傳體斷代史。始創於班彪，是繼《史記》而作的《後傳》。班彪去世後，班固繼承父親班彪之志撰成《漢書》。其中，八表和《天文志》未及成稿，班固去世。八表由其妹班昭完成，《天文志》由其弟子馬續完成。全書從西元前 206 年（漢高祖元年）劉邦建立西漢起，到西元 23 年（地皇四年）王莽新朝滅亡止，記載了西漢 230 年的歷

史。書中體例與《史記》大略相同，只是改書為志，廢世家入列傳，並創刑法、五行、地理、藝文四志，成為後代紀傳體史書的準繩。現存舊注以唐代顏師古為最。

## 《後漢書》

二十六史之一。南朝宋范曄撰。今本一百二十篇，分一百三十卷。紀傳體東漢史。原書只有紀傳，北宋時把晉代司馬彪的《續漢書》八志與之相配，成為今本。全書從西元 25 年（建武元年）光武帝劉秀稱帝起，到西元 220 年（延康元年）漢獻帝劉協禪位給曹丕止，記載了東漢196 年的歷史。通行的註釋，紀傳部分由唐代李賢（唐高宗李治第六子）注，各志由梁朝劉昭注。清代惠棟撰《後漢書補註》，清末王先謙在此基礎上加以增補，寫成《後漢書集解》，資料較為完備。

## 《三國志》

二十六史之一。西晉陳壽撰。六十五卷，分魏、蜀、吳三志。紀傳體三國史。魏志前四卷稱紀，蜀、吳兩志有傳無紀。三志本為獨立，後世合為一書。全書從西元 220 年（魏黃初元年）魏文帝曹丕稱帝起，到西元 280 年（吳末帝孫皓天紀四年）吳亡止，記載了魏、蜀、吳三國 61年的歷史。因原書敘事較為簡略，南朝宋時裴松之為其作注，博引群書，註文多出本文數倍，儲存的史料甚豐。現代學者盧弼著有《三國志集解》。

## 《晉書》

二十六史之一。唐房玄齡等撰。一百三十卷。紀傳體晉代史。全書從西元 265 年（西晉泰始元年）晉武帝司馬炎稱帝起，到西元 420 年（東

晉恭帝司馬德文元熙二年）晉亡為止，記載了晉代 156 年的歷史。書中增立了「載記」，十六國中的前趙、後趙等十四國，皆入「載記」。近代藏書家吳士鑑、劉承幹合著《晉書斠注》，採集眾說，對《晉書》進行了辨異、證同、糾謬、補遺的工作，是研究《晉書》的重要著作。

## 《宋書》

二十六史之一。南朝梁沈約撰。一百卷。紀傳體南朝宋史。全書從西元 420 年（宋武帝劉裕永初元年）起，到西元 479 年（宋順帝劉準昇明三年）止，記載了南朝宋 60 年的歷史。本書選錄詔令、奏議、文章甚多，但可惜沒有食貨、藝文等志，門類不全。原書傳至北宋時，已有散佚，後人取李延壽《南史》等補足卷數。

## 《南齊書》

二十六史之一。南朝梁蕭子顯撰。六十卷。紀傳體南朝齊史。原名《齊書》。宋以後為了區別於李百藥的《北齊書》，故改名。今本亡佚序錄一卷。全書從西元 479 年（齊高帝蕭道成建元元年）起，到西元 502 年（齊和帝蕭寶融中興二年）止，記載了南齊 24 年的歷史。本書有志無表，各志亦不全，食貨、刑法、藝文志均缺。

## 《梁書》

二十六史之一。唐姚思廉撰。五十六卷。紀傳體南朝梁史。全書從西元 502 年（梁武帝蕭衍天監元年）起，到西元 557 年（梁敬帝蕭方智太平二年）止，記載了梁代 56 年的歷史。本書儲存當時的思想、書目、醫藥等方面的史料，但全書無表無志，與所撰《陳書》相同，且兩書都是在其父姚察於隋時撰的舊稿上進行補充整理而成的。

## 《陳書》

　　二十六史之一。唐姚思廉撰。三十六卷。紀傳體南朝陳史。全書從西元 557 年（陳武帝陳霸先永定元年）起，到西元 589 年（陳後主陳叔寶禎明三年）止，記載了陳代 33 年的歷史。全書無表無志，與所撰《梁書》相同。

## 《魏書》

　　二十六史之一。北齊魏收撰。一百三十卷。紀傳體北魏史。全書從西元 386 年（北魏道武帝拓跋珪登國元年）起，到西元 550 年（東魏孝靜帝元善見武定八年）止，記載了北魏、東魏 165 年的歷史。原書在北宋初已散佚不全，北宋劉恕、范祖禹據李延壽的《北史》等補成今本。

## 《北齊書》

　　二十六史之一。唐李百藥撰。五十卷。紀傳體北齊史，無表志。原名《齊書》，為與蕭子顯的《南齊書》區別，於宋時加「北」字。全書從西元 550 年（北齊文宣帝高洋天保元年）起，到西元 577 年（北齊幼主高恆承光元年）止，記載了北齊 28 年的歷史。北宋以後，本書大多散佚，後人取李延壽的《北史》等書補足。

## 《周書》

　　二十六史之一。唐令狐德棻（音分）等撰。五十卷。紀傳體北周史，無表志。全書從西元 557 年（北周孝閔帝宇文覺即位）起，到西元 581 年（北周靜帝宇文闡大定元年）止，記載了北周 25 年的歷史。原書至北宋初已殘缺，今本多取李延壽的《北史》補入。

## 《隋書》

二十六史之一。唐魏徵等撰。八十五卷。紀傳體隋史。本書紀傳體部分五十卷，為魏徵、顏師古、孔穎達等撰。十志部分三十卷，原為梁、陳、齊、周、隋五代史而作，合稱《五代史志》，後各史單行，併入《隋書》。隋代部分從西元581年（隋文帝楊堅開皇元年）起，到西元618年（隋恭帝楊侑義寧二年）止，記載了隋朝38年的歷史。其中《經籍志》創立經、史、子、集四部分類的標準。

## 《南史》

二十六史之一。唐李延壽撰。八十卷。紀傳體南朝史，無表志。全書從西元420年（宋武帝劉裕永初元年）起，到西元589年（陳後主陳叔寶禎明三年）止，記載了南朝宋、齊、梁、陳四代170年的歷史。注本有清代李清所注《南北史合注》。

## 《北史》

二十六史之一。唐李延壽撰。一百卷。紀傳體北朝史，無表志。全書從西元386年（北魏道武帝拓跋珪登國元年）起，到西元618年（隋恭帝楊侑義寧二年）止，記載了北魏、東魏、西魏、北齊、北周以及隋代六朝233年的歷史。注本與《南史》同。

## 《舊唐書》

二十六史之一。後晉劉昫監修，張昭遠、賈緯等撰。二百卷。紀傳體唐代史。原名《唐書》，為與歐陽脩等編撰的《新唐書》區別，故名。全書從西元618年（唐高祖李淵武德元年）起，到西元907年（唐哀帝李柷天祐四年）止，記載了唐代290年的歷史。

## 《新唐書》

　　二十六史之一。宋歐陽脩、宋祁等撰。二百二十五卷。紀傳體唐代史。全書起訖年代與《舊唐書》相同，在史料上較《舊唐書》有所補充。《新唐書》首創兵、儀衛、選舉三志，並增撰各表，且專立藩鎮傳以記述沿革。與《舊唐書》相比而言，《新唐書》儲存更多原始資料而更具史料價值。清唐景崇有《唐書注》，惜未完成。

## 《舊五代史》

　　二十六史之一。宋薛居正監修，扈蒙、張澹等撰。一百五十卷。紀傳體五代史。原名《五代史》，為與歐陽脩所撰《五代史記》區別，故名。全書從西元 907 年（後梁太祖朱溫開平元年）起，到西元 960 年（後周恭帝柴宗訓顯德七年）止，記載了後梁、後唐、後晉、後漢、後周五代 54 年的歷史。本書自歐陽脩《五代史記》刊行後，漸漸廢棄，元明以後，傳本幾至佚失。清乾隆年間，邵晉涵等從明《永樂大典》中輯錄舊文，並補以《冊府元龜》等百餘種書籍中有關內容，照原篇目編排而成今本。

## 《五代史記》

　　二十六史之一。又稱《新五代史》、《五代新史》。宋歐陽脩撰。七十四卷。紀傳體五代史。全書起訖年代與《舊五代史》相同。本書有四夷附錄，記載少數民族及外國事，對民族史研究具有較高的史料價值。而清代彭元端、劉鳳誥合撰《五代史記補註》，亦收薛居正的《舊五代史》。

## 《宋史》

　　二十六史之一。元脫脫、阿魯圖等撰。四百九十六卷。紀傳體宋代史。全書從西元 960 年（宋太祖趙匡胤建隆元年）起，到西元 1279 年

（宋末帝趙昺祥興二年）止，記載了宋代（包括北宋、南宋）320 年的歷史。明清以來對《宋史》進行改作或補充者頗多，成書的有柯維騏的《宋史新編》等。

## 《遼史》

二十六史之一。元脫脫等撰。一百一十六卷。紀傳體遼代史。全書記載了遼代從西元 916 年（遼太祖耶律阿保機神冊元年）造成西元 1125 年（遼天祚帝耶律延禧保大五年），兼及耶律大石所建立的西遼歷史。清厲鶚著《遼史拾遺》，楊復吉著《遼史拾遺補》，對此書有所增補。

## 《金史》

二十六史之一。元脫脫等撰。一百三十五卷。紀傳體金代史。全書從西元 1115 年（金太祖完顏旻收國元年）起，到西元 1234 年（金哀宗完顏守緒天興三年）止，記載了金代 120 年的歷史。清施國祁著有《金史詳校》。

## 《元史》

二十六史之一。明宋濂、王禕等撰。二百一十卷。紀傳體元代史。全書從西元 1279 年（元世祖忽必烈至元十六年）起，到西元 1368 年（元順帝孛兒只斤·妥懽帖睦爾至正二十八年）止，記載了元代 90 年的歷史。

## 《新元史》

二十六史之一。近代人柯劭忞撰。二百五十七卷。紀傳體元代史。與《元史》的不同之處是，全書是從西元 1206 年（即元太祖成吉思汗建立蒙古汗國）開始的。作者以《元史》為底本，利用其他學者的研究成

果，如清洪鈞的《元史譯文證補》，元趙世延、虞集等撰的《元經世大典》殘本，元代官修的《元典章》等，對《元史》多作補正。

## 《明史》

二十六史之一。清張延玉等撰。三百三十二卷。紀傳體明代史。全書從西元 1368 年（明太祖朱元璋洪武元年）起，到西元 1644 年（明思宗朱由檢崇禎十七年）止，記載了明代 277 年的歷史。

## 《清史稿》

二十六史之一。近代人趙爾巽主編。繆荃孫、夏孫桐、柯劭忞、張爾田等撰。五百三十六卷。紀傳體清代史。全書從西元 1644 年（清世祖福臨順治元年）起，到西元 1911 年（清溥儀宣統三年）止，記載了清代 268 年的歷史。本書有「關外本」、「關內本」的區別，兩本之間文字頗多異同。

## ◆ 二、編年類史著

編年體是按照年月日時間順序書寫史書的體裁。從早期的《竹書紀年》、《春秋》、《左傳》，到後來的《漢紀》、《後漢紀》、歷朝《起居注》、《實錄》與《資治通鑑》、《續資治通鑑》、《續資治通鑑長編》、《國榷》、《明紀》、《明通鑑》、《明元清系通紀》等均用這種體裁。編年類史著是以時間為經，以事實為緯，所以，容易看出同時期各個事件之間的連繫，且避免敘事的重複。但是，也存在記事前後不一、首尾不連貫、難以記載年月不明的歷史事件等缺點。

## 《資治通鑑》

　　北宋司馬光撰。二百九十四卷，另有考異、目錄各三十卷。編年體通史。全書從西元前 403 年（周威烈王姬午二十三年）起，到西元 959 年（後周世宗柴榮顯德六年）為止，記載了 1362 年的史事。本書取材除正史以外，尚有野史、傳狀、文集、譜錄等。內容以政治、軍事為主，而略於經濟、文化。本書名為「資治」，其目的在於供統治者從歷代治亂中取得鑑戒。舊注有宋末元初胡三省的《資治通鑑音注》。清初嚴衍撰《資治通鑑補正》，為《資治通鑑》作了一些拾遺補闕、刊正錯誤的工作。

## 《續資治通鑑》

　　清畢沅撰。二百二十卷。編年體的宋、遼、金、元史，上與《資治通鑑》相接連。本書取材較為完備，並仿《資治通鑑》體例進行編輯，將遼、金兩代大事與宋代史並重，其中以北宋部分編輯為上，而元代部分較為簡略。

## ◆ 三、政書類史著

　　政書主要記載歷代典章制度的沿革變化以及政治、經濟、文化的發展情況。政書基本上可分作兩大類：一類是通論古今，即所謂的「十通」。其中《通典》、《通志》、《文獻通考》稱為「三通」；清乾隆時加入官修的《續通典》、《清通典》、《續通志》、《清通志》、《續文獻通考》、《清朝文獻通考》六書，稱為「九通」。1935 年，商務印書館再加入劉錦藻的《清朝續文獻通考》，稱為「十通」。另一類是按斷代來編寫的，如《春秋會要》、《秦會要》、《西漢會要》、《東漢會要》、《三國會要》、《唐六典》、《唐會要》、《五代會要》、《宋會要輯稿》、《元典章》、《明會要》、《明會

典》、《清會典》等。按斷代編寫的政書內容主要取材於正史和「十通」，其中記載的醫學史料與「十通」基本相同，不過《明會典》和《清會典》在醫政制度、醫學機構及官員的設定、醫官的俸祿等方面記載得比較具體和詳細，因此這部分主要介紹「十通」、《明會典》和《清會典》。

## 《通典》

唐杜佑撰。二百卷。全書記載歷代典章制度的沿革，從傳說中的唐虞時期到唐肅宗、代宗時期。書中綜合群經諸史和歷代文集、奏疏等，分為食貨、選舉、職官、禮、樂、兵刑、州郡、邊防等八個門類，每門又細分若乾子目，每事以類相從，極具條理。其中尤以唐代敘述為詳。

## 《續通典》

《通典》的續編。清乾隆時期組織官修，後經紀昀等校訂而成。一百五十卷。體例與《通典》相同，只是將兵刑分為「刑典」、「兵典」兩門，共九個門類。全書記載了從唐肅宗李亨至德元年（西元 756 年）到明思宗朱由檢崇禎十七年（西元 1644 年）將近一千年的典章制度。其中明代的史料最多。

## 《清通典》

《續通典》的續編。清乾隆時期組織官修而成。一百卷。體例、門類與《續通典》相同，但各門類中的子目根據清代實際情況而有所調整。全書記載了從清代初期至乾隆時期的典章制度。

## 《通志》

南宋鄭樵撰。二百卷。全書是綜合歷代史料而成的通史，具體分本紀、年譜、二十略、世家、列傳、載記。其中，本紀和列傳的記錄從三皇

五帝開始，至隋代結束，依各史抄錄而成的。略是本書的精華，共分二十類，即氏族、六書、七音、天文、地理、都邑、禮、謚、器服、樂、職官、選舉、刑法、食貨、藝文、校讎、圖譜、金石、災祥、草木昆蟲。

## 《續通志》

《通志》的續編。清乾隆時期組織官修，經紀昀等校訂而成。六百四十卷。體例與《通志》基本上相同，分為本紀、列傳、二十略，但是缺少世家、年譜。本紀和列傳的記錄是從唐代初年到元代末年，二十略則上起自五代時期，下止於明朝滅亡。

## 《清通志》

《續通志》的續編。清乾隆時期組織官修而成。一百二十六卷。體例與《通志》、《續通志》不同，全書僅存二十略，無本紀、列傳、世家、年譜。記載的內容除氏族、六書、七音、校讎、圖譜、金石、草木昆蟲等七類外，大體與《清通典》相同。

## 《文獻通考》

宋元之際馬端臨撰。三百四十八卷。關於本書的命名，作者在《自序》中稱：「引古經史謂之「文」，參以唐宋以來諸臣之奏疏、諸儒之議論謂之「獻」，故名曰《文獻通考》」。全書記載從上古到南宋寧宗趙擴（西元 1194-1224 年在位）時的典章制度沿革。門類詳細，分有田賦、錢幣、戶口、職役、徵榷、市糴、土貢、國用、選舉、學校、職官、郊社、宗廟、王禮、樂、兵、刑、經籍、帝系、封建、象緯、物異、輿地、四裔等二十四門。全書除沿襲《通典》外，兼採經史、會要、傳記、奏疏、論及其他文獻等，體例嚴謹，資料詳實，其中數宋代制度最為詳細。

## 《續文獻通考》

《文獻通考》的續編。本書有兩個版本：第一個版本為明王圻撰，二百五十四卷。全書記載的年代與《文獻通考》相銜接，上起南宋寧宗趙擴嘉定年間，下到明神宗朱翊鈞萬曆初年止。本書分為三十門類，較《文獻通考》多出節義、諡法、六書、道統、氏族、方外等六門。記載雖稍嫌雜亂，但收集史料甚多，明代部分尤稱豐富。第二個版本是清乾隆十二年（西元 1747 年）組織官修，後經紀昀等校訂而成的，為後世通行的版本。二百五十卷。本書根據王圻的《續文獻通考》改編，體例與《文獻通考》基本相同，僅從郊社、宗廟兩門中又分出群社、群廟，共分為二十六個門類。全書記載了從南宋寧宗趙擴嘉定年間至明朝末年四百多年的政治、經濟制度沿革，引用了各代舊史以及文集、史評、語錄、說部等，並加以考證，對《文獻通考》所未詳的亦有所增補、訂正。

## 《清朝文獻通考》

《續文獻通考》的續編。清代乾隆時期組織官修而成。三百卷。體例與後世通行的《續文獻通考》相同，亦分為二十六個門類。全書記載自清代開國至乾隆年間的政治和典章制度，集錄了這一段時間的各類文獻，是研究前清歷史的重要參考文獻。

## 《清朝續文獻通考》

《清朝文獻通考》的續編。劉錦藻撰。四百卷。本書完成於 1921 年，是「十通」中成書最晚的、部帙最為浩繁的一部著作。體例除《清朝文獻通考》中原有的二十六門外，還增加了外交、郵傳、實業、憲政四門，共計三十個門類。各門子目也多有所更定，如《徵榷考》增加厘金、洋藥，《學校考》增加書院、圖書、醫學堂等，共計一百三十六個子

目。全書記載的年代與《清朝文獻通考》相接連，上起清乾隆五十一年
（西元 1786 年），下到清末宣統三年（1911 年）。

## 《明會典》

又稱《大明會典》。明代弘治時期組織官修，嘉靖時期進行續修，至
萬曆時期重修而成。重修本共計二百二十八卷，題為申時行等撰。本書
體例以吏部、戶部、禮部、兵部、刑部、工部等六部為綱，分別敘述各
行政機構的執掌、事例等，並附有插圖。本書內容較《明史》各志更為
詳備，是研究明代典章制度的重要史料。

## 《清會典》

又稱《大清五朝會典》、《大清會典》。清代康熙時期組織初修，雍
正、乾隆、嘉慶、光緒各朝編撰。光緒重修本共計會典一百卷、事例
一千二百二十卷、圖二百七十卷。全書體例與《明會典》大致相同，只
是將事例另為一編，是研究清代典章制度的重要史料。

# 第三節
## 史學與中醫學的淵源

按現代學科屬性分類，史學和中醫學分屬於社會科學和自然科學兩
個不同的學科體系，其學科地位和社會作用亦各不相同，但它們都是中
華民族傳統文化的結晶，都是在中華民族文化的土壤中生長起來的，具

有中華民族傳統文化的特徵。關於文化的定義，中國古代哲人認為「文化」是「人文化成」，即所謂「觀乎人文，以化成天下」（《易經·賁卦》）。文化即人化，透過觀察人類的文采，可以推行教化以促成天下昌明（黃壽祺、張善文《周易譯註》）。也就是說，文化是透過人的行為與活動而逐漸累積和建立起來的。《辭海》從廣義上定義「文化」，是指「人類在社會實踐過程中所獲得的物質、精神的生產能力和創造的物質、精神財富的總和」。由此，我們看到文化是由人類社會實踐產生的，其表現形式分為內在的精神層面和外在的物質層面。胡適說：「文明是一個民族應付他的環境的總成績，文化是一種文明所形成的生活方式。」由此可見，文明是一個民族的總成績，是一個整體概念；而文化是形成文明的一部分，是人們各種生活方式的表現，是一個分的概念。梁漱溟說所謂一家文化不過是一個民族生活的種種方面，總括起來，不外三方面：精神生活、社會生活、物質生活，所以說「文化是人類生活的樣法」。史學與中醫學作為中華傳統文化的重要組成部分，都是人們在社會實踐中不斷繼承與發展而來的，所以說二者本身已經各自成為文化，都是傳統文化中的寶貴財富。

上文已經提到史學的核心就是史料，中華民族很早就有深刻的歷史意識，如《尚書·召誥》曰：「我不可不監於有夏，亦不可不監於有殷。」這具有「以史為鑑」之意識，所以中國很早就開始記錄史事。隨著歷代史官、史家的精勤不倦，史著代有新出，記史方法也在不斷進步，而「史」也被列為古代四大圖書分類之一，史學成為中國古代傳統學術的重要組成部分。中醫學是中華民族在長期與疾病鬥爭中不斷累積經驗並借鑑古代哲學思想進行創造性發展而建構起來的、具有中國原創特色的醫學理論體系。所以，從中醫學的形成與發展來說，中醫學不僅是一門科

學技術，也受到各個時期社會環境、文化氛圍等的影響。與此同時，中醫學是最關係生命的學問，歷來受到政府的重視，歷朝歷代都設有專門的醫官以確保統治者的健康。可以說，中醫學與社會的方方面面都有關聯，因而具有人文社會科學屬性。許多中醫知識都保留在歷代的史學著作中。幾千年來，中國傳統醫學，包括許多民族醫藥衛生發生發展的歷史，都可以在歷代史著中找到線索。史著中所記載的醫藥學內容非常豐富，是可靠性很強的醫學史錄，也是研究和學習中國傳統醫學傳承與發展的重要文獻，尤其對於建構中國醫學史、發掘中醫歷史發展規律具有重大的參考價值。

歷代史學著作記載了許多醫事制度、醫學教育、醫學人物、醫學文獻、民族醫學等方面的內容。從史著中，我們可以看到中國古代醫事制度形成、發展、演變的大致輪廓。夏商時萌芽、發端。西周時首次設定全國最高醫事長官 —— 醫師，食、疾、瘍、獸的醫學分科制度基本確立。春秋戰國時，醫事經驗不斷累積。秦漢時期，醫事制度開始奠基，朝廷保護、整理醫藥文獻的政策首次發表，醫官隊伍初步組建。魏晉南北朝時，醫事組織出現，太醫署、尚藥局、藥藏局等機構先後建立。到了隋唐五代，醫事制度日趨完善，國家藥典修訂頒行，醫藥律令增加。兩宋時期，醫事制度鼎新革故，校正醫書局成立，官辦藥廠、藥店誕生，醫藥慈善機構增多。遼、金、元時，南北醫事制度交錯結合，醫學提舉司、官醫提舉司等機構誕生，醫生的地位提高。明朝時，醫事制度相對協調發展，有機統一的醫事體系初步形成。到了清朝，醫事制度由盛轉衰，逐步廢弛。

從史著中，我們也可以看到古代醫學教育發展的基本線索：春秋戰國時期，確定了師徒傳授的制度。魏晉南北朝時，設立太醫署，兼管醫

學教育，並首次設定太醫博士、太醫助教等醫教官職。隋唐五代，醫學校誕生，太醫署發展為龐大的教育機構，除了國家設有醫學、針灸、按摩、禁咒等博士和助教外，各主要州府也分別設有博士與助教，負責當地的醫學教育工作。兩宋時期，醫學教育體系已漸臻完善，太醫局成為專門的教育機構，國子監中設醫學，並形成一整套選拔、考核、分配、罷黜的制度和措施。金、元時，設醫學提舉司，「掌考校諸路醫生課義，試驗太醫教官，校勘名醫撰述文字，辨驗藥材，訓誨太醫子弟，領各處醫學。」（《元史‧百官志》）

同時，太醫院和諸路總管府都設有醫學教授，負責各地的醫學教育工作。到了明朝，中央醫學教育隸屬太醫院管理，醫生主要從各地世業醫生中考選，設立了世醫制度，要求業醫者世代從醫，從而為太醫院提供了源源不斷的生源。同時，在地方設定郡縣醫學，大大推動了地方醫學教育。清代的醫學教育由太醫院直接負責，院使、院判掌考九科之法，主持醫績考核與培訓生員。清末成立京師專門醫學堂，相當於大學性質的高等醫學學府，中西醫分科學習，公開招收學生。

從史著中，我們還可以看到大量的醫學人物。兩千多年前，司馬遷撰寫第一部紀傳體通史《史記》時，就正式為醫學家立了傳記。《史記‧扁鵲倉公列傳》以其實事求是的論述方法和鮮明的褒貶態度，記述了戰國名醫秦越人（扁鵲）和西漢名醫淳于意（倉公）。此後，歷代史學家繼司馬遷之遺風，在歷代所修的前代史書中，都為當時著名的醫學家撰寫傳記。二十六史中，正式立傳的醫家有一百五十人，他們之所以能名垂千古，被史書記載，都與其對人民、社會、國家的貢獻有關。此外，二十六史中還記載了很多雖然未有專門立傳但亦對醫學有所貢獻的人物，他們都是傳統醫學的繼承者和發揚者，值得被歷史和後人銘記。

　　從史著中，我們還可以看到大量的醫學文獻目錄和介紹醫學著作的內容。醫藥文獻是醫學知識的載體。二十六史中的《漢書·藝文志》、《隋書·經籍志》、《舊唐書·經籍志》、《新唐書·藝文志》、《宋史·藝文志》、《明史·藝文志》以及《清史稿·藝文志》都設專門部類載錄歷代醫學文獻，這在中醫目錄學史上占有非常重要的地位。另外，除上述藝文志、經籍志外，二十六史中的醫家傳記等部類也涉及了部分醫著的緒端。同時，在通志類史著的「藝文略」和通考類史著的「經籍考」中，不但記錄了歷代醫藥文獻書目、作者、卷帙、時代，有的還說明梗概，考鏡源流，很受學術界的重視。

　　除了上述這些內容外，史著中還有許多關於臨床各科資料、藥物及其功效、少數民族醫學、醫理養生、環境衛生、防病保健等方面的記載，如二十六史中記載的各種病名達二百六十多種，基本囊括了臨床各科的常見多發病和許多疑難雜症。二十六史中記載的一百多種內、外、婦、兒、五官等各種診療方法，對研究專科醫學史具有一定的參考價值。再如史著中記載的各類藥物，雖然沒有專門的論述，也無具體的部類可依，但保留下來的藥名、藥物的功用、產地及採收的記錄對於中藥學史的研究無疑是有所裨益的。又如，從史著中我們還可以看到有關少數民族醫學的資料。總而言之，史學著作中保留了極為豐富的中醫學史料，這對中醫學的發展具有直接的影響。

　　綜上所述，從傳統史學的具體史料中找出中醫學的內容，從而以史學的角度來探索中醫學在幾千年歷史中的傳承與發展，有著極為重要的意義。第一，它對現代的醫學教育及各類醫學人才的培養具有很好的幫助和促進作用。第二，它可以增加人們對中醫學發展歷史的了解，開闊人們的知識視野。人們可以從中吸取前人成功的經驗和失敗的教訓。只

有對過去充分了解，才能提高自身的中醫修養，才能更好地汲取前人的
經驗而為今天所用。正如青蒿素的發現與提取就源於東晉葛洪（人稱
「葛仙翁」）《肘備份急方》（圖1-3）「青蒿一握，以水二升漬，絞取汁，
盡服之」的啟發。第三，它不但可以為傳統醫學的繼承與發揚提供借鑑
價值，也可以為現代醫學的科學研究設計、選題、研究方法提供有益的
啟示。這也正是本書寫作的基本出發點。

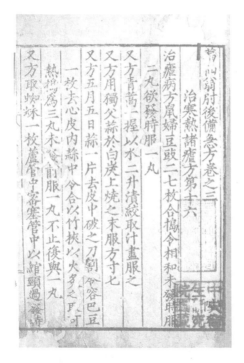

圖1-3 《肘備份急方》書影

# 第二章

醫事春秋：古代中醫制度

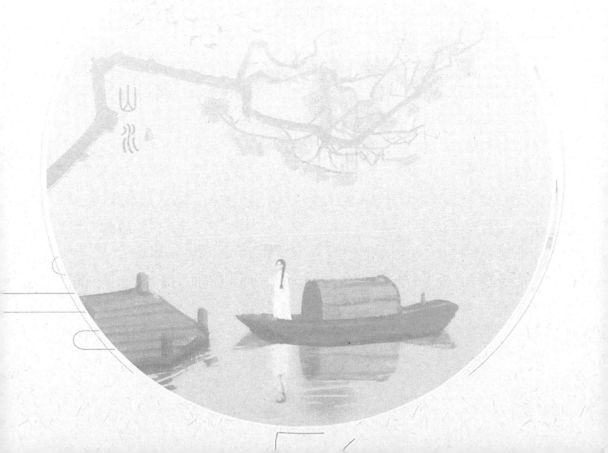

# 第二章
## 醫事春秋：古代中醫制度

　　華夏文明在長期發展過程中累積了豐富的醫藥知識。醫學因其具有的民生屬性，遂滲透到社會的各個層面。隨著夏、商、周等朝代的建立，政府這個組織形態與醫學結成密不可分之勢，這一特徵在各王朝醫事制度的建設上得到了清晰的展現。中國古代歷來重視修史，保留至今卷帙浩繁的史籍，為人們了解中國古代醫事制度的演進過程提供了珍貴的歷史資料。從中國醫事制度的發展脈絡來看，各朝各代均有特點。如《周禮》展示了中國醫事制度的萌芽形態。秦漢時期，奠定了醫藥政策的基礎，促進了文獻儲存、整理以及醫學分科。隋唐時期，重視醫藥發展，統一醫藥的度量衡單位，推行醫療機構法治化，開始了官辦醫學教育、藥學教育與官修本草。宋元時期，醫學教育從醫政管理中獨立，在醫事制度中的地位得到突顯。簡而言之，各朝代醫事制度的發展均有特色。

　　本章側重中國古代醫事制度的發展歷程，將醫官制度和醫政組織的歷史演變作為敘述重點，藉著汗牛充棟的史學典籍，大致勾勒出中國古代醫事制度在漫漫時空中的發展脈絡。由於中醫文化代代相承，史學典籍浩如煙海，有關這一方面的資料遍及歷代史書。透過對史料的整理，我們可以清晰地看出中國古代醫政組織的歷史變遷：先是醫官的出現，接下來才是醫政組織，而且歷朝歷代醫政組織的名稱都有所變化。醫學及其醫事制度的歷史以及關於它們的解釋史（論說史），是社會歷史長河的有機組成部分，透過它們來沉思社會歷史發展是一條十分可取的途徑。

　　馬伯英在其《中國醫學文化史》一書中，對中國古代醫事制度是如此概括的：「國家整體的衛生管理和醫事處置，始終處於散漫的、自發的或即興式的因應對付式狀態。一些有點成效的醫事制度主要依靠傳統；一些關心民間疾苦的措施則是暫時性的，多出於皇帝或權臣的「體恤之情」。」

一言中的，他對中國古代醫事制度本質的觀察是準確的。我們在對歷朝歷代醫事制度史料回顧中，即可發現宮廷醫療始終是古代醫政的重點。統治階層對平民百姓醫療衛生的關注，時廢時興，完全取決於政權穩定的考量和皇帝的一時興起，公共衛生醫療服務體系始終沒有在中國古代扎根。本章將依斷代體例，分夏商周、秦漢、魏晉南北朝、隋唐、宋遼金元、明清六個時期，分別展示醫事制度的歷史概況及其發展特徵。

# 第一節
## 夏商周醫事制度

　　夏商時期，雖然國家規模很小，機構設定也較為簡單，但在國家君主的周圍已經出現稱「史」、稱「巫」的官員。從巫的字形來看，「工」的上、下兩橫分別代表天、地，中間的「｜」代表溝通之義，說明「｜」旁邊的「人」具有上通天意、下達地旨的功能。夏商時期，人們普遍尊神，所以，我們知道巫的主要職責就是奉祀天帝鬼神，為人祈福禳災，同時兼事占卜、星曆、醫藥之術。為什麼說「巫」還兼事醫藥？從「醫」的一種繁體字形「毉」來看，其應與醫藥相關。巫曾是最早的醫生，中國古代歷史文獻留有許多這方面的記載。

　　《山海經·海內西經》云：「開明東有巫彭、巫抵、巫陽、巫履、巫凡、巫相，夾窫窳（音亞於，傳說中神祇名）之屍，皆操不死之藥以距之。」

　　《山海經・大荒西經》又云：「大荒之中，有山名曰豐沮玉門，日月所入。有靈山，巫咸、巫即、巫盼、巫彭、巫姑、巫真、巫禮、巫抵、巫謝、巫羅十巫從此升降，百藥爰在。」

　　又如《逸周書・大聚》亦云：「鄉立巫醫，具百藥以備疾災。」

　　從以上這些文獻即可看出，去疾治病是巫的職責之一，在原始社會和文明社會早期相當長的一段時間裡，醫學一直作為巫術的附庸。夏末商初，醫與巫逐漸分離，標誌著醫學的專業化已經初現端倪。根據甲骨文記載，商朝宮廷出現了負責掌管疾病的「疾小臣」。這種職官既從事治療疾病工作，也承擔醫療管理工作，是中國迄今為止有文字記載的最早醫官。

　　到了周代，巫和醫開始分家。周代醫官的職務設定繼承了商代醫官之設，並在其基礎上又有了新的發展。根據《周禮・天官》（圖 2-1）的記載，「醫師掌醫之政令，聚毒藥以供醫事。凡邦之有疾病者，疕瘍者，造焉，則使醫分而治之。歲終，則稽其醫事，以制其食。十全為上，十失一次之，十失二次之，十失三次之，十失四為下」，可知「醫師」乃眾醫之長，「掌醫之政令，聚毒藥以供醫事」，需要負責組織醫療活動、實施考核制度的工作，既從事醫療活動也負責醫療管理。接下來，《周禮・天官》還分別介紹了食醫、疾醫、瘍醫和獸醫的具體職責：食醫掌管飲食；疾醫掌管普通疾病；瘍醫掌管外傷科疾病，如腫瘍、潰瘍、金創、折傷等；獸醫掌管獸病。關於醫療人員的配備，《周禮・天官》中也作了明確的規定：「醫師：上士二人，下士四人，府二人，史二人，徒二十人。食醫：中士二人。疾醫：中士八人。瘍醫：下士八人。獸醫：下士四人。」這說明周王庭已設有醫療衛生機構，並有專業的分工和相應的管理措施，是迄今所知中國最早的關於醫事制度的明確記載。

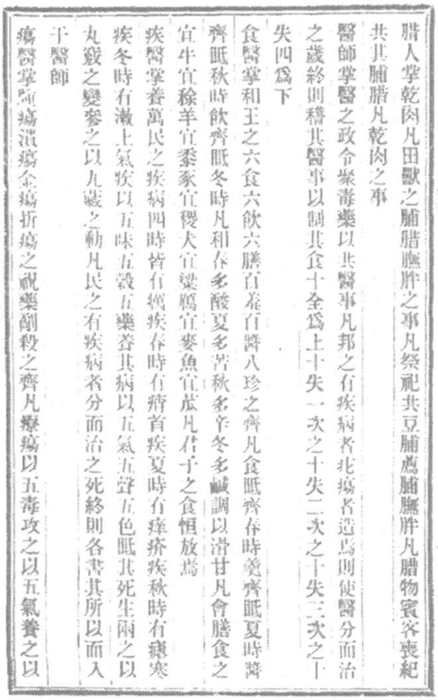

腊人掌乾肉凡田獸之脯腊膴胖之事凡祭祀共豆脯薦脯膴胖凡臘物賓客喪紀

共其脯腊膴胖乾肉之事

醫師掌醫之政令聚毒藥以共醫事凡邦之有疾病者疕瘍者造焉則使醫分而治之歲終則稽其醫事以制其食十全為上十失一次之十失二次之十失三次之十

失四為下

食醫掌和王之六食六飲六膳百羞百醬八珍之齊凡食齊眡春時羹齊眡夏時醬齊眡秋時飲齊眡冬時凡和春多酸夏多苦秋多辛冬多鹹調以滑甘凡會膳食之宜牛宜稌羊宜黍豕宜稷犬宜粱雁宜麥魚宜苽凡君子之食恒放焉

疾醫掌養萬民之疾病四時皆有癘疾春時有痟首疾夏時有痒疥疾秋時有瘧寒疾冬時有嗽上氣疾以五味五穀五藥養其病以五氣五聲五色眡其死生兩之以九竅之變參之以九藏之動凡民之有疾病者分而治之死終則各書其所以而入于醫師

瘍醫掌腫瘍潰瘍金瘍折瘍之祝藥劀殺之齊凡療瘍以五毒攻之以五氣養之以

周　禮　　大宰冢宰

十二

圖 2-1 《周禮·天官》書影

　　眾所周知，《周禮》作為儒家的元典，是先秦典章制度的大彙集，記載了周王朝官制和戰國時期各國製度，是研究中國古代社會各類典章制度的重要參考文獻。透過追溯《周禮》關於周王朝醫事制度的記載，後世才得以了解、分析中國古代醫事制度在其萌芽時期所表現出的許多特點。首先，出現了食醫、疾醫、瘍醫和獸醫四科分業，表明醫學漸趨專業化；其次，除上述四科醫師外，還有協助醫師從事醫政管理的「士」、管理藥物供應的「府」、管理文書和病案的「史」和從事看護雜務的「徒」，醫務人員配置較為系統化；最後，當時已經建立了對醫生的考核制度、傷病及死亡的統計與報告制度等，如醫師於每歲終要考稽醫事，以確定職位的升降和俸祿的多少。其標準是：十全為上，十失一次之，

十失二次之，十失三次之，十失四為下。關於病歷記錄，《周禮》記載：
「凡民之有疾病者，分而治之，歲終則各書其所以而入於醫師。」這種傷
病及死亡的統計與報告制度的建立，對於累積原始病案資料和總結治療
經驗具有極大的促進作用。總之，周朝專職醫生的出現與醫事制度的建
立，反映了當時醫學發展的水準，促進了社會對疾病的認識和醫療水準
的提高。周朝所開創的醫事制度也成為以後歷代王朝政府醫事機建構制
的基礎。

## 第二節
### 秦漢醫事制度

　　如果說夏商周時期中國的醫事制度還處於萌芽階段，那麼中國古代
醫事制度演變發展的第一個重要階段當屬春秋戰國至秦王朝時期，這其
中秦的醫制對後世影響尤為深遠。春秋時期，秦的醫學事業在諸侯中處
於先進地位。戰國時期，秦醫在諸侯國中非常受歡迎，我們在《莊子》、
《屍子》和《韓非子》均可見到褒揚秦醫的記述。秦國良醫輩出，《左傳》
中記載晉景公、晉平公都曾向秦國求派醫生，醫緩、醫和（泛指良醫）
也因此被載入史冊。秦始皇焚書坑儒，卻在《焚書令》中規定「所不去
者，醫藥卜筮種樹之書」。醫學書籍不在燒禁之列，這可能與秦重視醫學
的傳統有關，亦顯示了秦對醫學發展和醫生地位的尊重。在醫學事業興
盛的基礎上，秦形成了系統較為完備的官醫制度。

　　春秋戰國時期的秦國即有太醫令的設定。《史記·扁鵲倉公列傳》中
載有「秦太醫令李醯」因嫉妒扁鵲具有高超醫學技藝,遂遣人刺殺扁鵲
的故事。「太醫令」官職名稱的出現,是秦已建立健全的中央醫政機構的
史實佐證。李醯刺殺扁鵲事件,可視為官方醫家對民間醫者生存空間的
扼殺。據唐杜佑《通典·職官七》記載:「秦有太醫令丞,亦主醫藥,屬
少府。」令為主官,丞為佐官。他們的官職是中央行政機關九卿之一的
奉常,掌宗廟禮儀。除太醫令、丞之外,秦始皇在上朝時設有「侍醫」,
捧藥囊侍奉一旁,以備急需。《史記·刺客列傳》中記述「侍醫夏無且」
在荊軻刺秦始皇(圖2-2)的危急關頭,急中生智以「所奉藥囊」擲擊荊
軻,為秦始皇躲避刺殺立下大功。夏無且攜藥囊在大殿陪侍君主,透露
秦代在官方醫事制度的設定上除太醫令、丞以外,還有侍醫職位,侍醫
亦可視為後世王朝宮廷須臾不可缺少的御醫。太醫不僅負責中央官員的
疾病診治,還負責地方郡縣的醫療事宜。當時各地都設有醫長,應由奉
常、太醫令、丞負責。如此設定安排,顯然與秦朝施行的中央集權制度
相應。

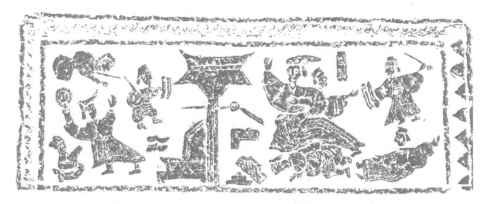

圖2-2 「荊軻刺秦王」漢畫拓片

　　此外，出土的秦簡亦能反映出秦朝的醫事制度較前代更為完善，包括司法檢驗制度、涉醫優恤制度、傳染病預防制度等，如從雲夢睡虎地秦簡可以看到當時已經有了傳染病的預防制度。「甲有完城旦罪，未斷，今甲癘，問甲可（何）以論？當（遷）癘所處之；或曰當（遷）（遷）所定殺。城旦、鬼薪癘，可（何）論？當（遷）癘（遷）所」，「癘所」就是專門用來隔離痳瘋病患者的地方，開創了中國乃至世界傳染病隔離之先河。

　　綜上可知，春秋戰國時期秦國汲取其他諸侯國在醫政制度建設上的經驗，逐漸建立起一整套醫政制度並設定了相應的醫事職官。在秦始皇統一中國之後，隨著政權制度向各地推行，這些措施中有很多被沿用下來，極大地促進了當時醫學事業的進步，並為以後各朝醫事制度的建立提供了借鑑，如太醫令之制、侍醫之設、傳染病預防制度。

　　漢代是中國醫學發展史上的一個重要時期，取得了重要成就，如中醫經典《黃帝內經》最終成書於西漢，奠定了中醫學的基本理論框架。東漢張仲景撰《傷寒雜病論》，倡辨證論治，創理法方藥體系，成為後世方書之祖。在醫事制度方面，漢代基本承襲秦制，並有所發展。《漢書·百官公卿表》載：「奉常，秦官，掌宗廟禮儀，有丞。景帝中六年更名太常。屬官有太樂、太祝、太宰、太史、太卜、太醫六令丞」，又「少府，秦官，掌山海池澤之稅，以給共養，有六丞。屬官有尚書、符節、太醫、太官、湯官、導官、樂府、若盧、考工室、左弋、居室、甘泉居室、左右司空、東織、西織、東園匠十六官令丞」。其中，太醫的主官又稱「太醫監」。西漢時，太醫令丞的設定隸屬於兩套系統：一屬太常，主要負責為百官治病；二屬少府，主要負責為宮廷治病。在俸祿方面，太醫令的俸祿為「千石」，太醫丞的俸祿為「三百石」。除此之外，還設有侍醫，即「天子之醫」，又稱為「醫待詔」，如伍宏、李柱國等人。侍

醫除「天子之醫」外，還有「侍皇后疾」的女醫，稱為「女侍醫」、「乳醫」。此外，還設有醫工長、典領方藥、本草待詔等醫官。王莽時期，根據《漢書・王莽傳》記載，「翟義黨王孫慶捕得，莽使太醫、尚方與巧屠共刳剝之，量度五藏，以竹筵導其脈，知所終始，云可以治病」，出現了新的官職「太醫尚方」，許多學者將其視為中國古代醫學解剖的首例。

到了東漢，醫官的編制、職司等記載更為詳細。《後漢書・百官志》中載：「太醫令一人，六百石。本注曰：掌諸醫（員醫二百九十三人，員吏十九人）。藥丞、方丞各一人。本注曰：藥丞主藥。方丞主藥方。」又「右屬少府。本注曰：職屬少府者，自太醫、上林凡四官……章和以下，中官稍廣，加嘗藥、太官、御者、鉤盾、尚方、考工、別作監，皆六百石，宦者為之，轉為兼副，或省，故錄本官」。設太醫令一人，職掌醫政；設藥丞、方丞各一人，藥丞主要負責藥政相關事宜，方丞主要負責方劑配製事宜。在侍醫方面，分工也更加細緻，增加尚藥監、中宮藥長、嘗太官等職，且均由宦官充任。中宮藥長、嘗藥太官為皇帝、皇后嘗藥，他們的設定與中國傳統「君有疾，臣先嘗之。」的倫理觀念有著思想淵源關係。與西漢時期的醫政相較而言，東漢時期中央醫事制度最大的變化，就是裁撤了太常系統的太醫令丞，只在少府中設立太醫丞。東漢時期的名醫郭玉就曾擔任和帝（西元 88-105 年在位）時的太醫丞，《後漢書・方術列傳・郭玉傳》中寫道：「郭玉者……和帝時，為太醫丞，多有效應。帝奇之……」東漢在地方醫官體制上大體繼承西漢及秦朝，最大的變化是地方醫官不再隸屬中央太醫系統，而改由地方進行管理。

兩漢時期，除了不斷健全完善醫事管理制度外，醫療機構也逐漸形成，例如西漢時期「乳舍」的出現。據《太平御覽》記載：「汝南周霸，字翁仲，為太尉掾。婦於乳捨生女，自毒無男。時屠婦比臥得男，因相

與私貨易，裨錢數萬。」從這則文獻可以看出，西漢時期已出現專門照護產婦的醫療機構，並且惠及社會各個階層，上至朝廷官吏，下至民間百姓。遇到疾疫流行時期，漢代統治者也會隨時應變，設立臨時醫院，譬如《漢書·平帝紀》中記載，「元始二年，郡國大旱，蝗……民疾疫者，舍空邸第，為置醫藥。」這也顯示了漢朝時期政府在面對突發疫病時，醫事制度可確保快速反應。

# 第三節
## 魏晉南北朝醫事制度

中國歷史進入三國兩晉南北朝時期，長期處於分裂割據狀態，政權更迭異常頻繁，戰事頻仍，給當時的人民帶來巨大的災難，但與此同時也極大地促進了多民族之間的交流，文化融合較之前更為廣泛。由於社會動盪不安，這一歷史時期的史書記載都較為簡略，基本上集中記載政治方面的更迭變化，對有關醫事制度以及社會醫藥衛生活動只有零散、簡略的記載。

魏晉時期，醫事制度大致沿承前代，但也有不少變化。《三國志·魏書》中記載了「［建安二十三年（西元 218 年）春］太醫令吉本與少府耿紀、司直韋晃等反」的事件。《三國志·張遼傳》中亦有記載：「遼（張遼）還屯雍丘，得疾。帝（曹丕）遣侍中劉曄將太醫視疾。」這些散在史著中的記敘，足以讓我們了解到太醫的職業和太醫令的官職在亂世當中依舊

得以保留。晉武帝司馬炎（西元 266-290 年在位）建立西晉之後，於宗
正府，即當時的皇帝事務機關下另設定太醫令史。《晉書·職官志》中記
載了太醫令史的行政歸屬於宗正，「宗正，統皇族宗人圖牒，又統太醫令
史，又有司牧掾員。」魏晉之際，名醫王叔和就曾擔任過太醫令之職。皇
甫謐在《針灸甲乙經》中云：「近代太醫令王叔和撰次仲景，選論甚精，
指事可施用。」唐甘伯宗在《名醫傳》中介紹，「晉王叔和，高平人，為
太醫令。」晉皇室南渡，定都建康之後，東晉哀帝司馬丕（西元 361-365
年在位）省並太常，將太醫劃歸門下省，即皇帝的侍從、顧問機構，在
其之卜還設定太醫、殿中太醫等，如《晉書·載記·石勒傳》載，「置太
醫、尚方、御府諸令」。

　　南北朝時期，諸朝政權更替頻仍，醫事制度大體沿用魏晉之舊，但
亦有改置之舉。南朝宋（西元 420-479 年）時設「殿中太醫司馬，銅印，
墨綬，給四時朝服、武冠。」（《宋書·禮志》）。除太醫令、太醫丞、
太醫司馬、太醫之外，還設有御醫、行病帥、醫工等。值得一提的是，
據《宋書·律曆志》記載，裴頠（音偉）認為醫方是最關係人民生命的，
尤其是劑量問題。南朝齊（西元 479-502 年）時設「太醫令一人，丞一
人……屬起部，亦屬領軍。」（《南齊書·百官志》），又設保學醫二人
（屬太常），還設有太醫、司馬藥師、典藥吏、六疾館（慈善機構，以養
窮民）。南朝梁（西元 502-557 年）時在詹事府置中藥藏局，設中藥藏
丞，為三品勳位，負責太子的醫藥工作。除太醫令、太醫丞、中藥藏丞
之外，還設有太醫正。梁武帝（圖 2-3）因信奉佛教，曾下詔太醫不得用
動物入藥，並置「孤獨園」以撫卹孤幼。南朝陳（西元 557-589 年）時的
醫事制度在《陳書》中沒有記載，但從一些史書中可以看出其醫政應該
與南朝各朝相差無幾，如，《冊府元龜》記載「尚藥自梁以降，皆太醫兼

職」，《通志·職官略四》云「齊、梁、陳、隋有奚官署令，掌守宮人、使藥、疾病、罪罰、喪葬等事。唐置二人。」

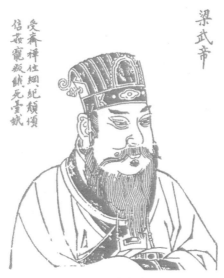

圖 2-3 梁武帝畫像

　　北魏（西元 386-534 年）時恢復了西漢的舊制，太醫令又重新歸太常管理，並在門下省之下設定了尚藥局。《魏書·官氏志》中記載，「太醫博士，右從第六品下；太醫助教，右從第八品中」，具體規定了太醫博士、太醫助教所屬的品級。此外，還設有太醫、嘗藥監、嘗藥典御、仙人博士（職掌煮煉百藥，當與煉製長生不老藥有關）。在醫療救濟方面，北魏政府也積極頒發政令，如建立醫署、廣集良醫、贈藥救疾、撫卹軍士等。西魏（西元 535-556 年）、東魏（西元 534-550 年）、北周（西元 557-581 年）、北齊（西元 550-577 年）主要沿襲北魏時的醫事制度。北齊時對醫官的官品具有更為明確而詳細的記載，根據《通典》、《文獻通考》載，有尚藥典御（正五品）、中尚藥典御（從五品）、太子侍醫（正七品）、尚藥丞及中尚藥丞（從七品）、太子藥藏丞（正八品）、太醫

（正九品）、醫師（從九品）。北周時則對醫官及其官品進行了更為詳細的分類，可參見《通典・職官》，「正四命，天官：……大醫、小醫等下大夫；正三命，天官：……小醫、醫正、瘍醫等上士；夏官：……獸醫等上士。正二命，天官……醫正、瘍醫……等中士；正一命，天官：……主藥、正醫、瘍醫等下士。」

綜上所述，魏晉南北朝時期的醫事制度，無論是在醫官的分類上還是在品級的設定上都有了較為細緻的劃分，而且對於民間和軍隊的疾病處理也較為關注。根據《南史・王悅之傳》中「以為侍中，在門下盡其心力。掌檢校御府太官太醫諸署」的記載，可知在南朝宋時期已經在門下省設定太醫署，並以侍中領之。而太醫署的設定也為後來隋唐時期所延續。這一時期的醫官名目也極為繁雜，各史所見的醫官名大致可分為兩類：一是中央醫官，包括太醫、御醫、高手醫、金瘡醫、醫寺、行病師、醫工長、上省醫、醫師、侍御師、醫正等；二是藥政職官，包括司馬藥師、典藥吏、嘗藥監、嘗藥典御、司醫（掌方藥卜筮）、尚藥丞、司藥丞、司藥（掌醫巫劑）、中嘗藥典御等。

# 第四節
## 隋唐醫事制度

西元 589 年，隋文帝楊堅（西元 581-604 年在位）結束了南北朝時期四分五裂的局面，為了進一步加強中央集權，整頓和建立了一系列的

典章制度，其中包括醫事制度，為後代開創了典範。《隋書·百官志下》載：「門下省……統城門、尚食、尚藥、符璽、御府、殿內等六局。城門局，校尉二人，直長四人。尚食局，典御二人，直長四人，食醫四人。尚藥局，典御二人，侍御醫、直長各四人，醫師四十人。」門下省是中央最高政府機構之一，隋初作為侍奉諫議機關，此外還掌管皇帝衣食醫藥等日常生活事務，其所管理的醫藥機構包括尚食局和尚藥局。也就是說尚食局和尚藥局是直接負責皇帝的醫藥膳食工作的。至隋煬帝（西元604-618年在位）時，按《隋書·百官志下》記載，尚食局、尚藥局合併其他四局並改為隸屬於殿內省，而殿內省則隸屬於門下省官。具體人員配備為「尚食直長六人，又有食醫員。尚藥直長四人，又有侍御醫、司醫、醫佐員。」

除尚食局、尚藥局外，還有太醫署。太醫署由太常寺管轄而統領醫政，設有太醫令、太醫丞、主藥、醫師、藥園師、醫博士、助教、按摩博士、祝禁博士。隋煬帝時，太醫署又置醫監五人，醫正十人。另據《隋書·百官志中》、《隋書·百官志下》記載，隋朝沿襲舊制，亦設藥藏局為太子服務，曰：「（太子）門下坊……典膳、藥藏，並置監、丞各二人。藥藏又有侍醫四人。」

綜上可見，隋代的醫事機構分為三類：一是為皇帝服務的尚食局和尚藥局，二是為朝廷醫療服務的太醫署，三是為太子服務的藥藏局。所以說，隋朝的醫事制度不僅十分完備，而且體制十分齊整，醫官分工更加細化，成為後代醫事制度的範本。

唐代醫事制度基本依照隋朝，但對於太醫署（圖 2-4）的建設更加完善，醫政管理層次分明，醫學分科合理，官品記錄清晰，醫學考核細緻，具體如《舊唐書·職官志三》的記載。

「太醫署：令二人，從七品下。丞二人，從八品下。府二人，史四人，主藥八人，藥童二十四人。醫監四人，從八品下。醫正八人，從九品下。藥園師二人，藥園生八人，掌固四人。太醫令掌醫療之法。丞為之貳。其屬有四，曰：醫師、針師、按摩師、咒禁師。皆有博士以教之。其考試登用，如國子之法。凡醫師、醫工、醫正療人疾病，以其全多少而書之，以為考課。藥園師，以時種蒔收採。

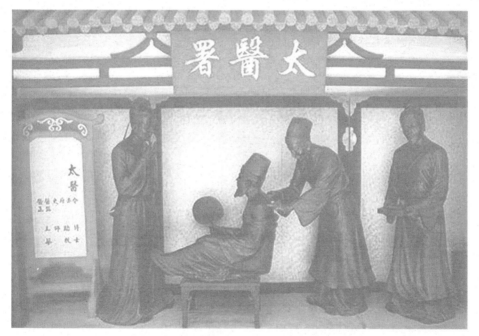

圖 2-4 唐太醫署模型（上海中醫藥大學博物館）

「諸藥醫博士一人，正八品上。助教一人。從九品下。醫師二十人，醫工一百人，醫生四十人，典藥二人。博士掌以醫術教授諸生。醫術，謂習本草、甲乙脈經，分而為業，一曰體療，二曰瘡腫，三曰少小，四曰耳目口齒，五曰角法也。

「針博士一人，從八品下。針助教一人，從九品下。針師十人，針工二十人，針生二十人。針博士掌教針生以經脈孔穴，使識浮沉澀滑之候，又以九針為補瀉之法。其針名有九，應病用之也。

「按摩博士一人，從九品下。按摩師四人，按摩工十六人，按摩生十五人。按摩博士掌教按摩生消息導引之法。」

「咒禁博士一人，從九品下。咒禁師二人，咒禁工八人，咒禁生十人。咒禁博士掌教咒禁生以咒禁，除邪魅之為厲者。」

太醫署隸屬於太常寺卿，設太醫令（從七品下）二人，太醫丞（從八品下）二人，府二人，史四人，主藥八人，藥童二十四人，醫監（從八品下）四人，醫正（從九品下）八人，藥園師二人，藥園生八人，掌固四人。太醫署還設有醫學各科博士，負責醫術教授，除在中央外，地方也有設定，從而大大推動了醫學教育的發展，所以說「醫學博士以百藥救民疾病」。

關於宮廷內的醫療事宜則由殿中省所轄尚食局、尚藥局負責。《舊唐書·職官志三》載：「尚食局：……食醫八人，正九品下……若進御，必辨其時禁。春肝，夏心，秋肺，冬腎，四季之月脾王，皆不可食。當進，必先嘗。……食醫掌率主食王膳，以供其職。」又「尚藥局：奉御二人，正五品下。直長四人，正七品上。書吏四人。侍御醫四人，從六品上。主藥十二人，藥童三十人。司醫四人，正八品下。醫佐八人，正八品下。按摩師四人，咒禁師四人，合口脂匠四人，掌固四人。奉御掌合和御藥及診候方脈之事。直長為之貳。凡藥有上、中、下三品，上藥為君，中藥為臣，下藥為佐。合造之法，一君三臣九佐，別人五藏，分其五味，有湯丸膏散之用。診脈有寸、關、尺之三部，醫之大經。凡合和與監視其分劑，藥成嘗而進焉。侍御醫，掌診候調和。主藥、藥童，

主刮削搗篩。」太子的醫療保健仍由「藥藏局」負責,「藥藏郎二人,正六品上。丞二人,正八品上。侍醫典藥九人,藥童十八人,掌固六人。藥藏郎掌和劑醫藥。」(《舊唐書·職官志三》)

此外,唐朝政府在地方設定醫學,例如,「貞觀三年,九月癸醜,諸州置醫學」(《舊唐書·太宗紀第二上》),並配有醫藥博士、醫學博士,負責教授醫術;設立養病坊以救濟貧苦,如《舊唐書·武宗紀第十八上》記載,會昌五年十一月甲辰,敕:「悲田養病坊,緣僧尼還俗,無人主持,恐殘疾無以取給,兩京量給寺田賑濟。諸州府七頃至十頃,各於本管選者壽一人勾當,以充粥料。」而《新唐書·食貨志第四十二》也有養病坊的記載:「養病坊給寺田十頃,諸州七頃。」

# 第五節
## 宋遼金元醫事制度

中國醫事制度的發展始於秦漢,到了隋唐五代時期醫事制度逐漸趨於完整,而宋朝的醫事制度大抵沿襲前代。雖然宋朝醫藥政策措施繼承於唐代,但在醫藥發展貢獻及其對後世的影響層面上卻大大超越前代。宋朝在土朝氣象上雖較盛唐相去甚遠,但在醫學方面取得輝煌的成就。究其原因,醫事制度的變革起了重要的作用。與前代相比,宋代實行醫事行政與醫學教育各設機構且分別管理的管理模式。一方面,翰林醫官院掌管醫政和醫療。另一方面,太醫局為專門管理醫學教育、培養醫學

人才的機構。這同唐代的太醫署既為醫療行政機構又身兼國家醫學教育的職責截然不同。宋代的醫事制度改革，使得醫事行政和醫學教育分工明確，並行發展，極大地促進了醫藥行政管理的實施和醫學人才的培養。醫事制度的優越性在宋代得以淋漓盡致地展現。

依據清代徐松輯錄的《宋會要輯稿》，統觀兩宋時期，宋代國家醫藥機構設定尚藥局、尚食局、御藥院、太醫局、翰林醫官院、和劑局、惠民局和收買藥材所等。根據《宋史‧職官志》記載，尚藥局、尚食局隸屬於殿中省（掌皇帝生活諸事），其中尚藥局掌和劑診候之事，尚食局掌膳饈之事。御藥院隸屬於入內內侍省，設勾當官四人，主要由入內內侍充任。「掌按驗祕方、以時劑和藥品，以進御及供奉禁中之用……典八人，藥童十一人，匠七人。」（《宋史‧職官志》）宋徽宗崇寧二年（西元 1103 年），御藥院併入殿中省。

太醫局於宋神宗（圖 2-5）熙寧九年（西元 1076 年）設定，隸屬於太常寺，主要負責醫學教育，培養醫學人才。據《宋史‧職官志》記載：「太醫局有丞，有教授，有九科醫生額三百人。歲終則會其全失而定其賞罰。太醫局，熙寧九年置，以知制誥熊本提舉，大理寺丞單驤管幹。後詔勿隸太常寺，置提舉一、判局二，判局選知醫事者為之。科置教授一，選翰林醫官以下與上等學生及在外良醫為之。學生常以春試，取合格者三百人為額。太學、律學、武學生、諸營將士疾病，輪往治之。各給印紙，書其狀，歲終稽其功緒，為三等第補之：上等月給錢十五千，毋過二十人；中等十千，毋過三十人；下等五千，毋過五十人。失多者罰黜之。受兵校錢物者，論如監臨強乞取法。三學生原預者聽受，而禁邀求者。又官制行，隸太常禮部，自政和以後，隸醫學，詳見選舉志。孝宗隆興元年，省並醫官而罷局生。續以虞允文請，依舊存留醫學科，

逐舉附試省試別試所，更不置局，權令太常寺掌行。紹熙二年，復置太醫局，局生以百員為額，餘並依未罷局前體例，仍隸太常寺。」

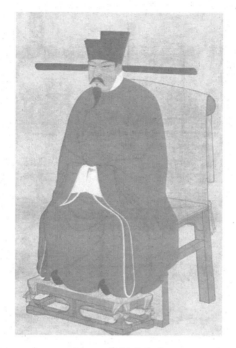

圖 2-5 宋神宗畫像

翰林醫官院隸屬於翰林院，掌管國家醫政和朝廷醫療等事宜，據馬端臨《文獻通考》記載，翰林醫官院設有「使」、「副使」各二人，並領院事，下設尚藥奉御、直院、醫官、醫學等職。宋神宗元豐元年（西元1078年），翰林醫官院改名為「翰林醫官局」，但其職能沒有改變。宋徽宗政和元年（西元1111年）之前，醫官官階比同於武階，此後才改文官官階。政和以前，醫官官階分為十四階，即和安大夫、成安大夫、成全大夫、成和大夫、保和大夫、保全大夫、翰林良醫、和安郎、成和郎、成安郎、成全郎、保和郎、保全郎、翰林醫正。政和以後，增加了翰林

醫官、翰林醫效、翰林醫痊、翰林醫愈、翰林醫證、翰林醫診、翰林醫候、翰林醫學，共計二十二階。關於他們的品級，據《宋史·職官志》、《文獻通考·職官志》並載，和安大夫、成安大夫、成和大夫為從六品，成全大夫、保和大夫、保全大夫及翰林良醫為正七品，和安郎、成和郎、成安郎、成全郎、保和郎、保全郎、翰林醫官、翰林醫效、翰林醫痊為從七品，翰林醫愈、翰林醫證、翰林醫診、翰林醫候為從八品，翰林醫學為從九品。此外，太醫局令為從七品，太醫局丞為正九品。

宋代醫事制度的進步除上述之外，還展現在：

一、在面向社會大眾用藥方面，獨創了一整套官辦藥廠和藥店。其中最值得關注的是太醫局賣藥所的創立，可以說是中國藥學史上里程碑意義的大事。宋神宗熙寧五年（西元 1072 年），王安石推行市易法，由政府統一管理市場，限制大商人對市場的控制，限制其牟取暴利，從而穩定物價。實行官賣制度，如茶、酒、鹽等均由國家進行專賣。當時因為藥商常常操縱藥材，導致藥品短缺，且成藥的規格也不統一，基於此，宋神宗熙寧九年（西元 1076 年），官方在開封首先設定了太醫局賣藥所，主要經營熟藥的買賣，故又名熟藥所。此後各地逐漸增設，則稱為和劑惠民局，簡稱惠民局、和劑局。和劑惠民局除為老百姓帶來價格優惠的藥物外，還制定了施醫給藥、輪流值班、藥品檢驗等制度，從而更好地幫助百姓，尤其是在疫病流行的時候。

二、在醫籍文獻的校正整理方面，首次由政府成立專門的醫書校正機構 —— 校正醫書局。由於唐末及五代時期的戰亂，宋代以前的很多醫籍已經亡佚或者因為輾轉手抄而導致錯訛、衍脫甚多。宋代開國不久就下詔徵集、收購醫書，進行修訂、整理、編輯。宋仁宗嘉祐二年（1057年），採納樞密使韓琦的建議，於編集院下設定校正醫書局，並組織學者

對歷代重要醫籍進行校正，如掌禹錫、林億、張洞、蘇頌、孫奇、高保衡、孫兆等。校正醫書局的主要任務是「正其訛謬，補其遺佚，文之重複者削之，事之不倫者緝之」（《新校備急千金要方序》），同時還為該書作序，並陳述校正，進行評價，於熙寧年間（西元 1068-1077 年）陸續雕版刊行。現代所見的《素問》、《針灸甲乙經》、《本草圖經》、《脈經》、《傷寒論》、《千金要方》、《千金翼方》、《金匱要略方論》、《外臺祕要》中精善的版本大多出於這一時期，可見，宋代醫書校正對醫學的傳承與發展作出了巨大的貢獻。

三、在民間醫療救助方面，建設一批涉及醫學救助的慈善機構。在各州縣廣泛設定「居養院」以存老者，建「安濟坊」以養病者，開「漏澤園」以葬死者，創「慈幼局」以收棄嬰，如《宋史·本紀第十九》記載，「崇寧元年八月辛未，置安濟坊養民之貧病者，仍令諸郡縣並置。」以上慈善機構的設定反映了宋代醫事制度已經廣泛滲透到民間，醫政不單單是為政府、朝廷服務，也為民眾服務。所以說，宋代這些醫事制度的制定與實施大大促進了中國醫藥事業的發展，在中國醫藥學史上具有重大價值和意義。

遼代的職官制度設定北面官和南面官，屬於雙軌制的統治機構。北面官以契丹原有官製為基礎，用於管理遼人自身的事務；而南面官則仿照唐宋官制，用於管理漢人等的事務。在醫事制度上，根據《遼史·百官志》記載，設有太醫局和湯藥局，並分別設定局使、副使、都林牙使（北面官）、湯藥小底（北面官）等職。此外，另據《遼史·本紀第二十九》載，「保大二年提舉翰林醫官李爽、陳祕十餘人曾與大計，並賜進士及第，授官有差。」說明遼代仿宋，亦設有翰林醫官。

金代的職官制度缺乏系統性，常常因事置官。在醫事制度上，既

有宋代醫制的特點，亦有女真族自身的特點。根據《金史‧百官志》記載，金代醫療機構的設定基本沿襲宋代，太醫院（即宋代翰林醫官院）、御藥院、尚藥局，隸屬於宣徽院；惠民局隸屬於禮部，負責藥物專賣。關於太醫院醫官的品級，按《金史‧百官志》記載，在天眷年間（西元1138-1140年）有過一次改制，具體如，「太醫官，舊自從六品而下止七階，天眷制，自從四品而下，立為十五階：從四品上曰保宜大夫，中曰保康大夫，下曰保平大夫。正五品上曰保頤大夫，中曰保全大夫，下曰保和大夫。從五品上曰保善大夫，中曰保嘉大夫，下曰保順大夫。正六品上曰保合大夫，下曰保衝大夫。從六品上曰保愈郎，下曰保全郎。正七品上曰成正郎，下曰成安郎。從七品上曰成順郎，下曰成和郎。正八品上曰成愈郎，下曰成全郎。從八品上曰醫全郎，下曰醫正郎。正九品上曰醫效郎，下曰醫候郎。從九品上曰醫痊郎，下曰醫愈郎。」太醫院的職官設定，有提點、使、副使、判官、管勾、正奉上太醫、副奉上太醫、長行太醫。《金史‧百官志》對其品級職責具體記載如下：「提點，正五品。使，從五品。副使，從六品。判官，從八品，掌諸醫藥，總判院事。管勾，從九品。隨科至十人設一員，以術精者充。如不至十人並至十人置。不限資考。正奉上太醫，一百二十月升除。副奉上太醫，不算月日。長行太醫，不算月日。十科額五十人。」御藥院的醫官設定及職能為「提點，從五品。直長，正八品，掌進御湯藥」（《金史‧百官志》）。尚藥局的醫官設定及職能為：「提點，正五品。使，從五品。出職官內選除。副使，從六品。掌進湯藥茶果。」（《金史‧百官志》）

元代醫事制度基本沿襲宋、金的制度，太醫院亦隸屬於宣徽院。《元史‧本紀第十五‧世祖十二》記載，元世祖中統五年，「以太醫院、拱衛司、教坊司及尚食、尚果、尚醞三局隸宣徽院」，這與《新元史‧百官

志五》記載「至元五年以太醫院隸宣徽院」在時間上不符，未詳孰是。
到了至元二十五年，又下詔令太醫院「毋隸宣徽院」，太醫院由此成為
獨立的機構，其原因可能在於太醫院作為全國醫政管理機構，其職權範
圍已經超過了宣徽院的職屬。關於醫官的官階，《元史·百官志》載：
「太醫院，秩正二品，掌醫事，制奉御藥物，領各屬醫職。中統元年，置
宣差，提點太醫院事，給銀印。至元二十年，改為尚醫監，秩正四品。
二十二年，復為太醫院，給銀印，置提點四員，院使、副使、判官各二
員。大德五年，升正二品，設官十六員。十一年，增院使二員。皇慶元
年，增院使二員。二年，增院使一員。至治二年，定置院使一十二員，
正二品；同知二員，正三品；僉院二員，從三品；同僉二員，正四品；
院判二員，正五品；經歷二員，從七品；都事二員，從七品；照磨兼承
發架閣庫一員，正八品；令史八人，譯史二人，知印二人，通事二人，
宣使七人。」太醫院，秩正二品而掌管全國醫事，而且於「中統元年，置
宣差，提點太醫院事，給銀印。」根據文獻記載，當時只有三公、中書令
等一品官職的才可以被授予「銀印」，由此可知元代太醫院的級別是非常
高的。此外，在太醫散官設定方面，據《元史·百官志》記載，有十五個
官階，由從三品至從八品分別是「保宜大夫，保康大夫，以上從三品。
保全大夫，保和大夫，以上正四品。保順大夫，從四品。保衝大夫，正
五品。保全郎，從五品。成安郎，正六品。成和郎，從六品。成全郎，
正七品。醫正郎，從七品。醫效郎，醫候郎，以上正八品。醫痊郎，醫
愈郎，以上從八品。」

　　除太醫院外，元代還設有豐富的藥政機構和教學機構，均由太醫院
管轄。據《元史·百官志》的記載，太醫院下轄廣惠司、大都及上都回
回藥物院、御藥院、御藥局、行御藥局、御香局、大都惠民局、上都惠

民局、醫學提舉司、官醫提舉司等機構。其中不乏有民族特色的醫療機構，如廣惠司，秩正三品，掌修制御用回回藥物及和劑以療諸宿衛士及在京孤寒者，置司卿、少卿、司丞、經歷、知事、照磨等職。又如回回藥物院，據《元史·百官志》記載：「大都、上都回回藥物院二，秩從五品，掌回回藥事。至元二十九年始置。至治二年，撥隸廣惠司，定置達魯花赤一員、大使二員、副使一員。」大都（北京）和上都（內蒙古自治區開平城，位於錫林郭勒盟正藍旗境內）兩家回回藥物院是掌管阿拉伯等外來藥物的機構。它們的創立顯示出元朝統治者積極地汲取其他地區、其他民族的醫藥發展成果的開放胸懷。另據《元史·食貨志》、《元史·百官志》等記載，在大都、上都和地方亦設定惠民藥局，掌管售賣藥劑，並選良醫負責，從而救濟治療貧苦病民。元代的醫學教育形成了從中央到地方的體系，以太醫院下轄的醫學提舉司為首，管理地方上的省、路、府、州、縣各級醫學教育機構。據《元史·百官志》記載：「醫學提舉司，秩從五品。至元九年始置。十三年罷，十四年復置。掌考校諸路醫生課義，試驗太醫教官，校勘名醫撰述文字，辨驗藥材，訓誨太醫子弟，領各處醫學。提舉一員，副提舉一員。」其職責主要有三個方面：一是對太醫院及地方的醫生和醫學教官進行考核訓誡，對地方醫學進行管理；二是對醫書進行校勘；三是辨驗藥材。

# 第六節
## 明清醫事制度

　　明代醫事制度的建設亦多直接沿襲前朝的制度，但是在職官設定以及機構職能等方面略有不同。明初，對於醫官的設定進行了多次變易。據《明史・職官志》載：「太祖初，置醫學提舉司，設提舉，從五品，同提舉，從六品，副提舉，從七品，醫學教授，正九品，學正、官醫、提領，從九品，尋改為太醫監，設少監，正四品，監丞，正六品。吳元年（洪武元年）改監為院，設院使，秩正三品，同知，正四品，院判，正五品，典簿，正七品。」洪武十四年醫官及其品秩設定又發生了一次重大的變革，「改太醫院為正五品，設令一人，丞‧人，吏日一人。屬官御醫四人，俱如文職授散官。」（《明史・職官志》）至洪武二十二年，「復改令為院使，丞為院判」（同上），從此之後，太醫院的職官設定基本固定，為「院使一人，正五品，院判二人，正六品。其屬，御醫四人，正八品，後增至十八人，隆慶五年定設十人。吏目一人，從九品，隆慶五年定設十人。生藥庫、惠民藥局，各大使一人，副使一人。」（同上）

　　關於太醫院「掌醫療之法」的具體職責，《明史・職官志》亦有詳細的記載：「凡醫術十三科，醫官、醫生、醫士，專科肄業：曰大方脈，曰小方脈，曰婦人，曰瘡瘍，曰針灸，曰眼，曰口齒，曰接骨，曰傷寒，曰咽喉，曰金鏃，曰按摩，曰祝由。凡醫家子弟，擇師而教之。三年、

五年一試、再試、三試，乃黜陟之。凡藥，辨其土宜，擇其良楛，慎其條制而用之。四方解納藥品，院官收貯生藥庫，時其燥溼，禮部委官一員稽察之。診視御脈，使、判、御醫參看校同，會內臣就內局選藥，連名封記藥劑，具本開寫藥性、證治之法以奏。烹調御藥，院官與內臣監視。每二劑合為一，候熟，分二器，一御醫、內臣先嘗，一進御。仍置歷簿，用內印鈐記，細載年月緣由，以憑考察。王府請醫，本院奉旨遣官或醫士往。文武大臣及外國君長有疾，亦奉旨往視。其治療可否，皆具本覆奏。外府州縣置惠民藥局。邊關衛所及人聚處，各設醫生、醫士或醫官，俱由本院試遣。歲終，會察其功過而殿最之，以憑黜陟。」可見，太醫院除掌管醫政、醫學教育、醫官考核外，更重要的是為皇帝以及王公大臣診治疾病。

　　若皇帝有疾，太醫院院使、院判、御醫等需要承詔「參看校同」，然後同內臣一起在御藥房選藥配方，同時將藥性、證治之法寫明後上奏，藥劑則在聯名簽字之後封緘，最後送御藥房煎製。御藥需要太醫院院使等醫官連同提督太監等一起煎煮，煎藥的全過程必須在雙方的共同監視下進行。最後由主掌歷簿的御藥房太監進行詳細記載，包括進藥的年、月、日以及緣由，並用內印鈐記，以備日後查驗。在諸王府中則設有「良醫所」，設良正（八品）、良醫副（從八品）各一人，掌管王府醫藥事物，如明代李時珍就曾經被楚王召去，擔任王府的「奉祠正」，兼管良醫所的事務。若王府缺少良醫或者文武大臣等有疾，太醫院也須奉旨派遣太醫前往診治，而且對於治療效果等必須具本覆奏，不得有誤。此外，全國各府、州、縣均設有惠民藥局，凡邊關要塞或者居民聚集之處，也都須由太醫院派遣醫生、醫士或醫官，負責疾病的診療。

　　關於太醫院醫官的俸祿待遇，總體來說是比較低的，底層的醫士和

醫生更是如此。洪武二十五年（西元 1392 年）規定，「太醫院院使月俸米十六石，院判月俸米十石，御醫月俸米六石五斗，吏目月俸米五石。」（《明太祖實錄》），而《大明會典》記載：「凡醫士醫生食糧。成化十年）奏定，醫士有家小者，月支米七斗。無者，五斗。醫生有家小者，四斗。無者，三斗。凡醫官。舊例月支米二石。弘治間，令照醫士例，止支七斗。」太醫院院使、院判以及御醫因其地位較高，有可能因為皇帝的寵信而獲得高升或者賞賜，但是對於底層的醫士、醫生來說，他們的俸祿十分微薄，留在宮中為皇室診治的也是少數。大多數醫士、醫生被外派到各地王府、惠民藥局，甚至邊關衛所，條件十分艱苦，而且升補年限長。此外，一旦進入太醫院，便不能無故退職。關於醫士的退休，當時的規定是「凡醫士殘疾及年七十以上，不堪應役者，放免。」（《大明會典》）正是由於待遇低微，工作壓力大，風險較高，太醫院醫士經常會出現缺員的情況。正統六年（西元 1441 年），北京禮部報告稱太醫院醫士缺員一百六十多名，遂行文各省取補應役，但兩年「十無一二至者。」（《明英宗實錄》）

　　在皇家藥政機構的規章制度方面，《明史・職官志》載，「（洪武）六年，置御藥局於內府，始設御醫。御藥局，秩正六品，設尚藥、奉御二人，直長二人，藥童十人，俱以內官、內使充之。設御醫四人，以太醫院醫士充之。凡收受四方貢獻名藥及儲蓄藥品，奉御一人掌之。凡供御藥餌，醫官就內局修制，太醫院官診視。」又，「嘉靖十五年改御藥房為聖濟殿，又設御藥庫，詔御醫輪直供事。」為了充實大內的醫療實力，詔御醫與太監輪值。御藥房與太醫院之間可謂是相輔相成的，據《明史・職官志》載，「提督太監正、副二員，分兩班。近侍、醫官無定員。職掌御用藥餌，與太醫院官相表裡。」

　　在民間醫事建設方面，一是大力扶持平民醫藥機構的設定。洪武三年（西元 1370 年），在京城以及地方府、州、縣創辦了惠民藥局。李濂的《惠民藥局記》中記載：「凡抱病而至者，咸集柵外；而內科、外科各習其業，診脈叩源，對證投藥。」可見，惠民藥局是為民眾診病、賣藥的醫藥機構，涉及內外各科。除此之外，惠民藥局還負責貯存藥材，製作成藥，然後出售給民眾，以及承擔政府防疫、治疫的職責。如嘉靖二十一年（西元 1542 年），京城疫病流行甚廣，太醫院及惠民藥局立即依方備藥，在京城都門各處免費發放。二是民間醫學學術團體 —— 一體堂宅仁醫會成立。明隆慶二年（西元 1568 年）或稍前，一體堂宅仁醫會創立，是目前發現記載的中國古代唯一的一個民間醫學團體，它的建立不僅反映了明代民間醫學的發展水準，也為明代醫事制度增添了嶄新內涵。它由當時著名的醫學家徐春甫等四十六人組成，均為當時住在北京的醫家，而且多數來自安徽省。該醫會成立的宗旨正如徐春甫在其《醫學指南捷徑六書》「一體堂宅仁醫會錄」中所倡導的，「探究醫理、講習方術，精益求精，克己行仁，深戒徇私謀利之弊，助善規過，患難相濟。」其對會員的要求從治學內容、態度到行醫處世都一一作了細緻規定，共有二十二項，包括誠意、明理、格致、審證、規鑑、恆德、力學、講學、辨脈、處方、存心、體仁、忘利、自重、法天、醫學之大、戒貪鄙、恤貧、自得、知人、醫箴、避晦疾。

　　在醫藥祭祀方面，《明史・禮志》記載：「明初仍元制，以三月三日、九月九日通祀三皇。洪武元年令以太牢祀。二年命以句芒、祝融、風後、力牧左右配，俞跗、桐君、僦貸季、少師、雷公、鬼臾區、伯高、岐伯、少俞、高陽十大名醫從祀。儀同釋奠。四年，帝以天下郡邑通祀三皇為瀆。禮臣議：『唐玄宗嘗立三皇五帝廟於京師。至元成宗時，乃立

三皇廟於府州縣。春秋通祀，而以醫藥主之，甚非禮也。』帝曰：『三皇繼天立極，開萬世教化之原，汨於藥師可乎？』命天下郡縣毋得褻祀。正德十一年，立伏羲氏廟於秦州。秦州，古成紀地，從巡按御史馮時雄奏也。嘉靖間，建三皇廟於太醫院北，名景惠殿。中奉三皇及四配。其從祀，東廡則僦貸季、岐伯、伯高、鬼臾區、俞跗、少俞、少師、桐君、雷公、馬師皇、伊尹、扁鵲、淳于意、張機十四人，西廡則華佗、王叔和、皇甫謐、葛洪、巢元方、孫思邈、韋慈藏、王冰、錢乙、朱肱、李杲、劉完素、張元素、朱彥修十四人。歲仲春、秋上甲日，禮部堂上官行禮，太醫院堂上官二員分獻，用少牢。復建聖濟殿於內，祀先醫，以太醫官主之。二十一年，帝以規制湫隘，命拓其廟。」

清代醫事制度基本延續明代，設太醫院、御藥房統領全國及宮廷醫藥事務。太醫院及其藥庫均配有銅印。其中，太醫院印，柱鈕，印面為7.7×7.8公分，通高 10.8 公分（圖2-6）。太醫院由管理院事王大臣（一度為內府大臣）主管，設院使、左右院判負責具體事務，即「掌考九科之法，帥屬供醫事」；御醫、史目、醫士分別各專一科，「曰大方脈、小方脈、傷寒科、婦人科、瘡瘍科、針灸科、眼科、咽喉科、正骨科，是為九科。初設十一科。後痘疹科歸小方脈，咽喉、口齒併為一科。」此外，太醫院還建立了御醫值班制度，「掌分班侍直，給事宮中曰宮直，給事外廷曰六直。西苑壽樂房以本院官二人直宿。」具體見於《清史稿·職官志》記載：「太醫院，管理院事王大臣一人。特簡。院使，初制正五品。宣統元年升正四品。左、右院判，初制正六品。宣統元年升正五品。俱漢一人。其屬：御醫十有三人，內兼首領廳事二人。初制正八品。雍正七年升七品，給六品冠帶。宣統元年升正六品。吏目二十有六人，內兼首領廳事一人。初制八、九品各十有三人。宣統元年，改八品為七

品，九品為八品。醫士二十人，內兼首領廳事一人，給從九品冠帶。醫生三十人。」

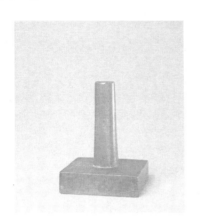

圖 2-6 清代銅鑄柱鈕「太醫院印」（左）及其印面（右）

關於太醫院人員的設定，《清史稿・職官志》亦有詳細的記錄：「順治元年，置院使，左、右院判各一人，吏目三十人，十八年省二十人，康熙九年復故。十四年省十人，雍正元年又復。豫授吏目十人，十八年省。康熙九年復故，三十一年又省。御醫十人，康熙五十三年省二人。雍正元年復故，七年增五人。道光二十三年省二人……凡藥材出入隸禮部。十六年，改歸本院。十八年，生藥庫復隸禮部。康熙三年，定直省歲解藥材，並折色錢糧，由戶部收儲付庫。雍正七年，定八品吏目十人，九品二十人。後定各十三人。乾隆五十八年，命內府大臣領院務。宣統元年，院使張仲元疏請變通舊制，特崇院使以次各官品秩。初制，入院肄業，考補恩糧，歷時甚久，軍營、刑獄醫士悉由院簡選。光緒末葉，民政部醫官，陸軍部軍醫司長，與院使、院判品秩相等。至是釐定，崇內廷體制也。又定製，院官遷轉不離本署。同治間，曾議吏目食俸六年，升用按察司經歷、州判。嗣以與素所治相剌，乃寢。」

太醫院還負責祭祀工作，《清史稿‧禮志》記載：「群祀先醫，初沿明舊，致祭太醫院景惠殿，歲仲春上甲，遣官行禮。祀三皇，中伏羲，左神農，右黃帝。四配：句芒、風後、祝融、力牧。東廡僦貸季、岐伯、伯高、少師、雷公、伊尹、淳于意、華佗、皇甫謐、巢元方、韋慈藏、錢乙、劉完素、李杲十四人，西則鬼臾區、俞跗、少俞、桐君、馬師皇、扁鵲、張機、王叔和、葛洪、孫思邈、王冰、朱肱、張元素、朱彥修十四人。禮部尚書承祭。兩廡分獻，以太醫院官。禮用三跪九拜。三獻。雍正中，命太醫院官咸致齋陪祀。」

關於太醫院醫官的待遇，順治二年（西元 1645 年），定各衙門官員每月支給公費銀，據《太醫院志》記載，「太醫院院使、院判，月四串八百，御醫、吏目、醫士，月二串四百。太醫院醫士，順治九年，定每名按四季給銀四兩五錢，米一石八斗，雍正八年改給二石七斗。糧生，舊定季銀三兩，米一石二斗，雍正八年改給季銀六兩。切造醫生，舊定季銀一兩五錢，米一石五斗，雍正八年改給季銀三兩。諮調刑部醫士，每名每半年給銀二十四兩，米二石四斗。盛京刑部醫士，照京城刑部例支給。」咸豐元年以後，隨著京官俸銀、俸米和公費的不斷下調，太醫院醫官收入自然也在縮減。雖然「光緒二十四年十二月，始經本院奏準將醫士、恩糧、切造醫生應得銀兩由五成還歸十成」。有所恢復，但是僅過了兩年，「光緒二十六年後，又改七成」，「其米，自咸豐年醫士者，略折些微之銀。光緒二十六年以後，亦竟裁之。其恩糧、切造之米，久於咸豐年停放無著」。除既定的俸銀、俸米外，光緒三十二年起，「軍機大臣面奉諭旨：著戶部每節交進銀二萬兩備賞內廷當差各項人員」，太醫院頒發賞銀的具體標準為「太醫院院使、院判每節賞銀各一百五十兩，御醫各六十兩，兩班吏目各三十兩，醫士各十兩，恩糧生各四兩五錢」，

宣統元年（1909 年）停止發放。

　　御藥房於順治十年（西元 1653 年）設立，設立時隸屬於太醫院，於順治十八年（西元 1661 年）裁撤。康熙六年（西元 1667 年）復設，仍隸屬於太醫院。康熙十年（西元 1671 年），又不屬太醫院管轄。《清史稿·職官志》記載，御藥房最初是由總管首領太監管理。康熙三十年（西元 1691 年）開始隸屬於內務府。之所以隸屬於內務府，可能與御藥房的人員設定為太監有關。御藥房的主要職責是「帶領御醫各宮請脈，煎製藥餌，坐等更事」。此外，御藥房對御藥庫也具有管理之責，如御藥房設有管庫首領、管庫首領太監、掌庫等太監擔任的官職，所以說，即使御藥房並不隸屬於太醫院，它與太醫院的關係也是十分密切的。如清初仍沿用明制，烹調御藥需要由太醫院醫官和御藥房內臣一起完成，御藥熬製好之後，由太醫院醫官與御藥房內臣分別嘗藥。御藥沒有問題，才可以進獻給皇上。直到乾隆五年（西元 1740 年）之後，才改為「凡藥均由內臣烹調，自是醫官不複製藥」。

　　御藥房的職官設定變動也較為頻繁，根據《清會典》、《清史稿》等記載：康熙十年（西元 1671 年），「設總管太監醫生二名，管庫首領二員，管庫首領太監一名，筆帖式十六名，領催四名，首領太監六名，太監醫生十名，太監十九名，伕役三十四名」；「（康熙）十二年五月，奉旨添設六品掌庫二員；（康熙）三十年七月奉旨裁汰總管首領太監」；「（康熙）三十年定添設內管領、內副管領各一員，裁總管太監醫生二名，管庫首領二員，管庫首領太監一名」；「（康熙）三十三年五月，呈準添管領下蘇拉十名為合藥醫生」；「（康熙）三十三年增伕役二十六名」；「（康熙）三十四年五月，奉旨裁清字筆帖式一員」；「（康熙）三十八年裁筆帖式一員」。乾隆年間，又設「主事［乾隆五年（西元 1740 年）始設］

一人，七品衛庫掌十有六人，委署主事［乾隆十三年（西元 1748 年）始設］、催長各一人」，並且規定「自養心殿以下，並簡大臣領之」，說明御藥房等機構均選任大臣統領，不再由內廷太監擔任最高長官。

　　清代末年，醫事制度隨著國家的發展逐步廢弛，但是由於受到西學的影響，在醫官設定上出現了新的醫官職務，如在民政部設六、七品醫官各一人，隸屬於衛生司，主要負責檢醫防疫，並建置了病院。又在陸軍部和海軍部設定軍醫司，下設衛生科和醫務科，負責防疫治療以及軍醫升職教育，具體人員配備包括司長一人，科長一人，一、二、三等科員若干。陸軍部軍醫十四人，海軍部軍醫四人。在法部（1906 年改「刑部」）設監醫正、監醫副各一人。此外，在禁衛軍、軍制、鎮制亦設有軍醫官，負責各處的醫藥事務。

# 第三章

## 薪火相傳：古代中醫教育

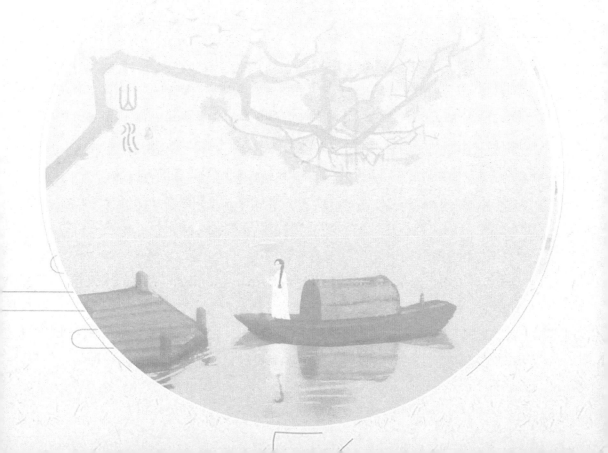

　　中醫學在身體認識、疾病理論體系、治病手段以及預防養生等方面與建立在實驗室科學基礎之上的西方醫學有著很大的差別，這也決定了其在傳承教育方式和醫學人才選拔考試制度上具有獨特性。中醫教育具有悠久的傳統，從古至今，其教育形式大略可分為兩種：一種是民間醫學教育，可細分為師徒傳授、世醫傳習、私淑（即自學與師承相結合）等民間自發的醫學傳承模式，其中師徒傳授是最主要的形式；另一種是官辦醫學教育，即採用醫學院校教育的形式。中國是世界上最早設定醫學教育與進行醫學考試的國家，並在長期的歷史實踐中，在中醫人才教育制度上屢有創新發展。

　　根據現有史料，早期的醫學教育主要以家族世襲和師徒傳授為主，如《黃帝內經》（圖 3-1）中有「鬼臾區自報家門業醫已十餘世」的記載，而岐伯正是黃帝的醫學導師，傳授黃帝醫藥理論知識。同時在醫學傳授方面，不僅要考慮學醫者的悟性，還要考察其德行。《黃帝內經》中有「非其人勿教，非其真勿授，是謂得道」，「其人」就是指適當的人。又如扁鵲得遇長桑君，倉公受知公乘陽慶，華佗授業於吳普、樊阿諸人等都是典型的師徒傳授，且師傅在授業之前都會對弟子的德行、志向、悟性、毅力等進行嚴格的考察，往往都有一個比較長時間的過程。

　　隨著醫學的發展以及社會的需求，尤其是官方的需要，師徒傳授和世醫傳習已經很難滿足所需，於是官辦醫學教育應運而生。按目前所見史料，官辦醫學校的源起可以追溯到南朝宋。元嘉二十年（西元 443 年），太醫令秦承祖奏請設定「醫學」，開創中國正式由政府設定醫學教育的先河。另據《魏書‧官氏志》記載，北魏時還設定了太醫博士、太醫助教等官職，應當是為培養醫學生所設，但是，不久之後便被廢止，直到隋朝才重新設定。以上只能說是官辦醫學教育的雛形，到了唐朝才正

式出現了醫學校 —— 太醫署,是最早的官方醫學教育機構。此後,歷朝官方醫學教育體系基本是在太醫署的基礎上加以改進和完善的。

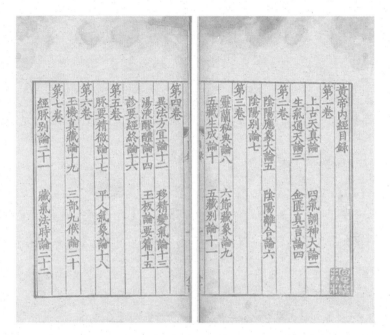

圖 3-1 唐代王冰注《重廣補註黃帝內經素問》二十四卷目錄書影(明嘉靖二十九年顧從德覆宋刊本)

　　從南北朝開始,官方醫學教育逐漸發展興盛。不同時代醫學教育的學校、管理機構、學制、教材,以及醫學人才考試的門類、科目和方式等,都透過歷朝歷代的史籍記述而沉澱下來,為後世儲存了見證中國傳統中醫教育的寶貴史料。需要指出的是,雖然大規模官辦醫學教育不斷發展,培養了大批的醫學生,但是,師徒傳授仍然是古代中醫教育的主要模式,一直承擔著為朝廷、為社會培育醫學人才的歷史任務。本章將以斷代研究的方法,擷取隋代以前、隋唐時期、宋元時期和明清時期四個歷史階段進行概述,透過梳理記載於各類史籍中古代中醫教育與中醫

人才選拔考試的相關資料，重點勾勒古代官方中醫教育的大致面貌，總結各個歷史時期的發展特點。

# 第一節
## 隋以前醫學教育

夏、商、週三代，醫、巫常混為一談，「醫」的異體字為「毉」，下面是個「巫」字，提示醫、巫是同源的。西周時期，雖然未見明確醫學教育的記載，但從《周禮・天官》可見當時已經設定了較為完備的醫事考核制度，將醫師分為四科，即食醫、疾醫、瘍醫以及獸醫，並要求「歲終則稽其醫事」。根據考核結果將醫師分為四等，按考核等級進行薪俸的發放，而關於醫師臨床技能的考核也是後世官方醫學教育的重要內容。春秋戰國時期，「諸子蜂起，百家爭鳴」。孔子因創立私學而使官學下移至民間，打破了「齊楚之醫，皆為官也」的傳統醫學傳承格局，大大推動了師徒傳承的發展，如一些名醫身邊都帶有徒弟，扁鵲有子陽、子豹、子同等，倉公有宋邑、王禹、杜信等弟子多人。所以說，中國醫術傳承流變過程中「師徒相傳」的傳統由此建立並發展起來。

秦漢時期的醫學教育主要以民間師徒傳承為主，而官辦醫學教育尚未形成。當時的醫官應當主要來自民間，採用徵召選拔的方式進行任用，如《漢書・平帝紀》記載，「元始五年徵天下通知逸經、古記、天文、歷算、鐘律、小學、史篇、方術、本草及以五經、論語、孝經、爾

雅教授者,在所為駕一封軺傳,遣詣京師」,但是,有漢一代,徵召選拔
官醫制度始終沒能完善、健全起來。自古以來,一直被中醫學界奉為圭
臬的四大經典《黃帝內經》、《難經》、《神農本草經》、《傷寒雜病論》在
這一時期成書問世,成為後世醫學教育與考試的教科書。直到今天,四
大經典仍是學習中醫學的必讀經典。《黃帝內經》奠定了中醫學的理論框
架,是中醫學的第一經典,被譽為「生命的百科全書」。《難經》對《黃
帝內經》進行了詳盡的闡釋,還有一些獨到的見解。《神農本草經》(圖
3-2)和《傷寒雜病論》則被譽為「本草學經典」和「醫方之祖」。

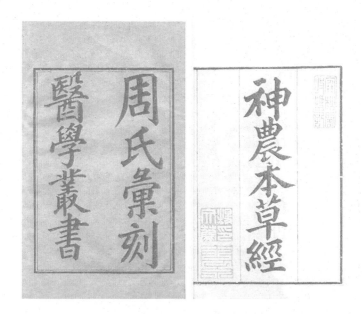

圖 3-2 (三國魏)吳普等撰,(清)孫星衍、(清)孫馮翼輯,清光緒十七年(1891)周
學海刻周氏醫學叢書之《神農本草經》書影

二國魏晉南儿朝時期,官方醫學教育初露端倪,醫學教育逐漸受到
統治階層的重視。《唐六典·卷十四·太常寺》太醫署「醫博士」、「助教」
下注曰:「晉代以上手醫(指醫術高超的醫生)子弟代習者,令助教部教

之。」其中「代習者」應作「世習者」，乃為避唐太宗李世民的諱而改。
從這條文獻記載，可以得知在晉朝時官方已經設有醫學教師，且所招收
的學生傾向於來自世醫家族，但此時還未見官方醫學機構的記載。至南
朝宋元嘉二十年（西元 443 年），時任太醫令的秦承祖上奏朝廷，請求設
定「醫學」，從而開中國政府設定醫學教育之先河。北魏時期，政府設定
「太醫博士」、「太醫助教」等職務，繼續推行官方醫學教育。據《魏書·
官氏志》記載，「太醫博士」列從第七品下，「太醫助教」列第九品中。
另據《魏書·世宗紀》記載，北魏宣武帝元恪在永平三年（西元 510 年）
頒布詔令曰：「可敕太常於閒敞之處，別立一館，使京畿內外疾病之徒，
咸令居處。嚴敕醫署，分師療治，考其能否，而行賞罰。」雖然此令主
要說明當時出現了國家管理性質的醫療機構，嚴格要求醫署負責考核賞
罰，但是，從中亦可透露出當時官方醫學教育已經出現。從隋唐時期官
方醫學教育的發達情況來推測，魏晉南北朝時期的官方醫學教育應當取
得了一定的成果，才為後世的發展奠定了一定的基礎。

## 第二節
### 隋唐醫學教育

隋代國祚很短，只有三十八年，但其在政治、經濟、文化、科技、
教育等國家典章制度上進行了大量的改革和創新，影響深遠。從醫學發
展來看，隋代醫事制度更為健全，醫學教育開創了嶄新局面。隋代在吸

取前代醫學教育經驗的基礎上，不斷建立和完善了太醫署有關醫學教育的職責。太醫署除主管醫事外，亦作為醫學教育的主管機構，隸屬於太常寺。隋代醫學教育的人員設定主要有太醫令、太醫丞、醫師、主藥、藥園師、醫博士、助教、按摩博士、咒禁博士等。據《隋書·百官志》記載，太醫令主管太醫署的政令；太醫丞作為太醫令的助手，輔助管理日常事務；醫博士和助教主要負責教授學生醫學知識與技能。隋太醫署教育分為醫學教育和藥學教育，並進行分科施教的教學模式，設有四個科系——醫師科、按摩科、祝禁科、藥學科。隋代出現的分科教學是一大創舉，為唐代建立四科教學體制奠定了基礎。所以說，隋代的官方醫學教育造成了承前啟後的作用。

唐代的醫學教育是在隋代太醫署建制的基礎上不斷發展而壯大的，成為世界最早的先進醫學院校教育模式。據《新唐書》、《舊唐書》、《唐六典》等史書記載，唐代太醫署是全國最高的醫藥行政機構，主管全國醫藥行政和醫學教育。太醫署醫學教育的地位相當於國家最高學府「國子監」，其建制主要發展了隋制，設定「四科一園」即醫師科、針師科、按摩科、咒禁科、藥園，編寫統一的教材，制定相應的考試制度，師生人數達到二百一十餘人。以下將對「四科一園」，進行詳細介紹。

### ◆ 一、醫師科

醫師科相當於培養現代的中醫內科、外科、兒科、五官科醫師。據《舊唐書·職官志》記載：「醫博士一人，正八品上。助教一人，從九品下。醫師二十人，醫工一百人，醫生四十人，典藥二人。博士掌以醫術教授諸生。」也就是說，唐代醫師科設定醫博士、助教各一人，主要由醫博士負責「醫術」教學，助教從旁協助，另配有醫師二十人、醫工一百

人、典藥（掌保管藥物）二人協同配合。

　　醫師科每屆學生四十人，主要課程是講授《本草》、《脈經》、《甲乙經》（包含《內經》知識）等。關於《本草》的學習，在唐代以前基本上都是以《神農本草經》及其注本為教材，但是到了唐代顯慶（西元 656-661 年）年間，因為官修藥典《新修本草》（圖 3-3）問世，遂改為以《新修本草》為教材。《新修本草》又名《唐本草》、《英公本草》，五十四卷，由蘇敬、李世績、長孫無忌、孔志約等二十三人奉敕編撰，於顯慶四年（西元 659 年）成書並頒行。《新修本草》是世界上最早的國家官修藥典，比歐洲最早的《佛羅倫斯藥典》（西元 1498 年）早八百三十九年，比世界著名的《紐倫堡藥典》（西元 1535 年）早八百七十六年，比俄國最早的國家藥典（西元 1778 年）早一千一百一十九年。該書於西元 731 年由日本學問僧帶回日本並迅速在日本流傳。據日本平安時代（西元 794-1192 年）的《延喜式》記載，《新修本草》亦成為日本醫學生的必讀書目。

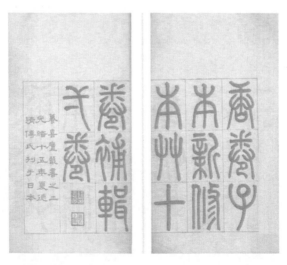

圖 3-3 纂喜廬叢書之《唐卷子本新修本草十卷補輯一卷》書影

　　據《唐六典》記載：「諸生既讀諸經，乃分業教習。率二十人，以十一人學體療，三人學瘡腫，三人學少小，二人學耳目口齒，一人學角法。體療者七年成，少小及瘡腫五年，耳目口齒之疾並角法二年成。」醫師科之下又可以細分為五個專業 —— 體療（內科）、瘡腫（外科）、少小（兒科）、耳目口齒（五官科）以及角法（拔罐療法）。角法，出於晉代葛洪的《肘後方》，主要因古代常用獸角製成的杯罐作為拔罐工具而得名。由此可見，除整體的「四科一園」的分科外，還對最主要的「醫師科」進行了細分，這說明唐代醫學分科已經十分細緻。在教學過程中，對學生的課業也有嚴格的要求：「其考試、登用如國子監之法。諸醫、針生，讀《本草》者，即令識藥形，知藥性；讀《明堂》者，即令驗圖識其孔穴；讀《脈訣》者，即令遞相診候，使知四時浮、沉、澀、滑之狀；讀《素問》、《黃帝針經》、《甲乙脈經》，皆使精熟。博士月一試，太醫令、丞季一試，太常丞年終總試。若業術過於見任官者，即聽補替。其在學九年無成者，退從本色。」（《唐六典·卷十四》）

## ◆ 二、針師科

　　針師科相當於培養現代的中醫針灸科醫師。據《舊唐書·職官志》記載：「針博士一人，從八品下。針助教一人，從九品下。針師十人，針工二十人，針生二十人。針博士掌教針生以經脈孔穴，使識浮沉澀滑之候，又以九針為補瀉之法。其針名有九，應病用之也。」也就是說，唐代針師科設定有針博士、針助教各一人，主要由針博士負責「針術」教學，針助教從旁協助，另配有針師十人、針工二十人協同配合。

　　針師科每屆學生二十人，主要課程包括經脈、孔穴（腧穴），要求能夠辨識「浮、沉、澀、滑之候」，學會「針灸補瀉之法」。關於針師科學

習所用的教科書在《唐六典》中有規定：除了各科醫學生均須學習的《本草》、《甲乙脈經》等基礎內容之外，「針生習《素問》、《黃帝針經》、《明堂》、《脈訣》，兼習《流注》、《偃側》等圖、《赤烏神針》等經。業成者，試《素問》四條，《黃帝針經》、《明堂》、《脈訣》各二條。臨床技能方面則以「九針」為操作器械，進行因病施治。該科學習的最長期限為九年。

## ◆ 三、按摩科

按摩科相當於培養現代的中醫推拿、骨傷科醫師。據《舊唐書・職官志》記載：「按摩博士一人，從九品下。按摩師四人，按摩工十六人，按摩生十五人。按摩博士掌教按摩生消息導引之法。」也就是說，唐代按摩科設定按摩博士一人，主要負責按摩、導引教學，另配有按摩師四人、按摩工十六人協同配合。

按摩科每屆學生十五人，其所學內容按《唐六典》卷十四載，「按摩博士掌教按摩生消息導引之法，以除人八疾：一曰風，二曰寒，三曰暑，四曰溼，五曰飢，六曰飽，七曰勞，八曰逸。凡人支（肢）節府藏積而疾生，導而宣之，使內疾不留，外邪不入。若損傷折跌者，以法正之」。可見按摩生不僅要學習「消息導引之法」以治療風、寒、暑、溼、飢、飽、勞、逸八種疾病，還要學習骨傷科手法，為「損傷折跌者」正骨復筋、祛損扶傷。

## ◆ 四、咒禁科

咒禁科在古代亦稱祝由科，現屬於迷信、信仰方面的活動，據現代科學研究，具有一定的心理作用。根據《舊唐書・職官志》記載：「咒禁

博士一人，從九品下。咒禁師二人，咒禁工八人，咒禁生十人。咒禁博士掌教咒禁生以咒禁，除邪魅之為厲者。」也就是說，唐代咒禁科設定咒禁博士一人，主要負責教授「咒禁」之術，即以符咒除邪治病之術，另配有咒禁師二人、咒禁工八人協同配合。

　　咒禁科每屆學生十人，學習的主要內容即咒禁之術，以「除邪魅之為厲者」。教學時，學生和博士須先禁食葷血，然後再齋戒於壇場，最後由咒禁博士進行講授。這種治病除邪之術顯然受到上古時代「祝由術」的影響，帶有迷信色彩。此外，也可能與唐代佛、道二教的盛行有關係。《唐六典》「咒禁博士」條李林甫注言，「有道禁，出於山居方術之士；有禁咒，出於釋氏。」

## ◆ 五、藥園

　　太醫署設定的藥園主要是為了培養藥園師，相當於今天的藥師。據《舊唐書·職官志》記載，「太醫署……藥園師二人，藥園生八人」。又《新唐書·卷四十八·百官志》記載，「京師以良田為園，庶人十六以上為藥園生，業成者為師。凡藥，辨其所出，擇其良者進焉」。《唐六典·卷十四·太常寺》中有：「藥園師以時種蒔，收採諸藥。京師置藥園一所，擇良田三頃，取庶人十六已（以）上、二十已（以）下充藥園生，業成，補藥園師。」凡藥有陰陽配合，子母兄弟，根葉花實，草石骨肉之異，及有毒無毒，陰乾曝乾，採造時月，皆分別焉。（凡藥八百五十種：三百六十種，《神農本經》；一百八十二，《名醫別錄》；一百一十四，《新修本草》新附；一百九十四，有名無用。）皆辨其所出州土，每歲貯納，擇其良者而進焉。」也就是說，唐代在京師長安城用三頃良田開闢了一個藥園，設定藥園師二人，主要負責教學及藥園日常管理工作。

藥園每屆學生八人，從年齡十六到二十歲的平民子弟中選充。藥園師的職責是「以時種蒔，收採諸藥」，所以，他們不僅要負責教授藥園生藥性、藥味等理論知識，還要負責教授藥物的種植、採收、炮製、貯藏等具體的實踐。藥園生在藥園修成學業之後，即可升為藥園師。從藥園的設定以及藥園生的培養，我們可以看到唐代藥學已經從醫學之中分離出來，承擔獨立培養藥學人才的責任，此外，還應承擔教授醫師科、針師科、按摩科等各科學生識本草、辨藥性的任務。唐代設定藥園的本意應當是能更好地直接為宮廷提供藥材，但實則無意之中推進了藥學人才的培養，從而推動了中國藥學教育與研究的發展。

從「四科一園」的設定我們看到唐代太醫署醫學分科教育已經非常先進和完備。太醫署對於各科所學的課程安排及培養目標十分明確，同時對學員人數、學習年限也有相關規定，展現了教學計畫的嚴謹性與合理性。同樣，在考試制度方面，太醫署也制定了嚴格的入學考核、教學程序考試。按《新唐書·百官志》記載，醫學生的入學考試與「國子監」考試一樣，足見入學考核的嚴格。入學之後，各科須進行月考、季考、年終考，即「博士月一試，太醫令、丞季一試，太常丞年終總試」（《唐六典·卷十四》）。考試成績決定學生的升遷和降黜，「若業術過於見任官者，即聽補替。其在學九年無成者，退從本色」（同上），學制最長為九年。同樣，這一考核制度也應用於教師和教輔人員，如《舊唐書·百官志》載，「凡醫師、醫工、醫正療人疾病，以其全多少而書之，以為考課」。這樣的考核考試制度，不僅大大促進了唐代醫學的發展，保證了國家醫學人才的培養品質，也對當代中醫藥學的教育具有重要的參考價值。

　　唐代除在中央建立了一個完整的醫學教育體系之外，還大力發展地方的醫學教育，如《唐會要·卷八十二·醫術》記載，「貞觀三年九月十六日，諸州治醫學。至開元十一年七月五日，詔曰：『遠路僻州，醫學全無，下人疾苦，將何恃賴！宜令天下諸州，各置職事醫學博士一員，階品同於錄事，每州《本草》、《百一集驗方》，與經史同貯』。」據《新唐書》、《舊唐書》、《唐六典》等記載，各地方醫學院校設定情況大致如下（記載不同時取兩者相同的資料）：一、在京兆（長安）、河南（洛陽）、太原三府，設醫學博士、助教各一人，招收醫學生二十人；二、在大都督府、中都督府、諸州上州，設醫學博士、助教各一人，招收醫學生十五人；三、在下都督府、諸州中州，設醫學博士、助教各一人，招收醫學生十二人；四、在諸州下州，設醫學博士一人，招收醫學生十人。在地方設定醫學院校，其主要作用還是為地方的醫療服務，如《唐會要·卷八十二·醫術》記載，「至（開元）二十七年二月七日，敕十萬戶以上州置醫生二十人，十萬戶以下置十二人，各於當界巡療」，要求醫學生要到所在地區進行「巡療」。

　　總而言之，唐代醫學教育不僅將中國古代官方醫學教育推上了正軌並建構了完整的體系，同時在世界醫學教學史上也具有領先地位。唐代太醫署醫學校比西方最早的醫科學校 —— 義大利薩勒諾大學醫學院早了二百多年，且對日本、朝鮮等國醫學的發展也有一定的影響，促進了中外醫學的交流。

## 第三節
### 宋元醫學教育

　　宋元時期，政府對醫學極為重視，較唐代而言，無論是在醫學教育制度建設上還是在分科教學、考試制度等方面都有了長足的發展，將中國古代官辦醫學教育推向了高峰。兩宋時期，歷朝皇帝和政府都極其看重醫藥事業的發展，將醫學視為「仁政」之一。宋徽宗趙佶（西元 1100-1125 年在位，圖 3-4）曾親自撰寫醫書《聖濟經》，又名《宋徽宗聖濟經》，十卷。該書為醫論著作，分體真、化原、慈幼、達道、正紀、食頤、守機、衛生、藥理、審劑十篇，涉及醫學理論，如陰陽五行、運氣、體質、色脈診，又有方劑、藥物、養生、食療、氣功、孕婦養護、嬰兒養護以及各種病症等。《聖濟經》成書後，曾詔頒全國，對中醫學的普及具有重要作用，從而提高了人民的中醫藥文化素養。政府還頒布「求醫詔」，訪求名醫、蒐羅醫籍，如北宋初年，宋太祖趙匡胤於開寶四年（西元 971 年）釋出《訪醫術優長者詔》，訪求天下名醫；又於太平興國六年（西元 981 年）頒布《訪求醫書詔》，對進獻醫書之人給予獎賞。宋仁宗趙禎於嘉祐二年（西元 1057 年）下詔建立校正醫書局，蒐羅整理各類醫書，為醫學的傳承與發展作出了巨大貢獻。此外，當時眾多的文人賢士在醫藥養生等方面具有不凡造詣，包括蘇軾、范仲淹、蘇頌、林億。

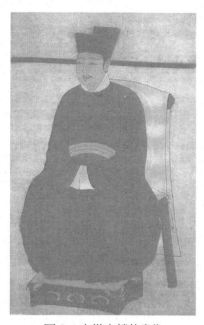

圖 3-4 宋徽宗趙佶畫像

　　宋代政府大力興辦醫學教育，據《宋史·選舉志》載，「醫學，初隸太常寺，神宗時始置提舉判局官及教授一人，學生三百人。設三科以教之，曰方脈科、針科、瘍科」，宋神宗趙頊於熙寧九年（西元 1076 年）置太醫局，不再隸屬太常寺，設有提舉一人，判局兩人，教授一人，招收醫學生三百人，分方脈科、針科和瘍科三科教學。各科學習內容：「凡方脈以素問、難經、脈經為大經，以巢氏病源、龍樹論、千金翼方為小經，針、瘍科則去脈經而增三部針灸經」（《宋史·選舉志》）。

　　此後，三科改為九科，學生人數仍為三百人，正如《宋史·職官志》載，「太醫局有丞，有教授，有九科醫生，額三百人」。關於「九科」的具體情況，《元豐備對》有詳細的記載，「太醫局九科，學生額三百人。大方脈一百二十人，風科八十人，小方脈二十人，眼科二十人，瘡腫兼

折瘍二十人，產科十人，口齒兼喉科十人，針兼灸科十人，金鏃兼書噤
科十人」。與三科相比，方脈科細分為大方脈（即現在的內科）、小方脈
（即現在的兒科）；針科改為針兼灸科，相當於現在的針灸科；瘍科改為
瘡腫兼折瘍，相當於現在的皮膚科、外科、骨科；新設了風科，相當於
現在的中風專科；還有眼科、口齒兼喉科、產科、金鏃兼書噤（相當於
祝由）科等專科。這幾類疾病專科很受重視，應當與社會需求有關。

關於醫學生的教育教學，據《宋史・選舉志》記載，「崇寧間，改
隸國子監，置博士、正、錄各四員，分科教導，糾行規矩。立上舍四十
人，內舍六十，外舍二百，齋各置長、諭一人」。上舍、內舍、外舍的
設定採用了王安石變法所創立的「三舍法」分級教學。其法將醫學生分
為外舍、內舍、上舍三等，根據學習和考試結果，依次升入內舍、上舍
學習。醫學生除學習醫學理論經義外，還要參加臨床實踐。《宋史・職官
志》記載：「太學、律學、武學生、諸營將士疾病，輪往治之。各給印
紙，書其狀，歲終稽其功緒，為三等第補之：上等月給錢十五千，毋過
二十人；中等十千，毋過三十人；下等五千，毋過五十人。失多者罰黜
之。受兵校錢物者，論如監臨強乞取法。」

關於醫學考試制度，則有著嚴格的模式。醫學生入學，按《宋史・
職官志》記載，「學生常以春試，取合格者三百人為額」，即每年春天舉
行一次國家醫學考試，招收學生三百人。然後分為外舍、內舍、上舍三
等進行分級學習。經過理論學習和臨床實踐學習，完成所有學業之後，
進行畢業考試。考試分為三場，據《宋史・選舉志》記載，「第一場問三
經大義五道，次場方脈試脈證、運氣大義各二道，針、瘍試小經大義三
道，運氣大義二道；三場假令治病法三道」，包括中醫基礎理論、各科核
心理義以及模擬辨證論治。具體試題可見《太醫局程文》中的記載，包

括六類題型：一是墨義，「試以記問之博」；二是脈義，「試以察脈之精」；三是大義，「試以天地之奧與臟腑之源」；四是論方，「試以古人制方佐輔之法」；五是假令，「試以症候方治之宜」；六是運氣，「試以一歲陰陽客主與人身感受之理」。由此可見，宋代對於醫學生的考核是非常全面而扎實的。關於考試結果，《宋史・選舉志》載，「中格高等，為尚藥局醫師以下職，餘各以等補官，為本學博士、正、錄及外州醫學教授」，也就是說，成績高者可以擔任尚藥局醫師以下官職，其餘則分配到太醫局或各地州醫學擔任博士、教授等職。

到了南宋，醫學考試有所不同，具體見《宋史・選舉志》中的記載，「紹興中，復置醫學，以醫師主之。翰林局醫生並奏試人，並試經義一十二道，取六通為合格。乾道三年，罷局而存御醫諸科，後更不置局而存留醫學科，令每舉附省闈別試所解發，太常寺掌行其事。淳熙十五年，命內外白身醫士，經禮部先附銓闈，試脈義一場三道，取其二通者赴次年省試，經義三場一十二道，以五通為合格，五取其一補醫生，俟再赴省試升補，八通翰林醫學，六通祗候，其特補、薦補並停。紹熙二年，復置太醫局，銓試依舊格。其省試三場，以第一場定去留，墨義、大義等題仿此」。總而言之，兩宋醫學教育無論是在教育教學上還是在考試制度上都有了極大的進步，推動了中醫學的發展。

談及宋代的醫學教育實踐，就不得不提到宋代針灸銅人（圖3-5）。針灸銅人始鑄於北宋天聖（西元1023-1032年）年間，後世稱之為「宋天聖銅人」，由北宋著名針灸學家王唯一設計鑄造。北宋初年，針灸書籍因在戰亂中流傳而出現諸多舛誤，導致針灸取穴失去標準。宋仁宗趙禎（西元1022-1063年在位）有感於此，遂於天聖元年（西元1023年）詔令翰林醫官院編撰《腧穴針灸圖經》。時任翰林醫官院醫官、尚藥奉御的王唯一系

統總結了歷代醫家的針灸學成果，歷經三年撰成《腧穴針灸圖經》三卷。宋仁宗認為「傳心豈如會目，著辭不若案形」，又令鑄造銅人為式，「使觀者爛然而有第，疑者渙然而冰釋」。針灸銅人於天聖五年（西元 1027 年）鑄成，共有兩具，完全按照成年男子實際比例鑄就，高 175.5 公分，製造工藝精湛。宋代周密《齊東野語》載：「以精銅為之，腑臟無一不具。其外腧穴，則錯金書穴名於旁，凡背面二器相合，則渾然全身，蓋舊都用此以試醫者。其法外塗黃蠟，中實以水，俾醫工以分折寸，案穴試針。中穴則針入而水出，稍差則針不可入矣。亦奇巧之器也。」根據周密的描述，針灸銅人的軀殼可分為前後兩部分，利用特製的插頭進行拆卸組合，體腔內建有臟腑模型，身體表面利用錯金工藝刻寫穴位名稱。除應用於教學外，還可用於考試。將銅人外表塗抹黃蠟，將水或水銀灌注銅人體內，然後進行針刺考試。若刺中穴位，則液體溢位，稱為「針入而汞出」；若稍有偏差，則針不能刺入。現因為宋天聖針灸銅人早已遺失，「針入而汞出」還尚未得到證實，有待學術界進一步驗證。宋天聖針灸銅人不僅開創了中國醫學以實體模型為教具的先河，大大推動了針灸學的繁榮與發展，還展現了宋代的科技水準和超凡智慧，難怪周密稱之為「奇巧之器」。

　　宋天聖針灸銅人的鑄造，可以說是彌補了文字闡述和平面影像繪製的不足，以立體形象的視覺為人們學習經絡腧穴帶來了極大的便利。所以，此後針灸銅人便成為針灸教學的重要工具，為後世所沿用，歷史上出現「明正統銅人」、「明嘉靖銅人」、「清乾隆銅人」等。直到現在，由於針灸銅人具有立體、直觀、形象的良好教學效果，現代中醫根據針灸銅人的設計，製造出便攜的針灸人體模型，廣泛地運用於針灸教習活動中，極大地推動了中醫學的發展。針灸銅人已然成為中醫藥的象徵和標誌，也是各類中醫藥博物館的必藏展品。

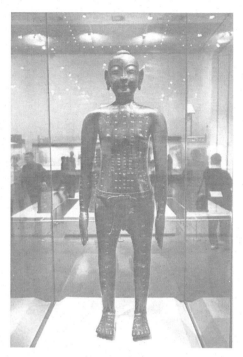

圖 3-5 國家博物館藏針灸銅人

　　另外，針灸銅人對日本、韓國等地的針灸學均有深遠影響，如東京國立博物館藏江戶時代針灸銅人（幕府醫學館針灸醫官山崎次善於西元1809-1819 年帶領研製）、韓國昌德宮針灸銅人。然而，針灸銅人並非針灸學史上的第一具針灸人體模型，早在漢代就有了經脈人體模型，如1982 年河南南陽醫聖祠出土的東漢針灸女陶人、1995 年在四川綿陽市永興雙包山西漢墓出土的人體經脈漆雕、2012 年在四川成都老官山西漢墓出土的經穴髹漆人像。

　　此外，宋代政府成立校正醫書局，校正整理醫書並進行官方公開發行，也大大促進了醫學的教育和普及。北宋官方編修醫書十一種，即《素問》、《難經》、《針灸甲乙經》、《脈經》、《傷寒論》、《金匱要略》、

《金匱玉函經》、《諸病源候論》、《千金要方》、《千金翼方》、《外臺祕要》，此外還撰修了《嘉祐補註神農本草》和《本草圖經》。這些醫書經過校正，由國子監進行刊刻，均屬上乘之作，為後世儲存了中國醫學的精華。校正醫書局結束了宋代以前醫學書籍傳抄的混亂局面，為後世醫學教育提供了教本，從某種意義上說穩固了中醫學的傳承與發展。

　　元代是由蒙古族統治者建立的王朝，統治者注重吸收漢族的文化傳統，反映在醫學教育上，就是在繼承宋代醫學教育制度的基礎上，結合自身的政統，開創新的官方醫學教育模式。元代著名政治家耶律楚材（圖3-6），曾輔佐成吉思汗、窩闊臺汗兩代，並在窩闊臺汗時任中書令。他在詩《贈高善長一百韻》中曰：「一旦汴梁破，何足倚金湯。下詔求名醫，先生隱藥囊。馳軺來北闕，失措空倉惶。我於群雞中，忽見孤鳳凰。」該詩是耶律楚材寫給學醫友人高善長的贈別詩，形象生動地反映了在元朝初期統治者「求醫若渴」的心情。

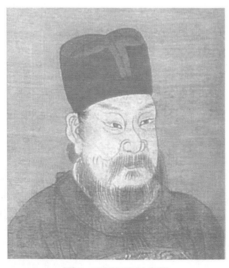

圖3-6 耶律楚材畫像

元代時，在各地設定醫學校，稱為「醫學」。據《新元史·選舉志》記載，「醫學」始設於中統三年（西元 1262 年）。太醫院使王猷、副使王安仁諫言，「醫學久廢，後進無所師友；竊恐朝廷取人，學非其傳，為害甚大」，於是蒙哥大汗乃授王安仁金牌，使其前往各處設立「醫學」。「醫學」在體制上仿照儒學的逐級設定，《元典章·卷九·吏部三》載，「諸路教授、學錄、學正各一員，上州、中州各設教授一員，下州設學正一員，諸縣設教諭一員」。後來為了加強各地「醫學」的管理，朝廷於至元九年（西元 1272 年）在太醫院下設立醫學提舉司。關於醫學提舉司的職責，據《元史·百官志》記載，「醫學提舉司，秩從五品……掌考校諸路醫生課義，試驗太醫教官，校勘名醫撰述文字，辨驗藥材，訓誨太醫子弟，領各處醫學」。至此，元朝從中央到地方都建立了醫學教育體制，並由醫學提舉司專職管理。

元代的醫學教育體制基本上沿襲宋代，但是在分科上，又進行了擴大，將原來的九科擴為十三科：大方脈、雜醫科、小方脈、風科、產科、眼科、口齒科、咽喉科、正骨科、金瘡腫科、針灸科、祝由科、禁科。關於醫學的教學與考核，《新元史·選舉志》有詳細的記載。中統三年，「乃授安仁金牌，俾往各處設立醫學。教授人員依例除免差發。醫學生員亦免本身檢醫差占等雜役，俟學有所成，每月試以疑難，以所對優劣，量加懲勸。至元二十三年，命各過按察司檢察醫學，依每年降下十三科題目，令醫生每月習課醫義一道，年終本院考較優劣。大德九年，平陽路澤州知州王稱言：「竊聞為世切務唯醫與刑，醫者司命於人，刑者弼教於世。人以風寒暑邁其疾，以放僻侈陷其心，須用醫以治，施刑以斷。醫欲明，須玩前賢之經訓，刑不濫，在究本胡之典章。今各路雖有醫師，學亦繫有名無實，宜督責各處有司，廣設學校，為醫師者令一通

曉經書，良醫主之，集後進醫生，講習《素問》、《難經》、仲景、叔和脈訣之類。然亦須通《四書》，不習《四書》者禁治不得行醫。務要成材，以備試驗擢用，實為官民便益。」

於是太醫院定考試之法：一，合設科目。一，各科合試經書。中書省依所議行之。是年，又定醫學官罰俸例，各處學校應設大小學。今後有不令坐齋肄業，有名無實者，初次，教授罰俸一月，正、錄罰中統鈔七兩；再次，教授罰俸兩月，正、錄倍罰；三次，教授、正、錄取招別議。其提調官視學官例減等，初次罰俸半月，再次一月，三次兩月。若大小生員在學，而訓誨無法，苟應故事者，初次，教授罰俸半月，正、錄各罰中統鈔五兩；再次，教授罰俸一月，正、錄罰中統鈔七兩；三次，教授、正、錄取招別議。提調官，初次罰俸十月，再次三月，三次一月。

延祐三年，定試驗醫人條件依舊例，三年一遍設立科舉試。太醫，選舉三十以上，醫明行修、孝友忠信、為眾所稱者，保結貢試。鄉試，不限員數，各科目通取一百人，會試取中三十人。所課醫義，量減二道。第一場，本經義一道，治法一道。第二場，本經義一道，藥性一道，不限字數。試中三十人內，一甲充太醫，二甲副於舉，三甲教授」。其中在大德九年（西元 1305 年），因王佑的上書，將醫學十三科併為十科。《元典章》記載，「當時都省令太醫院講究到程試太醫合科目一十三科，合為十科，各有所治經書篇卷、方論條目」。至元二十二年（1285 年），政府下令：「今欲後之學醫，亦須精通四書，不精通者，禁治不得行醫。夫四書實為學之本，進德之門。凡文、武、醫、卜俱當習而知之，何止醫者而已。且為醫之，必須通曉天地運氣、本草藥性。運氣，則必當洞曉易道之玄微；藥性則博通毛詩、爾雅之名物。又醫者論病以

及因原診以知證。凡尚書、春秋、三祀等書，固當通曉，若然，則豈獨四書、諸子、史，俱當講明。」醫學生除了學習醫學典籍之外，還須通達《毛詩》、《爾雅》、《尚書》、《春秋》，以及《三禮》（《周禮》、《儀禮》、《禮記》）等。

此外，關於醫學教學的監督和懲戒，據《元史・刑法》記載，「諸各路醫學大小生員，不令坐齋肄業，有名無實，及在學而訓誨無法，課講鹵莽，苟應故事者，教授、正、錄、提調官罰俸有差。諸醫人於十三科內，不能精通一科者，不得行醫。太醫院不精加考試，輒以私妄舉充隨朝太醫及內外郡縣醫官，內外郡縣醫學不依法考試，輒縱人行醫者，並從監察御史廉訪司察之」，要求太醫院必須嚴格考試制度，否則一律交監察御史廉訪司處置。

# 第四節
## 明清醫學教育

明代及清代早中期的官方醫學教育制度主要沿襲元代，整體而言，在教育規模上有所收縮，在體制建設上少有創舉。至清代晚期，由於國力衰微和西學的衝擊，醫學教育逐漸廢弛。人醫院是明代官方最高醫學機構，除為宮廷服務外，還主管醫學教育。據《明史・職官志》記載：「太醫院掌醫療之法。凡醫術十三科，醫官、醫生、醫士專科肄業：曰大方脈，曰小方脈，曰婦人，曰瘡瘍，曰針灸，曰眼，曰口齒，曰接骨，曰傷

寒，曰咽喉，曰金鏃，曰按摩，曰祝由。凡醫家子弟，擇師而教之。三年、五年一試、再試、三試，乃黜陟之。」明代太醫院燻眼器見圖 3-7。

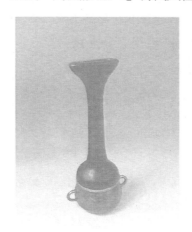

圖 3-7 明代太醫院燻眼器

明孝宗（西元 1487-1505 年在位）朝文淵閣大學士丘濬在其著作《大學衍義補·卷五》中寫道：「我太祖內設太醫院，外設府州縣醫學。醫而學為名，蓋欲聚其人以教學，既成功而試之，然後授以一方衛生之任。由是進之以為國醫，其嘉惠天下生民也至矣。」這說明朝廷設有太醫院，府、州、縣設有醫學，負責醫學教育。

明代太醫院的分科教學，依照醫術十三科進行專科學習，其中「傷寒」獨立成科，說明當時傷寒較為流行，醫學對其較為重視並具備一定的治療經驗。太醫院的醫學生主要是從各地醫戶中考選，洪武二十六年（西元 1393 年）還曾下詔令禮部必須登記醫藥人員，從而可以憑登記冊取用。明朝沿用元代的戶籍制度，將戶口分為醫、民、軍、儒、僧、道等，要求各戶必須子承父業，所以一旦成為醫戶，其子孫就必須世代為醫，稱為「世醫制度」。由於醫戶的社會地位較為低下，因此常出現醫戶逃戶現

象，為此太醫院還會進行清查造冊，如《大明會典》記載，太醫院每三年都要清查造冊，如果有冒增或者隱漏等情形，承行官和造冊人等都會被治罪。正因如此，太醫院才有源源不斷的學生。那些被選入太醫院學習的學生，被稱為「醫丁」。除了世醫子弟經考核進入太醫院學習外，地方也可以透過保舉的方式推薦當地名醫，但也必須經過太醫院的考試。明代的醫學課程設定與元朝相似，規定學習的教科書有《素問》、《難經》、《神農本草經》、《脈訣》以及與各科相關的重要方書，醫學生必須熟讀記憶，通曉經義，考試時則主要在上述經典醫書中出題，令醫學生進行默寫。

明代醫學生考核制度亦十分嚴格，據《大明會典·戶部六》記載，「凡醫家子弟舊例選入本院教習醫術，弘治五年（西元 1492 年）奏復行之，推堪任教師者二三人教習。每季考試，三年或五年，堂上官一員同醫官二員考試。通曉本科者，收充醫士，食糧當差。未通曉者，聽令習學一年再試。三試不中者，黜之。若五年考試成材者多，其教師奏請量加升授」，這說明大考只有三次機會，如果第三次考還是不合格，則會被黜免為民。另外，關於太醫院各級醫官升補的條件和年限，《大明會典》也有明確記載：「隆慶五年奏準，果有術業精通、勤勞顯著者，內殿三年，外差六年，開送禮部核實考試。醫士準補吏目，吏目準升御醫。如醫業平常及無勞績可據，不準升補……萬曆五年題準，內殿六年，外差九年，方準升補……萬曆九年題準，御醫升堂上官者，限以九年，有缺升職，無缺升俸。唯院使有缺，姑將院判資深者續補。若院判有缺，而御醫無資俸相應者，寧虛缺不補。」從以上記載可以看出，醫官的每一次升補都必須經過禮部的考試，還要參考平時從醫的業績，是較為嚴謹的升補制度。

明代對於地方醫學教育也很重視，歷朝政府都頒行了不少行之有效的措施，從而更好地解決地方醫學人才的需要。洪武十七年（西元 1384

年），規定各府、州、縣均設定「醫學」，負責兼管地方的醫學教育和醫藥行政。在府設定「正科」一人，在州設定「典科」一人，在縣設定「訓科」一人，這些都屬於低階官吏，雖設定官位但不給予俸祿。建文四年（西元 1402 年），明成祖朱棣即位之後，依然遵行舊制，在全國各郡縣繼續推行地方醫學教育，設定郡縣「醫學」。在新設定的縣、州，除設立儒學和陰陽學之外，還一定要設立「醫學」。綜上可見，明代對建設地方醫學教育體制非常重視。

此外，明代民間醫學學術團體 —— 一體堂宅仁醫會的創立在某種程度上推動了民間醫學知識的傳承。雖然它不屬於具體的醫學教育模式，但是它為醫學人才的交流和學習提供了有利的平臺，使得醫學人才有機會一起探討醫學理論，互相交流醫學經驗與心得，促進了醫學知識的傳承、發展與創新。所以，從這個角度上來說，一體堂宅仁醫會也具有醫學教育功能，是民間醫學知識傳播的一個重要途徑。

西元 1840 年，鴉片戰爭以前，清代的官方醫學教育主要繼承了宋代和明代以來的制度，但是，在醫學分科、機構設定方面有所創新，醫學考試制度依然嚴格，地方醫學教育繼續推進。鴉片戰爭以後，隨著清代國勢愈加衰微，醫學教育逐漸廢弛。由於西學的引入，京師大學堂於光緒二十八年（1902 年）向政府申辦「醫學館」，並於次年在地安門大街正式成立。光緒三十二年（1906 年），「醫學館」脫離京師大學堂，並更名為「京師專門醫學堂」，是北京大學醫學部的前身之一。京師專門醫學堂分別設定了中醫、西醫兩門課程，為中國西方醫學進入教育系統之始。可以說，京師專門醫學堂的創立，奠定了中國中西醫兩種醫學體系教育的基礎。

清代的醫學教育在醫學分科方面，在清朝初年，分為大方脈、傷寒、婦人、小方脈、痘疹、瘡瘍、眼科、口齒、咽喉、針灸、正骨十一

科。與明朝醫學分科相比較，廢除了按摩、金鏃、祝由三科，增加了痘疹科。為何增設痘疹專科？根據史書記載，清代天花、麻疹較為流行，宮廷中還專門成立避痘所，如康熙皇帝（西元 1661-1722 年在位）曾得過天花，後來在道光、同治朝尤為嚴重，亦有學者研究認為同治皇帝（西元 1861-1874 年在位）死於天花，所以，增設痘疹科也就不足為奇了。到了嘉慶二年（西元 1797 年），太醫院將痘疹科併入小方脈，將口齒和咽喉合併為一科，計為九科。嘉慶六年（西元 1801 年），又將正骨科劃歸上駟院。至道光二年（西元 1822 年），頒布諭旨，「針灸火灸，究非奉君之所宜，太醫院針灸一科，著永遠停止」，認為針灸時需要袒胸露腹，有傷大雅，下令太醫院永遠停止針灸一科。同治五年（西元 1866 年），將原來的「傷寒、婦人」併入大方脈，太醫院的醫學分科僅剩五科。分科設定的減少，能反映出清朝的逐漸沒落，以及醫學教育漸趨衰敗。

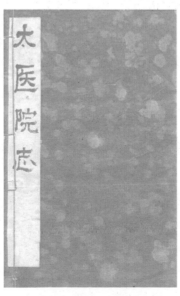

圖 3-8 清代《太醫院志》

　　清代太醫院的教學機構分為內教習和外教習。內教習是指從御醫、吏目中選取學識廣博者二人，在東藥房教御藥房太監學醫；外教習是指從御醫、吏目中選取品學兼優者擔任教師，常駐太醫院所設的教習所，向太醫院中的肄業生進行授課，並批閱未授職銜醫士的月課。醫學生的來源主要是醫官子弟，據《太醫院志》（圖3-8）記載，「凡初進醫生，令其隨時取具六品以上同鄉官印結，旗籍取具該管佐領圖結，均仍取本院官保結，由首領官查明。粗知醫書通曉京語加結，呈堂，面為考試，準其入院，聽候肄業，是謂醫生」。首先需要六品以上同鄉和太醫院院官共同蓋章保舉，然後，由首領官考察醫學生是否具備習醫的基本條件，包括醫學基礎理論、京語語言能力等，最後，再經過太醫院堂官組織的面試。由此可以看出這種保舉和考試相結合的選拔方式與宋元時期定期考試不同，可以隨時進行。但也常因為是隨時進行，在太醫院醫生沒有缺額的情況下，即使面試透過，還得「聽候肄業」。只有傳其到太醫院肄業時，才可以稱為「肄業生」，進入太醫院學習。學習的課程主要有《素問》、《難經》、《傷寒論》、《金匱要略》、《神農本草經》等經典醫學著作以及各科相關醫籍。乾隆四年（西元1739年），詔令太醫院右院判吳謙主持編纂一套大型漢醫叢書。於是吳謙遴選精通醫學和文理的七十多位官員共同編纂叢書，經過三年的時間終於完成，乾隆皇帝賜書名為《醫宗金鑑》，全名《御纂醫宗金鑑》。該書於乾隆十四年（西元1749年）被定為太醫院醫學教育的教科書，「使為師者必由是而教，為弟子者必由是而學」（《醫宗金鑑》）。

　　清代太醫院的醫學考試制度依然嚴格。《太醫院志》對考試進行了詳細記載。

　　定製：太醫院肄業生由本院堂官每年分四季考試。於《內經》、《難

經》、《脈經》、《本草經》及各科要緊方書內出題作論，分別等第，申明禮部註冊。每屆三年，由禮部堂官來院考試。取中者曰醫士；不取者仍照常肄業，以待再考。順治九年（西元 1652 年），禮部奏準，醫士四十名，月給銀米，在院供事；糧生二十名，供繕寫。由是凡肄業一年以上且季考三次一等者，遇有糧生缺出，籤掣申明禮部充補。遇有醫士缺出，即以糧生籤掣申明禮部充補，不復考取。舊制醫士未授吏目職以前，每月在教習廳交課二藝。改籤補之後，醫士、糧生均依此例，仍隨四季考試。同治五年（西元 1866 年），改設醫學館後，改四季考為二季，仲春、仲秋為之。凡交月課之醫士、恩糧生、肄業生，統由堂官面考二藝。出題多本《醫宗金鑑》、《傷寒論》、《金匱要略》，間用《內經》、《難經》。每屆寅申年，本院院使、院判會同禮部堂官，除御醫毋庸考試外，所有吏目以下各員生均一律會考。備卷、受卷均由收掌官批閱，由教習評定等第，由本院堂官封送禮部覆勘，到院拆封，諮行吏、禮部註冊。遇有應升缺出，諮行吏部查核，由院奏諮補用。凡考取一二等者，如無處分事故，按名挨次擬補；三等者，照舊供職，暫停升轉；四等者，罰停會考一次；不列等者，革職留院效力，下屆仍準入考。此同治五年，禮部會同太醫院奏定章程也。

考章附後：一、考試出題，務須明白顯亮，不得割裂經文，批語亦宜從簡質。二、試卷務照定式置辦，不得長短不齊。卷面上印「太醫院」字樣，中填某班，即醫士、醫生各名目下黏浮籤。接縫用教習廳印，卷面用堂印。考前由收掌官分「正大光明」四字填簿，照號填卷，摺疊彌封，再用教習廳印。浮籤楷書姓名，旁填坐號，仍鈐教習廳印，半在卷半在籤，用印畢，將號簿固封。首領廳於需用卷外，不得多備一卷。三、考試日，各員生黎明齊集，聽候點名，照號入座。臨點不到者

扣除。四、入座後，由稽察官逐號詳查，其有籤坐不符者，立即扶出。五、題紙亦按「正大光明」分號黏懸明白，大書使諸生一覽無遺。概不準離坐抄題。六、出題後，限時由稽察官挨號蓋戳。其尚未得句者，印蓋卷面不錄。七、統限日落交卷，不準繼燭。八、交卷自行揭去浮籤。九、題目字句不得錯落，謄真不得行草，塗抹不得至百字，不得越幅、曳白、油墨汙。十、教習閱卷只用句圈句點，不許濃圈密點。收掌均分，呈堂批定。又康熙二十一年（西元 1682 年），禮部奏準，近年太醫院諮送本衙門肄業生員考試，或監生，或並非監生，冒人監生姓名入場考試者，皆由不在本省起文，無憑稽察。嗣後，太醫院及各館有應考舉之生監，俱令各該院、該館具題移送，到日準其考試。按此條亦系考試事故，附載於此。又本院於光緒三十一年（1905 年），奏辦招考。俊秀以恩糧用，諸生以醫士用，舉人以九品吏目用。不過偶一為之，不為常例。又本院光緒三十四年（1908 年），奏設之新醫學館。一切考試均與學部奏定中。學堂考試章程同，茲不復贅。

　　清代地方亦設定有「醫學」，在府為「正科」，在州為「典科」，在縣為「訓科」，均由醫士充任。對於地方醫學的醫生，也設定了相應的考試制度。據《欽定大清會典事例》記載，雍正元年（西元 1723 年），曾下令各省巡撫查明所屬地區醫生，並加以考試。考試合格者，則授予醫學官教授。各省如果發現有精通醫理者，如具有《內經》、《傷寒論》、《本草綱目》三書的學識，則發放路費到太醫院參加考試，成績高者授以官職。如果因為年老不能去北京的，則留作本省教授。

　　總而言之，清代的醫學教育雖然主要借鑑宋明以來的教育制度，但是，隨著國運的衰微而逐漸衰落，正如醫學分科的發展，由最初的十一科縮減為五科，甚至下令太醫院永遠停止針灸科。雖然官方醫學教育逐

漸衰敗，但是，民間家傳與師徒相授的醫學傳承仍為社會培養了大批優
秀醫學人才。例如，福建名醫陳念祖辭官歸隱鄉里之後，開始潛心醫學
研究與醫學教育，撰寫了十幾種深入淺出、通俗易懂的醫學著作，如
《醫學三字經》、《醫學實在易》、《神農本草經讀》，成為中醫學入門的必
讀之作。所以從古至今，雖然歷代朝廷一直不遺餘力地興辦醫學教育，
但是民間師徒傳授、世醫傳習、私淑等依然是中醫學傳承的重要途徑，
不曾斷裂。

# 第四章

## 大醫精誠：杏林名醫輩出

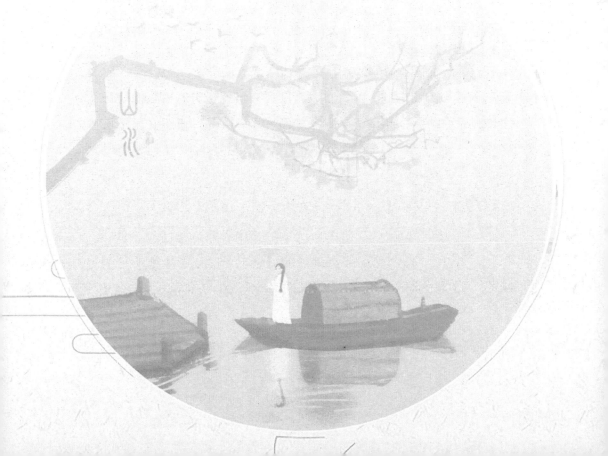

　　「藥王」孫思邈在他的著作《千金要方》中提出「大醫精誠」，也就是說作為醫者，要成為「大醫」，不僅要醫術精湛，還必須醫德高尚，而大醫一般也會被載入史冊。在歷代史書中，都設有「列傳」。例如，司馬貞《史記索隱》曰，「列傳者，謂列敘人臣事蹟，令可傳於後世」；張守節《史記正義》云，「其人行跡可序列，故云列傳」。所以，列傳一般是用以記述帝王以外的人物事蹟，而且可傳於後世。我們根據兩個原則對二十六史中有關醫家的列傳進行統計：一是明確為醫家者，即記述了較多生平與醫相關的事情，且單獨列傳者，諸如扁鵲、華佗、皇甫謐、孫思邈、錢乙、李杲；二是傳記中有關其醫學事蹟的記述較少且十分簡短，卻明確指出其精通醫學者，或世代業醫，或精於醫術，或撰寫醫書等。二十六史中，正式立傳的醫家共計一百五十人，一百七十八人次，其中重複者，有二十八人，如《後漢書》與《三國志》記述的陶弘景、《北史》與《隋書》記述的許智藏、《舊唐書》與《新唐書》記述的孫思邈、《舊元史》與《新元史》記述的李杲。史著中重見三次的有姚僧垣一人，即《周書》、《南史》、《北史》同時為其立傳。另外，還有許多醫家雖未單獨列傳，但他們的生平事蹟在其他人物傳記、有關部類中兼有論及。當然還有一些通曉醫理的文人與士大夫或任職於太醫院的醫官，他們都對中國醫學的傳承與發展作出了巨大的貢獻，在歷史上留下了痕跡。關於這些醫學人物的記載，有許多是其他醫學資料無法提供的。所以，本章對二十六史中立傳的醫家進行了統計，並對醫學作出巨大貢獻的、最著名的二十一位醫家專門介紹。二十六史醫家傳記統計表見表4-1。

表 4-1 二十六史醫家傳記統計表

| 史著 | 醫家 | 人數（重複不計） |
|---|---|---|
| 《史記》 | 扁鵲、淳于意 | 2 |
| 《後漢書》 | 郭玉、華陀 | 2 |
| 《三國志》 | 華陀、虞翻（兼知醫術） | 1 |
| 《晉書》 | 皇甫謐、葛洪、裴頠（兼明醫術）、范汪、殷浩、殷仲勘 | 6 |
| 《宋書》 | 羊欣（兼蓄醫方）、王微（兼解衣方） | 2 |
| 《南齊書》 | 褚澄（善醫術） | 1 |
| 《梁書》 | 陶弘景 | 1 |
| 《魏書》 | 周澹（尤善醫術）、李修（修恃針藥）、徐謇（善醫藥）、徐之才（長於醫術）、王顯、崔彧、崔景哲（以醫術知名） | 7 |
| 《北齊書》 | 李元忠（專心醫藥、研習積年、善於方技）、徐之才、崔季舒（大好醫術……銳意研精，遂為名手，多所全濟）、祖珽（醫藥之術、尤是所長）、張子信（少以醫術知名）、馬嗣明 | 5 |

| 《周書》 | 姚僧垣、姚最（效驗甚多）、褚該（尤善醫術，見稱於時） | 3 |
|---|---|---|
| 《南史》 | 王微、褚澄、羊欣、姚僧垣、陶弘景 | 0 |
| 《北史》 | 周澹、徐謇、王顯、崔彧、馬嗣明、姚僧垣、褚該、許智藏、李修、崔季舒、李元忠、祖珽、張子信、來和（《帝王養生方》二卷）、陸法和（為採藥療之，不過三服皆差） | 3 |
| 《隋書》 | 許智藏 | 0 |
| 《舊唐書》 | 甄權、甄立言（撰《本草音義》七卷、《古今錄驗方》五十卷）、宋俠（以醫術著名）、許胤宗、孫思邈、張文仲、孟詵（撰《補養方》、《必效方》各三卷） | 7 |
| 《新唐書》 | 王燾、于志寧、孫思邈、孟詵、甄權、李逢吉（自料醫劑，遂通方書）、殷踐猷（博學，尤通氏族、曆數、醫方）、王勃（常謂人子不可不知醫，時長安曹元有祕術，勃從之游，盡得其要） | 5 |
| 《舊五代史》 | 段深、陳玄 | 2 |

| 《新元史》 | 李杲、朱震亨、劉岳（宋明醫）、劉哈刺八都魯、許國禎、竇默、李元（父浩精於醫術……詔元至京，賜宴萬安閣，俾掌御藥局）、韓政（習醫術以自給）、李謙、愛薛、李鵬飛（誓學醫以濟人……時朱氏家方疫，鵬飛起之） | 5 |
|---|---|---|
| 《明史》 | 滑壽、葛乾孫、呂復、倪維德、周漢卿（醫兼內外科，針尤神）、王履、戴思恭、盛寅、吳杰、許紳、王綸、王肯堂、凌雲、李玉（善針灸……兼善方劑）、李時珍、孫遴烇（尤善醫，常施藥治瘟疫，全活無算） | 16 |
| 《清史稿》 | 吳有性、戴天章、余霖、劉奎、喻昌、徐彬（喻昌之弟子）、張璐、高斗魁（素精醫）、周學海、張志聰、高世栻、張錫駒、陳念祖、黃元御、柯琴、尤怡、葉桂、薛雪、繆遵義、吳瑭、吳貞（著《傷寒指掌》）、章楠、王士雄、徐大椿、王維德、吳謙、綽爾濟、覺羅伊桑阿、張朝魁、陸懋修、王丙（著《傷寒指掌》）、呂震（酷嗜醫，診療輒有奇效），鄒澍、費伯雄、王清任、唐宗海、李景濂（明亡棄諸生，去為醫）、鄭明允（世業醫） | 38 |

| 《宋史》 | 劉翰、王懷隱、趙自化、馮文智、沙門洪蘊、許希、龍安時、錢乙、僧智緣、皇甫坦、王克明、高若訥、郎簡（有《集驗方》數十行於世）、掌禹錫（校正類篇神農本草載藥石之名狀為《圖經》）、崔世明（每日：「不為良相，則為良醫」，遂究心歧黃之書，貧者療之不受直）、王忠民（世業醫）、程德玄（善醫術）、甄栖真（以藥術濟人，不取其報）、莎醫道人、王繼先、杜生（擇日賣藥，一切不為）、朱勔（遇異人得金及方書歸，設肆賣藥，病人服之輒效）、洪芹（採藥著書） | 23 |
|---|---|---|
| 《遼史》 | 直魯古、耶律敵魯、迭里特（尤神於醫）、義宗（精醫藥砭焫之術）、韓匡嗣（善醫）、耶律庶成（譯方脈書行之） | 6 |
| 《金史》 | 劉完素、張從正、李慶嗣、紀天錫、張元素、麻九疇、程輝、祁宰 | 8 |
| 《元史》 | 李杲、許國楨、許扆、劉哈剌八都魯、愛薛、竇默（遇名醫李浩，授以銅人針法）、李謙（以醫著名） | 7 |

# 第一節
## 扁鵲、倉公

　　《史記‧扁鵲倉公列傳》是中國第一篇醫家傳記，記述了戰國名醫扁鵲和西漢名醫倉公淳于意的事蹟。此列傳中的《扁鵲傳》不僅敘述了扁鵲的學醫過程，還透過三個典型治病案例為後世塑造了一個「神醫」的形象。扁鵲提出了「六不治」原則，即以下六種情況不予治療：驕恣不論於理；重財輕身；衣食不能適；陰陽並，臟氣不定；形羸不能服藥；信巫不信醫。其中，「信巫不信醫」表明至扁鵲時代，中國「巫」、「醫」已經逐漸分離。

　　此列傳中的《倉公傳》主要是以「奏對」的形式記錄了二十五個病案，成為中國現存最早的且較為完整的「醫案」，也充分展現了淳于意（倉公）的學術水準。令人惋惜的是，兩位名醫最終都因高超的醫術而不幸遇難，但是他們的醫學貢獻為人們所銘記，並被司馬遷記錄了下來，流芳百世。

### ◆ 一、扁鵲

　　扁鵲（生卒年不詳，圖 4-1），姓秦，名越人，齊國盧邑（今山東濟南長清）人（一說為渤海郡鄭人，即今河北任丘鄭州鎮人）。他年輕時曾跟長桑君學醫，學成之後，長期在民間行醫，足跡遍及當時的齊、趙、

衛、鄭、秦等國。據《漢書・藝文志》記載，曾著有《扁鵲內經》十二
卷，後失傳。由於扁鵲醫術高超，技藝精湛，遭到秦國太醫令李醯的嫉
妒而被謀害。人們始終懷念扁鵲，至今在河南、河北、陝西、山東等地
還保留有不少與扁鵲有關的紀念遺蹟。扁鵲是中國歷史上第一位有正式
傳記的醫家，除《史記》之外，《戰國策》、《韓非子》、《列子》、《韓詩
外傳》等書中亦有對扁鵲的生平及其事蹟的相關記載。

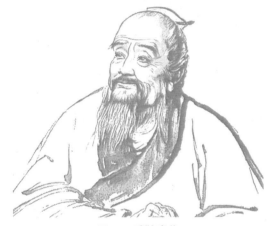

圖 4-1 扁鵲畫像

　　扁鵲精通望聞問切，尤以望診和切脈著稱。據《史記》記載，扁鵲
在幾次見到齊桓侯時，都曾根據他的氣色變化作出了病在腠理、在血
脈、在臟腑、在骨髓的診斷，並提醒了他。但是齊桓侯始終都沒有相信
扁鵲的判斷，從而延誤了最佳的治療時間，最終抱病而亡。《史記》還記
載了扁鵲從脈斷趙簡子一病的例子，趙簡子病重，「五日不知人」，導致
眾人驚慌失措，認為難以救治。但是扁鵲切脈之後說：「血脈治也，而何
怪！」即認為脈象正常，無須驚慌。後趙簡子果然痊癒。所以，司馬遷
對他給予了高度的評價，「至今天下言脈者，由扁鵲也」。

扁鵲醫術全面，兼通內、外、婦、兒各科，還能根據各地的風俗和疾病流行情況施以醫術。如《史記》記載：扁鵲來到邯鄲時，聽說當地很重視婦女，便當「帶下醫」，即婦科醫生；經過洛陽，得知當地很敬重老人，而患耳聾、眼花、肢體麻痺等病的老人較多，於是做了「耳目痺醫」；進入咸陽，見秦國人十分喜愛小兒，他又當了兒科醫生。扁鵲治病的方法亦多種多樣，除用湯藥外，還善於運用針灸、按摩、熨貼及手術治療。他曾用綜合治療法治癒虢國太子屍厥（類似休克）的事蹟廣為流傳。人們議論扁鵲有「起死回生」的本領，但扁鵲聽後卻謙虛地說：「越人非能生死人也，此自當生者，越人能使之起耳。」扁鵲還反對鬼神迷信，提出「信巫不信醫不治」，勸告人們不要受巫卜的欺騙，指出巫術在醫學活動中是不可信的。

2012-2013 年，在四川成都金牛區天回鎮西漢墓出土醫書五部，即《脈書·上經》、《脈書·下經》、《治六十病和齊湯法》、《刺數》、《逆順五色脈臟驗精神》，另有《醫馬書》、《經脈書（殘簡）》各一部。其中《脈書·上經》中有五處「敝昔口」的記載，最早命名為《敝昔診法》。「敝昔」為「扁鵲」之通假，因此認為該書記載為扁鵲之言，使得扁鵲的醫學思想重現於世。

附：《扁鵲傳》（節選自《史記》）

扁鵲者，勃海郡鄭人也，姓秦氏，名越人。少時為人舍長。舍客長桑君過，扁鵲獨奇之，常謹遇之。長桑君亦知扁鵲非常人也。出入十餘年，乃呼扁鵲私坐，間與語曰：「我有禁方，年老，欲傳與公，公毋洩。」扁鵲曰：「敬諾。」乃出其懷中藥予扁鵲：「飲是以上池之水，三十日當

知物矣。」乃悉取其禁方書盡與扁鵲。忽然不見，殆非人也。扁鵲以其言飲藥三十日，視見垣一方人。以此視病，盡見五藏症結，特以診脈為名耳。為醫或在齊，或在趙。在趙者名扁鵲。

當晉昭公時，諸大夫強而公族弱，趙簡子為大夫，專國事。簡子疾，五日不知人，大夫皆懼，於是召扁鵲。扁鵲入視病，出，董安於問扁鵲，扁鵲曰：「血脈治也，而何怪！昔秦穆公嘗如此，七日而寤。寤之日，告公孫支與子輿曰：『我之帝所甚樂。吾所以久者，適有所學也。帝告我：晉國且大亂，五世不安。其後將霸，未老而死。霸者之子且令而國男女無別。』公孫支書而藏之，秦策於是出。夫獻公之亂，文公之霸，而襄公敗秦師於殽而歸縱淫，此子之所聞。今主君之病與之同，不出三日必間，間必有言也。」

居二日半，簡子寤，語諸大夫曰：「我之帝所甚樂，與百神遊於鈞天，廣樂九奏萬舞，不類三代之樂，其聲動心。有一熊欲援我，帝命我射之，中熊，熊死。有羆來，我又射之，中羆，羆死。帝甚喜，賜我二笥，皆有副。吾見兒在帝側，帝屬我一翟犬，曰：『及而子之壯也以賜之。』帝告我：『晉國且世衰，七世而亡。嬴姓將大敗周人於范魁之西，而亦不能有也。』」董安於受言，書而藏之。以扁鵲言告簡子，簡子賜扁鵲田四萬畝。

其後扁鵲過虢。虢太子死，扁鵲至虢宮門下，問中庶子喜方者曰：「太子何病，國中治穰過於眾事？」中庶子曰：「太子病血氣不時，交錯而不得洩，暴發於外，則為中害。精神不能止邪氣，邪氣畜積而不得洩，是以陽緩而陰急，故暴蹶而死。」扁鵲曰：「其死何如時？」曰：「雞鳴至今。」曰：「收乎？」曰：「未也，其死未能半日也。」、「言臣齊勃海秦越人也，家在於鄭，未嘗得望精光侍謁於前也。聞太子不幸而死，臣能生之。」中庶子曰：「先生得無誕之乎？何以言太子可生也！臣聞上

古之時，醫有俞跗，治病不以湯液醴灑，鑱石撟引，案扤毒熨，一撥見病之應，因五藏之輸，乃割皮解肌，訣脈結筋，搦髓腦，揲荒爪幕，湔浣腸胃，漱滌五藏，練精易形。先生之方能若是，則太子可生也；不能若是而欲生之，曾不可以告咳嬰之兒。」終日，扁鵲仰天嘆曰：「夫子之為方也，若以管窺天，以郄視文。趙人之為方也，不待切脈望色聽聲寫形，言病之所在。聞病之陽，論得其陰；聞病之陰，論得其陽。病應見於大表，不出千里，決者至眾，不可曲止也。子以吾言為不誠，試入診太子，當聞其耳鳴而鼻張，循其兩股以至於陰，當尚溫也。」

中庶子聞扁鵲言，目眩然而不瞚，舌撟然而不下，乃以扁鵲言入報虢君。虢君聞之大驚，出見扁鵲於中闕，曰：「竊聞高義之日久矣，然未嘗得拜謁於前也。先生過小國，幸而舉之，偏國寡臣幸甚。有先生則活，無先生則棄捐填溝壑，長終而不得反。」言未卒，因噓唏服臆，魂精洩橫，流涕長潸，忽忽承（音接），悲不能自止，容貌變更。扁鵲曰：「若太子病，所謂『屍蹶』者也。夫以陽入陰中，動胃繵緣，中經維絡，別下於三焦、膀胱，是以陽脈下遂，陰脈上爭，會氣閉而不通，陰上而陽內行，下內鼓而不起，上外絕而不為使，上有絕陽之絡，下有破陰之紐，破陰絕陽，色廢脈亂，故形靜如死狀。太子未死也。夫以陽入陰支蘭藏者生，以陰入陽支蘭藏者死。凡此數事，皆五藏蹷中之時暴作也。良工取之，拙者疑殆。」

扁鵲乃使弟子子陽屬針砥石，以取外三陽五會。有間，太子蘇。乃使子豹為五分之熨，以八減之齊和煮之，以更熨兩脅下。太子起坐。更適陰陽，但服湯二旬而復故。故天下盡以扁鵲為能生死人。扁鵲曰：「越人非能生死人也，此自當生者，越人能使之起耳。」

扁鵲過齊，齊桓侯客之。入朝見，曰：「君有疾在腠理，不治將深。」

桓侯曰：「寡人無疾。」扁鵲出，桓侯謂左右曰：「醫之好利也，欲以不疾者為功。」後五日，扁鵲復見，曰：「君有疾在血脈，不治恐深。」桓侯曰：「寡人無疾。」扁鵲出，桓侯不悅。後五日，扁鵲復見，曰：「君有疾在腸胃間，不治將深。」桓侯不應。扁鵲出，桓侯不悅。後五日，扁鵲復見，望見桓侯而退走。桓侯使人問其故。扁鵲曰：「疾之居腠理也，湯熨之所及也；在血脈，針石之所及也；其在腸胃，酒醪之所及也；其在骨髓，雖司命無奈之何。今在骨髓，臣是以無請也。」後五日，桓侯體病，使人召扁鵲，扁鵲已逃去。桓侯遂死。

使聖人預知微，能使良醫得蚤從事，則疾可已，身可活也。人之所病，病疾多；而醫之所病，病道少。故病有六不治：驕恣不論於理，一不治也；輕身重財，二不治也；衣食不能適，三不治也；陰陽並，藏氣不定，四不治也；形羸不能服藥，五不治也；信巫不信醫，六不治也。有此一者，則重難治也。

扁鵲名聞天下。過邯鄲，聞貴婦人，即為帶下醫；過雒陽，聞周人愛老人，即為耳目痹醫；來入咸陽，聞秦人愛小兒，即為小兒醫：隨俗為變。秦太醫令李醯自知伎不如扁鵲也，使人刺殺之。至今天下言脈者，由扁鵲也。

## ◆ 二、倉公

淳于意（約西元前 215- 西元前 150 年），姓淳于，名意，臨淄（今山東淄博市）人。因做過齊國的太倉長（主管國家倉庫的官），故又被稱為「太倉公」，簡稱「倉公」。他年輕時曾拜公孫光為師學醫，後又投師公乘陽慶，習醫三年，盡得其傳，醫術頗精。據《史記》記載，淳于意曾於漢文帝四年（據《史記・孝文字紀》，《漢書》應為漢文帝十三年，

即西元前 167 年）被捕入獄，多賴女兒緹縈上書皇帝才得以釋放，後來漢文帝召見他，詳細詢問其學醫經過以及診治疾病等具體情況，他一一回答，其中敘述了二十五位患者的姓名、性別、職業、里居、病理、診斷、治療及預後等情況，當時稱為「診籍」。司馬遷把這些內容記錄在《史記‧扁鵲倉公列傳》中，這是中國現存最古老的比較完整的醫案，是醫學史上珍貴的歷史資料。淳于意為人謙誠，從不掩飾自己的不足。當漢文帝問他「診病決死生，能全無失乎？」時，他回答「時時失之，臣意不能全也」。淳于意曾招有不少學生傳授醫術，見於史書記載的有宋邑、高期、王禹、杜信、唐安、馮信等。

　　從「診籍」中可以看出，淳于意精於望診和脈診。在二十五例病案中，有十多例是經過望色和切脈後作出正確診斷的。如治齊丞相舍人奴一例，淳于意見其面色「殺然黃，察之如死青之茲」，便診斷為「內關之病」，認為產生的原因是「傷脾氣也」，預後險惡，「法至夏洩血死」，後果如此。又如對宋建的「腎痺」病，亦是透過「見其色，太陽色乾」而確診的。「診籍」中還提到二十多種脈象，如弦、大、深、平、代、緊、小、弱、急、滑、數、實、堅、散、澀等，其中多數脈象沿用至今。淳于意在脈診方面，累積了豐富的經驗，如齊淳于司馬病，眾醫皆謂難治，淳于意切脈後認為「其病順」，乃以火齊米汁飲之而愈，而齊章武里居曹山跗病，淳于意診脈後指出「肺消癉也，加以寒熱」，是死症，曹山跗果然於五天后死去。在治療方面，善用湯藥、丸劑、散劑、含漱劑等劑型。「診籍」中記載了用莨蕩催乳、芫花驅蟲、酒發汗等方法。值得一提的是，淳于意對高熱病人還用了物理降溫的方法。在治菑川王「蹶證」一案中，針對其身熱癒、頭痛的主要症狀，採用「寒水拊其頭」，並配以針灸陽明脈而獲顯效。

## 附：《倉公傳》（節選自《史記》）

太倉公者，齊太倉長，臨菑人也，姓淳于氏，名意。少而喜醫方術。高後八年，更受師同郡元里公乘陽慶。慶年七十餘，無子，使意盡去其故方，更悉以禁方予之，傳黃帝、扁鵲之脈書，五色診病，知人死生，決嫌疑，定可治，及藥論，甚精。受之三年，為人治病，決死生多驗。然左右行遊諸侯，不以家為家，或不為人治病，病家多怨之者。

文帝四年中，人上書言意，以刑罪當傳西之長安。意有五女，隨而泣。意怒，罵曰：「生子不生男，緩急無可使者！」於是少女緹縈傷父之言，乃隨父西。上書曰：「妾父為吏，齊中稱其廉平，今坐法當刑。妾切痛死者不可復生而刑者不可復續，雖欲改過自新，其道莫由，終不可得。妾願入身為官婢，以贖父刑罪，使得改行自新也。」書聞，上悲其意，此歲中亦除肉刑法。

意家居，詔召問所為治病死生驗者幾何人也，主名為誰。

詔問故太倉長臣意：「方伎所長，及所能治病者？有其書無有？皆安受學？受學幾何歲？嘗有所驗，何縣里人也？何病？醫藥已，其病之狀皆何如？具悉而對。」臣意對曰：

自意少時，喜醫藥，醫藥方試之多不驗者。至高後八年，得見師臨菑元里公乘陽慶。慶年七十餘，意得見事之。謂意曰：「盡去而方書，非是也。慶有古先道遺傳黃帝、扁鵲之脈書，五色診病，知人生死，決嫌疑，定可治，及藥論書，甚精。我家給富，心愛公，欲盡以我禁方書悉教公。」臣意即曰：「幸甚，非意之所敢望也。」臣意即避席再拜謁，受其脈書上下經、五色診、奇咳術、揆度陰陽外變、藥論、石神、接陰陽禁書，受讀解驗之，可一年所。明歲即驗之，有驗，然尚未精也。要

事之三年所，即嘗已為人治，診病決死生，有驗，精良。今慶已死十年所，臣意年盡三年，年三十九歲也。

齊侍御史成自言病頭痛，臣意診其脈，告曰：「君之病惡，不可言也。」即出，獨告成弟昌曰：「此病疽也，內發於腸胃之間，後五日當臃腫，後八日嘔膿死。」成之病得之飲酒且內。成即如期死。所以知成之病者，臣意切其脈，得肝氣。肝氣濁而靜，此內關之病也。脈法曰「脈長而弦，不得代四時者，其病主在於肝。和即經主病也，代則絡脈有過」。經主病和者，其病得之筋髓裡。其代絕而脈賁者，病得之酒且內。所以知其後五日而臃腫，八日嘔膿死者，切其脈時，少陽初代。代者經病，病去過人，人則去。絡脈主病，當其時，少陽初關一分，故中熱而膿未發也，及五分，則至少陽之界，及八日，則嘔膿死，故上二分而膿發，至界而臃腫，盡洩而死。熱上則燻陽明，爛流絡，流絡動則脈結髮，脈結髮則爛解，故絡交。熱氣已上行，至頭而動，故頭痛。

齊王中子諸嬰兒小子病，召臣意診切其脈，告曰：「氣鬲病。病使人煩懣，食不下，時嘔沫。病得之憂，數忔食飲。」臣意即為之作下氣湯以飲之，一日氣下，二日能食，三日即病癒。所以知小子之病者，診其脈，心氣也，濁躁而經也，此絡陽病也。脈法曰「脈來數疾去難而不一者，病主在心」。周身熱，脈盛者，為重陽。重陽者，逿心主。故煩懣食不下則絡脈有過，絡脈有過則血上出，血上出者死。此悲心所生也，病得之憂也。

齊郎中令循病，眾醫皆以為蹶入中，而刺之。臣意診之，曰：「湧疝也，令人不得前後溲。」循曰：「不得前後溲三日矣。」臣意飲以火齊湯，一飲得前溲，再飲大溲，三飲而疾愈。病得之內。所以知循病者，切其脈時，右口氣急，脈無五藏氣，右口脈大而數。數者中下熱而湧，左為

下，右為上，皆無五藏應，故曰湧疝。中熱，故溺赤也。

齊中御府長信病，臣意入診其脈，告曰：「熱病氣也。然暑汗，脈少衰，不死。」曰：「此病得之當浴流水而寒甚，已則熱。」信曰：「唯，然！往冬時，為王使於楚，至莒縣陽周水，而莒橋梁頗壞，信則攬車轅未欲渡也，馬驚，即墮，信身入水中，幾死，吏即來救信，出之水中，衣盡濡，有間而身寒，已熱如火，至今不可以見寒。」臣意即為之液湯火齊逐熱，一飲汗盡，再飲熱去，三飲病已。即使服藥，出入二十日，身無病者。所以知信之病者，切其脈時，並陰。脈法曰「熱病陰陽交者死」。切之不交，並陰。並陰者，脈順清而愈，其熱雖未盡，猶活也。腎氣有時間濁，在太陰脈口而希，是水氣也。腎固主水，故以此知之。失治一時，即轉為寒熱。

齊王太后病，召臣意入診脈，曰：「風癉客脬，難於大小溲，溺赤。」臣意飲以火齊湯，一飲即前後溲，再飲病已，溺如故。病得之流汗出滫。滫者，去衣而汗晞也。所以知齊王太后病者，臣意診其脈，切其太陰之口，濕然風氣也。脈法曰「沈之而大堅，浮之而大緊者，病主在腎」。腎切之而相反也，脈大而躁。大者，膀胱氣也；躁者，中有熱而溺赤。

齊章武里曹山跗病，臣意診其脈，曰：「肺消癉也，加以寒熱。」即告其人曰：「死，不治。適其共養，此不當醫治。」法曰「後三日而當狂，妄起行，欲走；後五日死」。即如期死。山跗病得之盛怒而以接內。所以知山跗之病者，臣意切其脈，肺氣熱也。脈法曰「不平不鼓，形弊」。此五藏高之遠數以經病也，故切之時不平而代。不平者，血不居其處；代者，時參擊並至，乍躁乍大也。此兩絡脈絕，故死不治。所以加寒熱者，言其人屍奪。屍奪者，形弊；形弊者，不當關灸鑱石及飲毒藥也。

臣意未往診時，齊太醫先診山跗病，灸其足少陽脈口，而飲之半夏丸，病者即洩注，腹中虛；又灸其少陰脈，是壞肝剛絕深，如是重損病者氣，以故加寒熱。所以後三日而當狂者，肝一絡連屬結絕乳下陽明，故絡絕，開陽明脈，陽明脈傷，即當狂走。後五日死者，肝與心相去五分，故曰五日盡，盡即死矣。

　　齊中尉潘滿如病少腹痛，臣意診其脈，曰：「遺積瘕也。」臣意即謂齊太僕臣饒、內史臣繇曰：「中尉不復自止於內，則三十日死。」後二十餘日，溲血死。病得之酒且內。所以知潘滿如病者，臣意切其脈深小弱，其卒然合合也，是脾氣也。右脈口氣至緊小，見瘕氣也。以次相乘，故三十日死。三陰俱搏者，如法；不俱搏者，決在急期；一搏一代者，近也。故其三陰搏，溲血如前止。

　　陽虛侯相趙章病，召臣意。眾醫皆以為寒中，臣意診其脈曰：「迵風。」迵風者，飲食下嗌而輒出不留。法曰「五日死」，而後十日乃死。病得之酒。所以知趙章之病者，臣意切其脈，脈來滑，是內風氣也。飲食下嗌而輒出不留者，決五日死，皆為前分界法。後十日乃死，所以過期者，其人嗜粥，故中藏實，中藏實故過期。師言曰「安谷者過期，不安谷者不及期」。

　　濟北王病，召臣意診其脈，曰：「風蹶胸滿。」即為藥酒，盡三石，病已。得之汗出伏地。所以知濟北王病者，臣意切其脈時，風氣也，心脈濁。病法「過入其陽，陽氣盡而陰氣入」。陰氣入張，則寒氣上而熱氣下，故胸滿。汗出伏地者，切其脈，氣陰。陰氣者，病必入中，出及瀺水也。

　　齊北宮司空命婦出於病，眾醫皆以為風入中，病主在肺，刺其足少陽脈。臣意診其脈，曰：「病氣疝，客於膀胱，難於前後溲，而溺赤。病

見寒氣則遺溺，使人腹腫。」出於病得之慾溺不得，因以接內。所以知出於病者，切其脈大而實，其來難，是蹶陰之動也。脈來難者，疝氣之客於膀胱也。腹之所以腫者，言蹶陰之絡結小腹也。蹶陰有過則脈結動，動則腹腫。臣意即灸其足蹶陰之脈，左右各一所，即不遺溺而溲清，小腹痛止。即更為火齊湯以飲之，三日而疝氣散，即愈。

故濟北王阿母自言足熱而懣，臣意告曰：「熱蹶也。」則刺其足心各三所，案之無出血，病旋已。病得之飲酒大醉。

濟北王召臣意診脈諸女子侍者，至女子豎，豎無病。臣意告永巷長曰：「豎傷脾，不可勞，法當春嘔血死。」臣意言王曰：「才人女子豎何能？」王曰：「是好為方，多伎能，為所是案法新，往年市之民所，四百七十萬，曹偶四人。」王曰：「得毋有病乎？」臣意對曰：「豎病重，在死法中。」王召視之，其顏色不變，以為不然，不賣諸侯所。至春，豎奉劍從王之廁，王去，豎後，王令人召之，即僕於廁，嘔血死。病得之流汗。流汗者，法病內重，毛髮而色澤，脈不衰，此亦內之病也。

齊中大夫病齲齒，臣意灸其左大陽明脈，即為苦參湯，日嗽三升，出入五六日，病已。得之風，及臥開口，食而不嗽。

菑川王美人懷子而不乳，來召臣意。臣意往，飲以莨蕩藥一撮，以酒飲之，旋乳。臣意複診其脈，而脈躁。躁者有餘病，即飲以消石一齊，出血，血如豆比五六枚。

齊丞相舍人奴從朝入宮，臣意見之食閨門外，望其色有病氣。臣意即告宦者平。平好為脈，學臣意所，臣意即示之舍人奴病，告之曰：「此傷脾氣也，當至春鬲塞不通，不能食飲，法至夏洩血死。」宦者平即往告相曰：「君之舍人奴有病，病重，死期有日。」相君曰：「卿何以知之？」曰：「君朝時入宮，君之舍人奴盡食閨門外，平與倉公立，即示平曰，病

如是者死。」相即召舍人而謂之曰:「公奴有病不?」舍人曰:「奴無病,身無痛者。」至春果病,至四月,洩血死。所以知奴病者,脾氣周乘五藏,傷部而交,故傷脾之色也,望之殺然黃,察之如死青之茲。眾醫不知,以為大蟲,不知傷脾。所以至春死病者,胃氣黃,黃者土氣也,土不勝木,故至春死。所以至夏死者,脈法曰:「病重而脈順清者曰內關」,內關之病,人不知其所痛,心急然無苦。若加以一病,死中春;一愈順,及一時。其所以四月死者,診其人時愈順。愈順者,人尚肥也。奴之病得之流汗數出,於火而以出見大風也。

菑川王病,召臣意診脈,曰:「蹶上為重,頭痛身熱,使人煩懣。」臣意即以寒水拊其頭,刺足陽明脈,左右各三所,病旋已。病得之沐髮未乾而臥。診如前,所以蹶,頭熱至肩。

齊王黃姬兄黃長卿家有酒召客,召臣意。諸客坐,未上食。臣意望見王後弟宋建,告曰:「君有病,往四五日,君要脅痛不可俯仰,又不得小溲。不亟治,病即入濡腎。及其未舍五藏,急治之。病方今客腎濡,此所謂『腎痺』也。」宋建曰:「然,建故有要脊痛。往四五日,天雨,黃氏諸倩見建家京下方石,即弄之,建亦欲效之,效之不能起,即復置之。暮,要脊痛,不得溺,至今不愈。」建病得之好持重。所以知建病者,臣意見其色,太陽色乾,腎部上及界要以下者枯四分所,故以往四五日知其發也。臣意即為柔湯使服之,十八日所而病愈。

濟北王侍者韓女病要背痛,寒熱,眾醫皆以為寒熱也。臣意診脈,曰:「內寒,月事不下也。」即竄以藥,旋下,病已。病得之慾男子而不可得也。所以知韓女之病者,診其脈時,切之,腎脈也,嗇而不屬。嗇而不屬者,其來難,堅,故曰月不下。肝脈弦,出左口,故曰欲男子不可得也。

臨菑氾里女子薄吾病甚，眾醫皆以為寒熱篤，當死，不治。臣意診其脈，曰：「蟯瘕。」蟯瘕為病，腹大，上膚黃粗，循之戚戚然。臣意飲以芫華一撮，即出蟯可數升，病已，三十日如故。病蟯得之於寒溼，寒溼氣宛篤不發，化為蟲。臣意所以知薄吾病者，切其脈，循其尺，其尺索刺粗，而毛美奉發，是蟲氣也。其色澤者，中藏無邪氣及重病。

齊淳于司馬病，臣意切其脈，告曰：「當病迥風。迥風之狀，飲食下嗌輒後之。病得之飽食而疾走。」淳于司馬曰：「我之王家食馬肝，食飽甚，見酒來，即走去，驅疾至舍，即洩數十出。」臣意告曰：「為火齊米汁飲之，七八日而當愈。」時醫秦信在旁，臣意去，信謂左右閣都尉曰：「意以淳于司馬病為何？」曰：「以為迥風，可治。」信即笑曰：「是不知也。淳于司馬病，法當後九日死。」即後九日不死，其家復召臣意。臣意往問之，盡如意診。臣即為一火齊米汁，使服之，七八日病已。所以知之者，診其脈時，切之，盡如法。其病順，故不死。

齊中郎破石病，臣意診其脈，告曰：「肺傷，不治，當後十日丁亥溲血死。」即後十一日，溲血而死。破石之病，得之墮馬僵石上。所以知破石之病者，切其脈，得肺陰氣，其來散，數道至而不一也。色又乘之。所以知其墮馬者，切之得番陰脈。番陰脈入虛裡，乘肺脈。肺脈散者，固色變也乘之。所以不中期死者，師言曰「病者安谷即過期，不安谷則不及期」。其人嗜黍，黍主肺，故過期。所以溲血者診脈法曰「病養喜陰處者順死，養喜陽處者逆死」。其人喜自靜，不躁，又久安坐，伏幾而寐，故血下溲。

齊王侍醫遂病，自練五石服之。臣意往過之，遂謂意曰：「不肖有病，幸診遂也。」臣意即診之，告曰：「公病中熱。論曰：『中熱不溲者，不可服五石』。石之為藥精悍，公服之不得數溲，亟勿服。色將發臃。」

遂曰：「扁鵲曰『陰石以治陰病，陽石以治陽病』。夫藥石者有陰陽水火之齊，故中熱，即為陰石柔齊治之；中寒，即為陽石剛齊治之。」臣意曰：「公所論遠矣。扁鵲雖言若是，然必審診，起度量，立規矩，稱權衡，合色脈表裡有餘不足順逆之法，參其人動靜與息相應，乃可以論。論曰：『陽疾處內，陰形應外者，不加悍藥及鑱石』。夫悍藥入中，則邪氣闢矣，而宛氣愈深。診法曰『二陰應外，一陽接內者，不可以剛藥』。剛藥入則動陽，陰病益衰，陽病益箸，邪氣流行，為重困於俞，忿發為疽。」意告之後百餘日，果為疽發乳上，入缺盆，死。此謂論之大體也，必有經紀。拙工有一不習，文理陰陽失矣。

齊王故為陽虛侯時，病甚，眾醫皆以為蹶。臣意診脈，以為痹，根在右脅下，大如覆杯，令人喘，逆氣不能食。臣意即以火齊粥且飲，六日氣下；即令更服丸藥，出入六日，病已。病得之內。診之時不能識其經解，大識其病所在。

臣意嘗診安陽武都里成開方，開方自言以為不病，臣意謂之病苦沓風，三歲四支不能自用，使人瘖，瘖即死。今聞其四支不能用，瘖而未死也。病得之數飲酒以見大風氣。所以知成開方病者，診之，其脈法奇咳言曰「藏氣相反者死」。切之，得腎反肺，法曰「三歲死」也。

安陵阪里公乘項處病，臣意診脈，曰：「牡疝。」牡疝在鬲下，上連肺。病得之內。臣意謂之：「慎毋為勞力事，為勞力事則必嘔血死。」處後蹴踘（音促拘），要蹶寒，汗出多，即嘔血。臣意複診之，曰：「當旦日日夕死。」即死。病得之內。所以知項處病者，切其脈得番陽。番陽入虛里，處旦日死。一番一絡者，牡疝也。

臣意曰：他所診期決死生及所治已病眾多，久頗忘之，不能盡識，不敢以對。

問臣意：「所診治病，病名多同而診異，或死或不死，何也？」對曰：「病名多相類，不可知，故古聖人為之脈法，以起度量，立規矩，縣權衡，案繩墨，調陰陽，別人之脈各名之，與天地相應，參合於人，故乃別百病以異之，有數者皆異之，無數者同之。然脈法不可勝驗，診疾人以度異之，乃可別同名，命病主在所居。今臣意所診者，皆有診籍。所以別之者，臣意所受師方適成，師死，以故表籍所診，期決死生，觀所失所得者合脈法，以故至今知之。」

問臣意曰：「所期病決死生，或不應期，何故？」對曰：「此皆飲食喜怒不節，或不當飲藥，或不當針灸，以故不中期死也。」

問臣意：「意方能知病死生，論藥用所宜，諸侯王大臣有嘗問意者不？及文王病時，不求意診治，何故？」對曰：「趙王、膠西王、濟南王、吳王皆使人來召臣意，臣意不敢往。文王病時，臣意家貧，欲為人治病，誠恐吏以除拘臣意也，故移名數，左右不修家生，出行遊國中，問善為方數者事之久矣，見事數師，悉受其要事，盡其方書意，及解論之。身居陽虛侯國，因事侯。侯入朝，臣意從之長安，以故得診安陵項處等病也。」

問臣意：「知文王所以得病不起之狀？」臣意對曰：「不見文王病，然竊聞文王病喘，頭痛，目不明。臣意心論之，以為非病也。以為肥而蓄精，身體不得搖，骨肉不相任，故喘，不當醫治。脈法曰：『年二十脈氣當趨，年三十當疾步，年四十當安坐，年五十當安臥，年六十已上氣當大董。』文王年未滿二十，方脈氣之趨也而徐之，不應天道四時。後聞醫灸之即篤，此論病之過也。臣意論之，以為神氣爭而邪氣入，非年少所能復之也，以故死。所謂氣者，當調飲食，擇晏日，車步廣志，以適筋骨肉血脈，以瀉氣。故年二十，是謂『易智』。法不當砭灸，砭灸至氣逐。」

　　問臣意：「師慶安受之？聞於齊諸侯不？」對曰：「不知慶所師受。慶家富，善為醫，不肯為人治病，當以此故不聞。慶又告臣意曰：『慎毋令我子孫知若學我方也。』」

　　問臣意：「師慶何見於意而愛意，欲悉教意方？」對曰：「臣意不聞師慶為方善也。意所以知慶者，意少時好諸方事，臣意試其方，皆多驗，精良。臣意聞菑川唐里公孫光善為古傳方，臣意即往謁之。得見事之，受方化陰陽及傳語法，臣意悉受書之。臣意欲盡受他精方，公孫光曰：『吾方盡矣，不為愛公所。吾身已衰，無所復事之。是吾年少所受妙方也，悉與公，毋以教人。』臣意曰：『得見事侍公前，悉得禁方，幸甚。意死不敢妄傳人。』居有間，公孫光閒處，臣意深論方，見言百世為之精也。師光喜曰：『公必為國工。吾有所善者皆疏，同產處臨菑，善為方，吾不若，其方甚奇，非世之所聞也。吾年中時，嘗欲受其方，楊中倩不肯，曰「若非其人也」。胥與公往見之，當知公喜方也。其人亦老矣，其家給富。』時者未往，會慶子男殷來獻馬，因師光奏馬王所，意以故得與殷善。光又屬意於殷曰：『意好數，公必謹遇之，其人聖儒。』即為書以意屬陽慶，以故知慶。臣意事慶謹，以故愛意也。」

　　問臣意曰：「吏民嘗有事學意方，及畢盡得意方不？何縣里人？」對曰：「臨菑人宋邑。邑學，臣意教以五診，歲餘。濟北王遣太醫高期、王禹學，臣意教以經脈高下及奇絡結，當論俞所居，及氣當上下出入邪逆順，以宜鑱石，定砭灸處，歲餘。菑川王時遣太倉馬長馮信正方，臣意教以案法逆順，論藥法，定五味及和齊湯法。高永侯家丞杜信，喜脈，來學，臣意教以上下經脈五診，二歲餘。臨菑召里唐安來學，臣意教以五診上下經脈，奇咳，四時應陰陽重，未成，除為齊王侍醫。」

　　問臣意：「診病決死生，能全無失乎？」臣意對曰：「意治病人，必

先切其脈，乃治之。敗逆者不可治，其順者乃治之。心不精脈，所期死生視可治，時時失之，臣意不能全也。」

太史公曰：女無美惡，居宮見妒；士無賢不肖，入朝見疑。故扁鵲以其伎見殃，倉公乃匿跡自隱而當刑。緹縈通尺牘，父得以後寧。故老子曰「美好者不祥之器」，豈謂扁鵲等邪？若倉公者，可謂近之矣。

## 第二節
### 華佗、郭玉

華佗是東漢著名醫家，與張仲景、董奉合稱為「建安三神醫」。《後漢書》、《三國志》中均有其傳記，他精通臨證各科，尤其是創製了麻沸散，具有高超的外科技術。華佗還善於養生保健，創編了五禽戲，一直沿用至今，成為國家級非物質文化遺產。郭玉亦為東漢著名醫家，擔任過太醫丞。《後漢書》為其作傳，他不僅精通脈診、針灸，還具有高尚的醫德，熱心為貧苦百姓治病。

### ◆ 一、華佗

華佗（？- 西元 208，圖 4-2），字元化，沛國譙（今安徽亳州）人。華佗淡泊名利，不慕富貴，多次推辭朝廷的徵召，長期堅持在民間行醫，足跡遍及今江蘇、山東、河南、安徽一帶，深受百姓的推崇和愛

戴。華佗晚年因不願做曹操的侍醫，而被曹操殺害。臨死前，他欲把醫術傳下去，遂拿出自己的醫書給看押他的獄卒，說此書可以救人，但獄卒害怕受到牽連而不敢接受，於是華佗只好把醫書給燒了。又有傳說醫書裝於「青囊」之中，後人為紀念華佗，就以「青囊」來代稱醫書，如唐代詩人劉禹錫的《閒坐憶樂天以詩問酒熟未》：「案頭開縹帙，肘後檢青囊。唯有達生理，應無治老方。減書存眼力，省事養心王。君酒何時熟，相攜入醉鄉。」因此，華佗的著作未曾流傳下來。傳說現存的《中藏經》為華佗所作，但後人疑其為六朝人假託華佗之名而作。

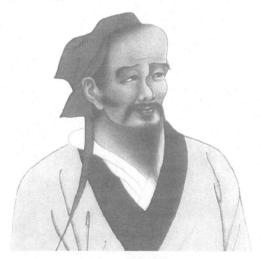

圖 4-2 華佗畫像

華佗精通內、外、婦、兒、針灸各科，尤以外科著稱。尤其是他創用麻沸散進行全身麻醉，施行剖腹手術。據《後漢書》記載：「若疾發結於內，針藥所不能及者，乃令先以酒服麻沸散。既醉無所覺，因刳破腹背，抽割積聚。若在腸胃，則斷截湔洗，除去疾穢，既可縫合，傅以神膏，四五日創愈，一月間皆平復。」這種全身麻醉術在中國醫學史上是

空前的，比西方全身麻醉外科手術的記錄早了一千六百多年，在世界麻醉學和外科手術史上占有重要地位，故華佗被後世尊為「外科鼻祖」。

華佗在疾病的診治上，也有高超的技術。史書上載有多例華佗治病的醫案。在診斷上，華佗長於望診和脈診。府吏兒尋、李延「頭痛身熱，所苦正同」，華佗看過病症後認為「尋外實，延內實」，分別採用汗法和下法而奏效。李將軍妻子傷於妊娠，華佗切脈後診斷為雙胞胎，認為一胎產後，另一胎未能生出，留在腹內成為死胎，從而導致發病。這是史書中有關母腹內長期留有死胎的最早記載。華佗還在治療寄生蟲方面有著豐富的經驗。史書記載，有一次華佗路遇一「病咽塞」的病人，判斷是腸蟲病，讓其服「蒜齏（音機）大酢（音促）」，病人服後吐一蛇（蛔蟲）而病癒。廣陵太守陳登胸中煩悶、面赤、不食，華佗為其診脈後認為是胃中有蟲，當即制湯藥兩升，連服兩次，不久吐出蟲三升。華佗還斷定此病三年後會復發，後果然如此。在針灸方面，華佗也有很深的造詣。曹操經久不治的頭風病，經華佗針灸後即能止痛。據《三國志·華佗傳》記載，華佗的針和灸取穴甚少，但療效明顯，「若當灸，不過一兩處，每處不過七八壯，病亦應除。若當針，亦不過一兩處」。後人為紀念華佗在針灸上的貢獻，特將脊椎兩旁的二十四個穴位命名為「華佗夾脊穴」。華佗還善於應用心理療法治病，如設計激太守大怒而吐黑血，使病痊癒。這是最早見於記載的心理療法的具體病案。

華佗注重養生，提倡體能訓練。他說：「人體欲得勞動，但不當使極爾。動搖則穀氣得消，血脈流通，病不得生。譬猶戶樞不朽是也。」他在繼承古代氣功導引的基礎上，模仿虎、鹿、熊、猿、鳥五種動物的活動姿態，創製了一套體操，名為「五禽之戲」。這種五禽戲可使頭、身、腰、四肢及各個關節都得到活動。華佗本人由於通曉並練習這種養生之

術，故「年且百歲，而猶有壯容」。其弟子吳晉依此法長期堅持鍛鍊，至九十歲還「耳目聰明，齒牙完堅」。五禽戲開創了中國醫療體育的先河，對後世影響很大，而且在中國史上也有相當的地位。華佗是東漢傑出的醫學家，他對中國醫學的發展有著重大的貢獻，他淡泊功名利祿，有著高尚的品德，千百年來為人們所稱道，在中國醫學史上占有重要地位。

## 附：《華佗傳》（節選自《三國志》）

　　華佗，字元化，沛國譙人也，一名旉（音夫）。遊學徐土，兼通數經。沛相陳珪（音歸）舉孝廉，太尉黃琬闢，皆不就。曉養性之術，時人以為年且百歲而貌有壯容。又精方藥，其療疾，合湯不過數種，心解分劑，不復秤量，煮熟便飲，語其節度，捨去輒愈。若當灸，不過一兩處，每處不過七八壯，病亦應除。若當針，亦不過一兩處，下針言「當引某許，若至，語人」。病者言「已到」，應便拔針，病亦行差。若病結積在內，針藥所不能及，當須刳割者，便飲其麻沸散，須臾便如醉死無所知，因破取。病若在腸中，便斷腸湔洗，縫腹膏摩，四五日差，不痛，人亦不自寤，一月之間，即平復矣。

　　故甘陵相夫人有娠六月，腹痛不安。佗視脈，曰：「胎已死矣。」使人手摸知所在，在左則男，在右則女。人云「在左」，於是為湯下之，果下男形，即愈。

　　縣吏尹世苦四支煩，口中乾，不欲聞人聲，小便不利。佗曰：「試作熱食，得汗則愈；不汗，後三日死。」即作熱食而不汗出，佗曰：「藏氣已絕於內，當啼泣而絕。」果如佗言。

　　府吏兒尋、李延共止，俱頭痛身熱，所苦正同。佗曰：「尋當下之，

延當發汗。」或難其異，佗曰：「尋外實，延內實，故治之宜殊。」即各
與藥，明旦並起。

鹽瀆嚴昕與數人共候佗，適至，佗謂昕曰：「君身中佳否？」昕曰：
「自如常。」佗曰：「君有急病見於面，莫多飲酒。」坐畢歸，行數里，
昕卒頭眩墮車，人扶將還，載歸家，中宿死。

故督郵頓子獻得病已差，詣佗視脈，曰：「尚虛，未得復，勿為勞
事，御內即死。臨死，當吐舌數寸。」其妻聞其病除，從百餘里來省之，
止宿交接，中間三日發病，一如佗言。

督郵徐毅得病，佗往省之。毅謂佗曰：「昨使醫曹吏劉租針胃管訖，
便苦咳嗽，欲臥不安。」佗曰：「刺不得胃管，誤中肝也，食當日減，五
日不救。」遂如佗言。

東陽陳叔山小男二歲得疾，下利常先啼，日以羸困。問佗，佗曰：
「其母懷軀，陽氣內養，乳中虛冷，兒得母寒，故令不時愈。」佗與四物
女宛丸，十日即除。

彭城夫人夜之廁，蠆螫其手，呻呼無賴。佗令溫湯近熱，漬手其
中，卒可得寐，但旁人數為易湯，湯令暖之，其旦即愈。

軍吏梅平得病，除名還家，家居廣陵，未至二百里，止親人舍。有
頃，佗偶至主人許，主人令佗視平，佗謂平曰：「君早見我，可不至此。
今疾已結，促去可得與家想見，五日卒。」應時歸，如佗所刻。

佗行道，見一人病咽塞，嗜食而不得下，家人車載欲往就醫。佗聞
其呻吟，駐車往視，語之曰：「向來道邊有賣餅家蒜齏大酢，從取三升飲
之，病自當去。」即如佗言，立吐蛇一枚，懸車邊，欲造佗。佗尚未還，
小兒戲門前，逆見，自相謂曰：「似逢我公，車邊病是也。」疾者前入坐，
見佗北壁懸此蛇輩約以十數。

又有一郡守病，佗以為其人盛怒則差，乃多受其貨而不加治，無何棄去，留書罵之。郡守果大怒，令人追捉殺佗。郡守子知之，屬使勿逐。守瞋恚既甚，吐黑血數升而愈。

又有一士大夫不快，佗云：「君病深，當破腹取。然君壽亦不過十年，病不能殺君，忍病十歲，壽俱當盡，不足故自刳裂。」士大夫不耐痛癢，必欲除之。佗遂下手，所患尋差，十年竟死。

廣陵太守陳登得病，胸中煩懣，面赤不食。佗脈之曰：「府君胃中有蟲數升，欲成內疽，食腥物所為也。」即作湯二升，先服一升，斯須盡服之。食頃，吐出三升許蟲，赤頭皆動，半身是生魚膾也，所苦便愈。佗曰：「此病後三期當發，遇良醫乃可濟救。」依期果發動，時佗不在，如言而死。

太祖聞而召佗，佗常在左右。太祖苦頭風，每發，心亂目眩，佗針鬲，隨手而差。

李將軍妻病甚，呼佗視脈，曰：「傷娠而胎不去。」將軍言：「聞實傷娠，胎已去矣。」佗曰：「案脈，胎未去也。」將軍以為不然。佗捨去，婦稍小差。百餘日復動，更呼佗，佗曰：「此脈故事有胎。前當生兩兒，一兒先出，血出甚多，後兒不及生。母不自覺，旁人亦不寤，不復迎，遂不得生。胎死，血脈不復歸，必燥著母脊，故使多脊痛。今當與湯，並針一處，此死胎必出。」湯針既加，婦痛急如欲生者。佗曰：「此死胎久枯，不能自出，宜使人探之。」果得一死男，手足完具，色黑，長可尺許。

佗之絕技，凡類此也。然本作士人，以醫見業，意常自悔。後太祖親理得病篤重，使佗專視。佗曰：「此近難濟，恆事攻治，可延歲月。」佗久遠家思歸，因曰：「當得家書，方欲暫還耳。」到家，辭以妻病，數乞期不反。太祖累書呼，又敕郡縣發遣。佗恃能厭食事，猶不上道。太

祖大怒，使人往檢。若妻信病，賜小豆四十斛，寬假限日；若其虛詐，便收送之。於是傳付許獄，考驗首服。荀彧（音玉）請曰：「佗術實工，人命所懸，宜含宥（音右）之。」太祖曰：「不憂，天下當無此鼠輩耶？」遂考竟佗。佗臨死，出一卷書與獄吏，曰：「此可以活人。」吏畏法不受，佗亦不強，索火燒之。佗死後，太祖頭風未除。太祖曰：「佗能愈此。小人養吾病，欲以自重，然吾不殺此子，亦終當不為我斷此根原耳。」及後愛子倉舒病困，太祖嘆曰：「吾悔殺華佗，令此兒強死也。」

初，軍吏李成苦咳嗽，晝夜不寐，時吐膿血，以問佗。佗言：「君病腸臃，咳之所吐，非從肺來也。與君散兩錢，當吐二升餘膿血訖，快自養，一月可小起，好自將愛，一年便健。十八歲當一小發，服此散，亦行復差。若不得此藥，故當死。」復與兩錢散。成得藥，去五六歲，親中人有病如成者，謂成曰：「卿今強健，我欲死，何忍無急去藥，以待不祥？先持貸我，我差，為卿從華佗更索。」成與之。已故到譙，適值佗見收，匆匆不忍從求。後十八歲，成病竟發，無藥可服，以至於死。

廣陵吳普、彭城樊阿皆從佗學。普依準佗治，多所全濟。佗語普曰：「人體欲得勞動，但不當使極爾。動搖則谷氣得消，血脈流通，病不得生，譬猶戶樞不朽是也。是以古之仙者為導引之事，熊頸鴟顧，引挽腰體，動諸關節，以求難老。吾有一術，名五禽之戲，一曰虎，二曰鹿，三曰熊，四曰猿，五曰鳥，亦以除疾，並利蹄足，以當導引。體中不快，起作一禽之戲，沾濡汗出，因上著粉，身體輕便，腹中欲食。」普施行之，年九十餘，耳目聰明，齒牙完堅。阿善針術。凡醫咸言背及胸藏之間不可妄針，針之不過四分，而阿針背入一二寸，巨闕胸藏針下五六寸，而病輒皆瘳。阿從佗求可服食益於人者，佗授以漆葉青黏散。漆葉屑一升，青黏屑十四兩，以是為率，言久服去三蟲，利五藏，輕體，使人頭不白。阿從其言，壽百餘歲。漆葉處所而有，青黏生於豐、沛、彭城及朝歌云。

## ◆ 二、郭玉

郭玉（約 1-2 世紀），廣漢郡雒縣（今四川廣漢市北）人，東漢著名醫學家，曾任漢和帝的太醫丞。他醫術高超，尤善脈診和針灸。據《後漢書》記載，和帝曾令美手腕之嬖臣，與女子雜處帷中，然後讓郭玉切脈。郭玉診脈後說：「左陽右陰，脈有男女，狀若異人，臣疑其故」，故漢和帝非常欽佩他的高超技術。

郭玉熱心為勞苦大眾治病，「雖貧賤廝養，必盡其心力」，療效很好。而為達官貴人治療，效果卻差多了。和帝曾宣召郭玉，問其原委。郭玉回答，醫生為人看病要無拘無束，才能充分發揮他的才智。假如醫生面對病人時恐懼緊張，惴惴不安，就無法施展其才能和技術了。郭玉還指出，為貴族治病有四難，即「自用意而不任臣，一難也；將身不謹，二難也；骨節不強，不能使藥，三難也；好逸惡勞，四難也」，深刻指出了權貴久病難以治癒的原因。

## 附：《郭玉傳》（節選自《後漢書》）⋯⋯⋯⋯⋯⋯⋯⋯⋯⋯⋯

郭玉者，廣漢雒人也。初，有老父不知何出，常漁釣於涪水，因號涪翁。乞食人間，見有疾者，時下針石，輒應時而效，乃著針經、診脈法傳於世。弟子程高尋求積年，翁乃授之。高亦隱跡不仕。玉少師事高，學方診六微之技、陰陽隱側之術。和帝時，為太醫丞，多有效應。帝奇之，仍試令嬖臣美手腕者與女子雜處帷中，使玉各診一手，問所疾苦。玉曰：「左陽右陰，脈有男女，狀若異人。臣疑其故。」帝嘆息稱善。

玉仁愛不矜，雖貧賤廝養，必盡其心力，而醫療貴人，時或不癒。帝乃令貴人羸服變處，一針即差。召玉詰問其狀。對曰：「醫之為言意也。腠理至微，隨氣用巧。針石之間，毫芒即乖。神存於心手之際，可得解而不可得言也。夫貴者處尊高以臨臣，臣懷怖懾以承之。其為療也，有四難焉：自用意而不任臣，一難也；將身不謹，二難也；骨節不強，不能使藥，三難也；好逸惡勞，四難也。針有分寸，時有破漏，重以恐懼之心，加以裁慎之志，臣意且猶不盡，何有於病哉！此其所為不癒也。」帝善其對。年老卒官。

# 第三節
## 皇甫謐、葛洪

　　皇甫謐是魏晉時期著名學者、醫家，著有《針灸甲乙經》。《晉書》為其作傳，記載了他的品格、志向、才識及成就。因他對後世針灸學的發展具有深遠的影響，被稱為「針灸學之祖」。葛洪是東晉著名的醫家、煉丹家，其主要著作有《肘後方》、《抱樸子》。《晉書》中亦有其傳記。他是中國最早觀察和記錄結核病的醫學家，此外，他還第一次記載了天花和恙蟲病等傳染病。他所編撰的《肘備份急方》，原名《肘後救卒方》，簡稱《肘後方》，是中醫史上第一部臨床急救手冊。

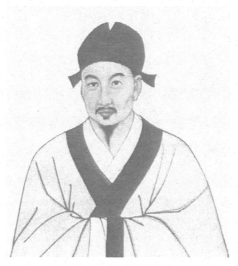

圖 4-3 皇甫謐畫像

## ◆ 一、皇甫謐

　　皇甫謐（西元 215-282 年，圖 4-3），字士安，幼年名靜，自號玄晏先生，安定朝那（今甘肅省靈臺縣朝那鎮）人。皇甫謐小時候不愛學習，每日遊蕩玩耍，人們笑他是個傻瓜。之後在叔母任氏的教誨下，二十歲才開始發憤讀書。因為家境貧寒，不能專門讀書，只好經常帶書下地，邊耕作邊學習。四十二歲時，他不幸患風痹症，半身不遂，肉體遭受了極大的痛苦。然而，他沒有被病魔嚇倒，仍手不釋卷，在病榻上開始自修醫學。五十四歲時，他因服寒石散，得了一場大病，身心受到重創，甚至一度有自殺的念頭。

　　皇甫謐在病榻上，遍讀《內經》、《明堂孔穴針灸治要》、《針經》等醫書，尋求治癒自己風痹症的針灸療法。為了體驗「得氣」的感覺，他讓兒子在自己身上一次次試針，切身感覺到了酸、麻、脹的針感。經

131

過一段時間的針灸，他的風痹症有了明顯的好轉。一天，他拄著拐杖外出，看到美麗的河山，大為興奮。當時正值初春，陽光明媚，萬木吐翠，百鳥爭鳴，一衍生機勃勃的景象。他激動地對兒子和弟子們說：「我要用有生之年，把針灸資料整理出來，供後人使用。」在弟子們的幫助下，浩繁的針灸資料整理工作開始了。晉武帝（西元 265-290 年在位）得知了他的才學，下詔書聘他做皇太子的老師。他為了醫學事業，謝絕了高祿，一心傾注在針灸學上。

皇甫謐把《靈樞》和《素問》中有關經脈、腧穴、針法等幾部分的內容，與當時他所見到的《明堂孔穴針灸治要》綜合起來，以類相從，撰成《針灸甲乙經》十二卷。這樣便將《靈樞》、《素問》中的針灸知識轉變為針灸專著。《針灸甲乙經》也展現了晉代針灸學的最高水準，對後世針灸學的發展具有重要影響。尤其是他把胸、腹、頭、背部的腧穴均從體表劃分出幾條線來排列。這樣尋找腧穴，不僅便利，而且準確。自從皇甫謐創此先例以來，唐代甄權《明堂圖》、孫思邈《千金方》均宗其例，實為腧穴圖之一大改變。《針灸甲乙經》對闡述經絡理論，統一古代針灸的名稱、位置、取穴方法，總結針灸學的成就等，都作出了重大的貢獻。此外，他在史學方面也頗有造詣，著作有《帝王世紀》、《高士傳》、《逸士傳》、《列女傳》、《玄晏春秋》等。


附：《皇甫謐傳》（節選自《晉書》）　•••••••••••••••••••••••••••


皇甫謐，字士安，幼名靜，安定朝那人，漢太尉嵩之曾孫也。出後叔父，徙居新安。年二十，不好學，遊蕩無度，或以為痴。嘗得瓜果，輒進所後叔母任氏。任氏曰：「孝經云：『三牲之養，猶為不孝。』汝今

年餘二十，目不存教，心不入道，無以慰我。」因嘆曰：「昔孟母三徙以成仁，曾父烹豕以存教，豈我居不卜鄰，教有所闕，何爾魯鈍之甚也！修身篤學，自汝得之，於我何有！」因對之流涕。謐乃感激，就鄉人席坦受書，勤力不怠。居貧，躬自稼穡，帶經而農，遂博綜典籍百家之言。沈靜寡慾，始有高尚之志，以著述為務，自號玄晏先生。著禮樂、聖真之論。後得風痹疾，猶手不輟卷。

或勸謐脩名廣交，謐以為「非聖人孰能兼存出處，居田里之中亦可以樂堯舜之道，何必崇接世利，事官鞅掌，然後為名乎」。作玄守論以答之，曰：「或謂謐曰：『富貴人之所欲，貧賤人之所惡，何故委形待於窮而不變乎？且道之所貴者，理世也；人之所美者，及時也。先生年邁齒變，飢寒不贍，轉死溝壑，其誰知乎？』謐曰：『人之所至惜者，命也；道之所必全者，形也；性形所不可犯者，疾病也。若擾全道以損性命，安得去貧賤存所欲哉？吾聞食人之祿者懷人之憂，形強猶不堪，況吾之弱疾乎！且貧者士之常，賤者道之實，處常得實，沒齒不憂，孰與富貴擾神耗精者乎！又生為人所不知，死為人所不惜，至矣！喑聾之徒，天下之有道者也。夫一人死而天下號者，以為損也；一人生而四海笑者，以為益也。然則號笑非益死損生也。是以至道不損，至德不益。何哉？體足也。如迴天下之念以追損生之禍，運四海之心以廣非益之病，豈道德之至乎！夫唯無損，則至堅矣；夫唯無益，則至厚矣。堅故終不損，厚故終不薄。苟能體堅厚之實，居不薄之真，立乎損益之外，遊乎形骸之表，則我道全矣。』」遂不仕。耽玩典籍，忘寢與食，時人謂之「書淫」。或有箴其過篤，將損耗精神。謐曰：「朝聞道，夕死可矣，況命之修短分定懸天乎！」

叔父有子既冠，謐年四十喪所生後母，遂還本宗。

　　城陽太守梁柳，謐從姑子也，當之官，人勸謐餞之。謐曰：「柳為布衣時過吾，吾送迎不出門，食不過鹽菜，貧者不以酒肉為禮。今作郡而送之，是貴城陽太守而賤梁柳，豈中古人之道，是非吾心所安也。」

　　時魏郡召上計掾，舉孝廉；景元初，相國闢，皆不行。其後鄉親勸令應命，謐為釋勸論以通志焉。其辭曰：

　　相國晉王闢餘等三十七人，及泰始登禪，同命之士莫不畢至，皆拜騎都尉，或賜爵關內侯，進奉朝請，禮如侍臣。唯餘疾困，不及國寵。宗人父兄及我儔類，咸以為天下大慶，萬姓賴之，雖未成禮，不宜安寢，縱其疾篤，猶當致身。餘唯古今明王之制，事無鉅細，斷之以情，實力不堪，豈慢也哉！乃伏枕而嘆曰：「夫進者，身之榮也；退者，命之實也。設餘不疾，執高箕山，尚當容之，況餘實篤！故堯舜之世，士或收跡林澤，或過門不敢入。咎繇之徒兩遂其願者，遇時也。故朝貴致功之臣，野美全志之士。彼獨何人哉！今聖帝龍興，配名前哲，仁道不遠，斯亦然乎！客或以常言見逼，或以逆世為慮。餘謂上有寬明之主，下必有聽意之人，天網恢恢，至否一也，何尤於出處哉！」遂究賓主之論，以解難者，名曰釋勸。

　　客曰：「蓋聞天以懸象致明，地以含通吐靈。故黃鐘次序，律呂分形。是以春華髮萼，夏繁其實，秋風逐暑，冬冰乃結。人道以之，應機乃發。三材連利，明若符契。故士或同升於唐朝，或先覺於有莘，或通夢以感主，或釋釣於渭濱，或叩角以干齊，或解褐以相秦，或冒謗以安鄭，或乘駟以救屯，或班荊以求友，或借術於黃神。故能電飛景拔，超次邁倫，騰高聲以奮遠，抗宇宙之清音。由此觀之，進德貴乎及時，何故屈此而不伸？今子以英茂之才，遊精於六藝之府、散意於眾妙之門者有年矣。既遭皇禪之朝，又投祿利之際，委聖明之主，偶知己之會，

時清道真，可以衝邁，此真吾生濯發雲漢、鴻漸之秋也。韜光逐藪（音擻），含章未曜，龍潛九泉，堅焉執高，棄通道之遠由，守介人之局操，無乃乖於道之趣乎？

且吾聞招搖昏回則天位正，五教班敘則人理定。如今王命切至，委慮有司，上招近主之累，下致駭眾之疑。達者貴同，何必獨異？群賢可從，何必守意？方今同命並臻，飢不待餐，振藻皇塗，咸秩天官。子獨棲遲衡門，放形世表，遯遁丘園，不睋華好，惠不加人，行不合道，身嬰大疢（音趁），性命難保。若其羲和促轡，大火西頹，臨川恨晚，將復何階！夫貴陰賤璧，聖所約也；顛倒衣裳，明所箴也。子其鑑先哲之洪范，副聖朝之虛心，衝靈翼於雲路，浴天池以濯鱗，排閶闔，步玉岑，登紫闥，侍北辰，翻然景曜，雜沓英塵。輔唐虞之主，化堯舜之人，宣刑錯之政，配殷周之臣，銘功景鍾，參敘彝倫，存則鼎食，亡為貴臣，不亦茂哉！而忽金白之輝曜，忘青紫之班瞵，辭容服之光粲，抱弊褐之終年，無乃勤乎！」

主人笑而應之曰：「籲！若寶可謂習外觀之暉暉，未睹幽人之彷彿也；見俗人之不容，未喻聖皇之兼愛也；循方圓於規矩，未知大形之無外也。故曰，天玄而清，地靜而寧，含羅萬類，旁薄群生，寄身聖世，託道之靈。若夫春以陽散，冬以陰凝，泰液含光，元氣混蒸，眾品仰化，誕制殊徵。故進者享天祿，處者安丘陵。是以寒暑相推，四宿代中，陰陽不治，運化無窮，自然分定，兩克厥中。二物俱靈，是謂大同了彼此無怨，是謂至通。

若乃衰周之末，貴詐賤誠，牽於權力，以利要榮。故蘇子出而六主合，張儀入而橫勢成，廉頗存而趙重，樂毅去而燕輕，公叔沒而魏敗，孫臏刖而齊寧，蠡種親而越霸，屈子疏而楚傾。是以君無常籍，臣無定

名，損義放誠，一虛一盈。故馮以彈劍感主，女有反賜之說，項奮拔山之力，蒯陳鼎足之勢，東郭劫於田榮，顏闔恥於見逼。斯皆棄禮喪真，苟榮朝夕之急者也，豈道化之本與！

若乃聖帝之創化也，參德乎二皇，齊風乎虞夏，欲溫溫而和暢，不欲察察而明切也；欲混混若玄流，不欲蕩蕩而名發也；欲索索而條解，不欲契契而繩結也；欲芒芒而無垠際，不欲區區而分別也；欲闇然而內章，不欲示白若冰雪也；欲醇醇而任德，不欲瑣瑣而執法也。是以見機者以動成，好遁者無所迫。故曰，一明一昧，得道之概；一弛一張，合禮之方；一浮一沉，兼得其真。故上有勞謙之愛，下有不名之臣；朝有聘賢之禮，野有遁竄之人。是以支伯以幽疾距唐，李老寄跡於西鄰，顏氏安陋以成名，原思娛道於至貧，榮期以三樂感尼父，黔婁定諡於布衾，乾木偃息以存魏，荊萊志邁於江岑，君平因著以道著，四皓潛德於洛濱，鄭真躬耕以致譽，幼安發令乎今人。皆持難奪之節，執不回之意，遭拔俗之主，全彼人之志。故有獨定之計者，不借謀於眾人；守不動之安者，不假慮於群賓。故能棄外親之華，通內道之真，去顯顯之明路，入昧昧之埃塵，宛轉萬情之形表，排託虛寂以寄身，居無事之宅，交釋利之人。輕若鴻毛，重若泥沈，損之不得，測之愈深。真吾徒之師表，餘迫疾而不能及者也。子議吾失宿而駭眾，吾亦怪子較論而不折中也。

夫才不周用，眾所斥也。寢疾彌年，朝所棄也。是以胥克之廢，丘明列焉；伯牛有疾，孔子斯嘆。若黃帝創製於九經，岐伯剖腹以蠲（音捐）腸，扁鵲造虢而屍起，文摯徇命於齊王，醫和顯術於秦晉，倉公發祕於漢皇，華佗存精於獨識，仲景垂妙於定方。徒恨生不逢乎若人，故乞命訴乎明王。求絕編於天錄，亮我躬之辛苦，冀微誠之降霜，故俟罪而窮處。

　　其後武帝頻下詔敦逼不已，謐上疏自稱草莽臣，曰：「臣以尪（音汪）弊，迷於道趣，因疾抽簪，散髮林阜，人綱不閒，鳥獸為群。陛下披榛採蘭，並收蒿艾。是以皋陶振褐，不仁者遠。臣唯頑蒙，備食晉粟，猶識唐人擊壤之樂，宜赴京城，稱壽闕外。而小人無良，致災速禍，久嬰篤疾，軀半不仁，右腳偏小，十有九載。又服寒食藥，違錯節度，辛苦荼毒，於今七年。隆冬裸袒食冰，當暑煩悶，加以咳逆，或若溫瘧，或類傷寒，浮氣流腫，四肢酸重。於今困劣，救命呼喻，父兄見出，妻息長訣。仰迫天威，扶輿就道，所苦加焉，不任進路，委身待罪，伏枕歎息。臣聞韶衛不併奏，雅鄭不兼御，故郄（音細）子入周，禍延王叔；虞丘稱賢，樊姬掩口。君子小人，禮不同器，況臣糠（音羍），糒之雕胡？庸夫錦衣，不稱其服也。竊聞同命之士，咸以畢到，唯臣疾疢，抱釁床蓐，雖貪明時，懼斃命路隅。設臣不疾，已遭堯舜之世，執志箕山，猶當容之。臣聞上有明聖之主，下有輸實之臣；上有在寬之政，下有委情之人。唯陛下留神垂恕，更旌瑰俊，索隱於傅巖，收釣於渭濱，無令泥滓久濁清流。」謐辭切言至，遂見聽許。

　　歲餘，又舉賢良方正，並不起。自表就帝借書，帝送一車書與之。謐雖羸疾，而披閱不怠。初服寒食散，而性與之忤，每委頓不倫，嘗悲恚，叩刃欲自殺，叔母諫之而止。

　　濟陰太守蜀人文立，表以命士有贄為煩，請絕其禮幣，詔從之。謐聞而歎曰：「亡國之大夫不可與圖存，而以革歷代之制，其可乎！夫『束帛戔戔』，易之明義，玄纁（音燻）之贄，自古之舊也。故孔子稱夙夜強學以待問，席上之珍以待聘。士於是乎三揖乃進，明致之難也；一讓而退，明去之易也。若殷湯之於伊尹，文王之於太公，或身即莘野，或就載以歸，唯恐禮之不重，豈吝其煩費哉！且一禮不備，貞女恥之，況命

137

士乎！孔子曰：『賜也，爾愛其羊，我愛其禮。』棄之如何？政之失賢，於此乎在矣。」

咸寧初，又詔曰：「男子皇甫謐沈靜履素，守學好古，與流俗異趣，其以謐為太子中庶子。」謐固辭篤疾。帝初雖不奪其志，尋復發詔徵為議郎，又召補著作郎。司隸校尉劉毅請為功曹，並不應。著論為葬送之制，名曰篤終，曰：

玄晏先生以為存亡天地之定製，人理之必至也。故禮六十而制壽，至於九十，各有等差，防終以素，豈流俗之多忌者哉！吾年雖未制壽，然嬰疾彌紀，仍遭喪難，神氣損劣，困頓數矣。常懼天隕不期，慮終無素，是以略陳至懷。

夫人之所貪者，生也。所惡者，死也。雖貪，不得越期；雖惡，不可逃遁。人之死也，精歇形散，魂無不之，故氣屬於天；寄命終盡，窮體反真，故屍藏於地。是以神不存體，則與氣升降；屍不久寄，與地合形。形神不隔，天地之性也；屍與土並，反真之理也。今生不能保七尺之軀，死何故隔一棺之土？然則衣衾所以穢屍，棺槨所以隔真，故桓司馬石槨不如速朽；季孫璵璠（音於凡）比之暴骸；文公厚葬，春秋以為華元不臣；楊王孫親土，漢書以為賢於秦始皇。如令魂必有知，則人鬼異制，黃泉之親，死多於生，必將備其器物，用待亡者。今若以存況終，非即靈之意也。如其無知，則空奪生用，損之無益，而啟奸心，是招露形之禍，增亡者之毒也。

夫葬者，藏也。藏也者，欲人之不得見也。而大為棺槨，備贈存物，無異於埋金路隅而書表於上也。雖甚愚之人，必將笑之。豐財厚葬以啟奸心，或剖破棺槨，或牽曳形骸，或剝臂捋金環，或捫腸求珠玉。焚如之形（刑），不痛於是？自古及今，未有不死之人，又無不發之墓

也。故張釋之曰：「使其中有欲，雖固南山猶有隙；使其中無慾，雖無石
槨，又何戚焉！」斯言達矣，吾之師也。夫贈終加厚，非厚死也，生者
自為也。遂生意於無益，棄死者之所屬，知者所不行也。易稱「古之葬
者，衣之以薪，葬之中野，不封不樹」。是以死得歸真，亡不損生。

故吾欲朝死夕葬，夕死朝葬，不設棺槨，不加纏斂，不修沐浴，不
造新服，殯唅之物，一皆絕之。吾本欲露形入坑，以身親土，或恐人情
染俗來久，頓革理難，今故牷（音粗）為之制。奢不石槨，儉不露形。氣
絕之後，便即時服，幅巾故衣，以簾簾（音渠除）裹屍，麻約二頭，置屍
床上。擇不毛之地，穿坑深十尺，長一丈五尺，廣六尺，坑訖，舉床就
坑，去床下屍。平生之物，皆無自隨，唯齎（音機）孝經一卷，示不忘
孝道。簾簾之外，便以親土。土與地平，還其故草，使生其上，無種樹
木、削除，使生跡無處，自求不知。不見可欲，則奸不生心，終始無怵
惕，千載不慮患。形骸與後土同體，魂爽與元氣合靈，真篤愛之至也。
若亡有前後，不得移祔（音付）。祔葬自周公來，非古制也。舜葬蒼梧，
二妃不從，以為一定，何必周禮。無問師工，無信卜筮，無拘俗言，無
張神坐，無十五日朝夕上食。禮不墓祭，但月朔於家設席以祭，百日而
止。臨必昏明，不得以夜。制服常居，不得墓次。夫古不崇墓，智也。
今之封樹，愚也。若不從此，是戮屍地下，死而重傷。魂而有靈，則冤
悲沒世，長為恨鬼。王孫之子，可以為誠。死誓難違，幸無改焉！

而竟不仕。太康三年卒，時年六十八。子童靈、方回等遵其遺命。

謐所著詩賦誄頌論難甚多，又撰帝王世紀、年曆、高士、逸士、列
女等傳、玄晏春秋，並重於世。門人摯虞、張軌、牛綜、席純，皆為晉
名臣。

方回（即皇甫方回，皇甫謐之子）少遵父操，兼有文才。永嘉初，

博士徵，不起。避亂荊州，閉戶閒居，未嘗入城府。蠶而後衣，耕而後食，先人後己，尊賢愛物，南土人士咸崇敬之。刺史陶侃禮之甚厚。侃每造之，著素士服，望門輒下而進。王敦遣從弟廙（音義）代侃，遷侃為廣州。侃將詣敦，方回諫曰：「吾聞敵國滅，功臣亡。足下新破杜弢（音濤），功莫與二，欲無危，其可得乎！」侃不從而行。敦果欲殺侃，賴周訪獲免。廙既至荊州，大失物情，百姓叛廙迎杜弢。廙大行誅戮以立威，以方回為侃所敬，責其不來詣己，乃收而斬之。荊土華夷，莫不流涕。

## ◆ 二、葛洪

葛洪（西元 283-363 年），字稚川，自號抱樸子，晉代丹陽郡句容（今江蘇省句容縣）人。他出身於士族家庭，祖父葛系是東吳的大鴻臚，父親葛悌擔任過吳國的中書郎。到了葛洪時，家道漸衰。據《晉書·葛洪傳》記載，家裡無法供養葛洪唸書，於是葛洪白天到山裡砍柴賣錢，夜間則抄寫別人的書本，足見葛洪的精勤好學。即使家裡條件很差，他仍然堅持苦讀學習，時間久了，學問也大有長進。葛洪雖然為人較為木訥，亦不善言談，但為了尋求真諦，會不遠千里去拜訪名師。青年時，葛洪就對神仙導引很感興趣，於是跟隨叔祖父葛玄的弟子鄭隱學煉丹術。西元 303 年，葛洪因平息農民起義有功而被封為「關內侯」。後來，葛洪還拒絕了晉元帝（西元 317 年 -323 年在位）、晉成帝（西元 325-342 年在位）賞賜的高官厚祿，而一心致力於煉丹術的研究。

葛洪晚年在廣東的羅浮山中隱居，一邊煉丹，一邊著述，主要有《抱樸子》內外篇、《金匱藥方》（一作《玉函方》）、《肘備份急方》（簡稱《肘後方》）等。其中《肘後方》是《金匱藥方》的簡編，以便隨身攜

帶檢索，在傳染病方面，如狂犬病、恙蟲病、天花，具有較為科學的認
識。《肘後方》記載了人工呼吸法、洗胃術、救溺倒水法、腹穿放水法、
灌腸術、導尿法等急症治療技術，說明中國古代中醫學在急症治療方面
具有較高的水準。此外，該書在方藥、針灸等方面也有獨到的見解，如
最早記載了青蒿抗瘧、隔物灸。

## 附：《葛洪傳》（節選自《晉書》）

　　葛洪，字稚川，丹陽句容人也。祖系，吳大鴻臚（音盧）。父悌，吳
平後入晉，為邵陵太守。洪少好學，家貧，躬自伐薪以貿紙筆，夜輒寫
書誦習，遂以儒學知名。性寡慾，無所愛玩，不知棋局幾道，摴蒱（音
出蒲，古代博戲）齒名。為人木訥，不好榮利，閉門卻掃，未嘗交遊。
於餘杭山見何幼道、郭文舉，目擊而已，各無所言。時或尋書問義，不
遠數千里崎嶇冒涉，期於必得，遂究覽典籍，尤好神仙導養之法。從祖
玄，吳時學道得仙，號曰葛仙公，以其煉丹祕術授弟子鄭隱。洪就隱
學，悉得其法焉。後師事南海太守上黨鮑玄。玄亦內學，逆占將來，見
洪深重之，以女妻洪。洪傳玄業，兼綜練醫術，凡所著撰，皆精核是
非，而才章富贍。

　　太安中，石冰作亂。吳興太守顧祕為義軍都督，與周玘等起兵討
之，祕檄洪為將兵都尉，攻冰別率，破之，遷伏波將軍。冰平，洪不論
功賞，徑至洛陽，欲搜求異書以廣其學。

　　洪見天下已亂，欲避地南土，乃參廣州刺史嵇含軍事。及含遇害，
遂停南土多年，徵鎮檄命一無所就。後還鄉里，禮闢皆不赴。元帝為丞
相，闢為掾。以平賊功，賜爵關內侯。咸和初，司徒導召補州主簿，轉

司徒掾，遷諮議參軍。干寶深相親友，薦洪才堪國史，選為散騎常侍，領大著作，洪固辭不就。以年老，欲煉丹以祈遐壽，聞交阯（音止）出丹，求為句屬令。帝以洪資高，不許。洪曰：「非欲為榮，以有丹耳。」帝從之。洪遂將子姪俱行。至廣州，刺史鄧嶽留不聽去，洪乃止羅浮山煉丹。嶽表補東官太守，又辭不就。嶽乃以洪兄子望為記室參軍。在山積年，優遊閒養，著述不輟。其自序曰：

洪體乏進趣之才，偶好無為之業。假令奮翅則能陵屬玄霄，騁足則能追風躡景，猶欲戢勁翮於鷦鷯（音交豔）之群，藏逸跡於跛驢之伍，豈況大塊稟我以尋常之短羽，造化假我以至駑之蹇足？自卜者審，不能者止，又豈敢力蒼蠅而慕沖天之舉，策跛鱉而追飛兔之軌；飾嫫母之篤陋，求媒陽之美談；推沙礫之賤質，索千金於和肆哉！夫憔僥之步而企及誇父之蹤，近才所以躓（音質）礙也；要離之羸而強赴扛鼎之勢，秦人所以斷筋也。是以望絕於榮華之途，而志安乎窮坵之域；藜藿有八珍之甘，蓬蓽有藻梲之樂也。故權貴之家，雖咫尺弗從也；知道之士，雖艱遠必造也。考覽奇書，既不少矣，率多隱語，難可卒解，自非至精不能尋究，自非篤勤不能悉見也。

道士弘博洽聞者寡，而意斷妄說者眾。至於時有好事者，欲有所修為，倉卒不知所從，而意之所疑又無足諮。今為此書，粗舉長生之理。其至妙者不得宣之於翰墨，蓋粗言較略以示一隅，冀悱憤之徒省之可以思過半矣。豈謂暗塞必能窮微暢遠乎，聊論其所先覺者耳。世儒徒知服膺周孔，莫信神仙之書，不但大而笑之，又將謗毀真正。故予所著子言黃白之事，名曰內篇；其餘駁難通釋，名曰外篇，大凡內外一百一十六篇。雖不足藏諸名山，且欲緘之金匱，以示識者。

自號抱樸子，因以名書。其餘所著碑誄（音磊）詩賦百卷，移檄章表

三十卷，神仙、良吏、隱逸、集異等傳各十卷，又抄五經、史、漢、百家之言、方技雜事三百一十卷，金匱藥方一百卷，肘後要急方四卷。

洪博聞深洽，江左絕倫。著述篇章富於班馬，又精辯玄賾（音賾），析理入微。後忽與嶽疏云：「當遠行尋師，剋期便發。」嶽得疏，狼狽往別。而洪坐至日中，兀然若睡而卒，嶽至，遂不及見。時年八十一。視其顏色如生，體亦柔軟，舉屍入棺，甚輕，如空衣，世以為屍解得仙云。

史臣曰：景純篤志綿緗，洽聞強記，在異書而畢綜，瞻往滯而成釋；情源秀逸，思業高奇；襲文雅於西朝，振辭鋒於南夏，為中興才學之宗矣。夫語怪徵神，伎成則賤，前修貽訓，鄙乎茲道。景純之探策定數，考往知來，邁京管於前圖，軼梓灶於遐篆。而宦微於世，禮薄於時，區區然寄客傲以申懷，斯亦伎成之累也。若乃大塊流形，玄天賦命，吉凶修短，定乎自然。雖稽象或通，而厭勝難恃，稟之有在，必也無差，自可居常待終，頹心委運，何至銜刀被髮，遑遑於幽穢之間哉！晚抗忠言，無救王敦之逆；初慚智免，竟斃「山宗」之謀。仲尼所謂攻乎異端，斯害也已，悲夫！稚川束髮從師，老而忘倦。紬奇冊府，總百代之遺編；紀化仙都，窮九丹之祕術。謝浮榮而捐雜藝，賤尺寶而貴分陰，遊德棲真，超然事外。全生之道，其最優乎！

贊曰：景純通秀，夙振宏材。沈研鳥冊，洞曉龜枚。匪寧國釁，坐致身災。稚川優洽，貧而樂道。載範斯文，永傳洪藻。

## ── 第四節 ──

### 陶弘景、孫思邈

陶弘景歷經南朝宋、齊、梁三個朝代，在醫藥、養生、化學、煉丹、天文等諸多領域都有精深的研究，可謂「上知天文，下知地理」，乃中國古代文化之集大成者，更有「山中宰相」之美譽，《南史》、《梁書》均為其作傳。其在醫藥方面的主要成就是撰有《補闕肘後百一方》、《本草經集註》、《陶隱居本草》、《藥總訣》、《導引養生圖》、《養性延命錄》、《輔行訣臟腑用藥法要》等。孫思邈是隋唐時期著名的醫藥學家，精通經史，知曉百家，《舊唐書》、《新唐書》均有傳。他勤求古訓，博採群經，著《備急千金要方》、《千金翼方》，合稱《千金方》，被譽為「唐代醫學百科全書」，其本人則被後世尊為「藥王」。

### ◆ 一、陶弘景

陶弘景（西元 456-536 年），字通明，號華陽隱居、華陽真逸、華陽陶隱、華陽真人等，諡貞白先生，丹陽秣陵（今江蘇南京）人。陶弘景幼而好學，十歲時讀葛洪《神仙傳》，愛不釋手而晝夜鑽研，並立志研究養生之學。稍長一些，讀書萬餘卷，而且善於琴、棋，長於草書、隸書。還不到 20 歲，就被引薦給諸王做陪讀，任命為「奉朝請」。永明十年（西元 492 年），陶弘景上奏辭官，於江蘇句容句曲山（即茅山）華陽洞隱居，一心修道，精研道術與醫藥。梁武帝蕭衍（西元 502-549 年在

位）仰慕陶弘景的才識，多次邀請他出仕，但均被其拒絕。梁武帝並沒有因此而放棄，每當遇到國家大事時，都會派人送信給陶弘景，諮詢請教，這也就是「山中宰相陶弘景」的由來。

在道術方面，陶弘景主要整理並弘揚「上清經法」，總結上清教派的修煉技術，撰寫有關著作《真誥》、《登真隱訣》、《太清諸丹集要》、《養性延命錄》等，使「茅山」成了上清教派的核心。在醫藥方面，重點對《神農本草經》進行了整理研究，撰寫了《本草經集註》七卷。對葛洪《肘備份急方》進行了增補，編撰了《補闕肘後百一方》。此外，還有相關醫藥著作數十種，如《效驗施用藥方》、《服草木雜藥法》，可惜均已失傳。

《本草經集註》是在對《神農本草經》進行考訂的基礎上，結合《名醫別錄》的藥物記載以及陶弘景自身的用藥經驗編撰而成的，該書載藥七百三十種，按照「諸病通用藥」的方法進行分類，將七百三十味藥抽成玉石、草木、蟲魚、禽獸、果菜、米食及有名無用等七個大部。這種分類方法比《神農本草經》的上、中、下三品分類法有了很大的進步，並為後世本草學著作所沿用，如唐代的《新修本草》、宋代的《證類本草》。此外，該書對藥物的採收時間、產地、服藥法、藥物劑型、古今中藥度量衡等均有考訂，具有重要的參考價值。

## 附：《陶弘景傳》（節選自《梁書》）

陶弘景，字通明，丹陽秣陵人也。初，母夢青龍自懷而出，並見兩天人手執香爐來至其所，已而有娠，遂產弘景。幼有異操。年十歲，得葛洪神仙傳，晝夜研尋，便有養生之志。謂人曰：「仰青雲，睹白日，不覺為遠矣。」及長，身長七尺四寸，神儀明秀，朗目疏眉，細形長耳。

讀書萬餘卷。善琴棋，工草隸。未弱冠，齊高帝作相，引為諸王侍讀，除奉朝請。雖在朱門，閉影不交外物，唯以披閱為務。朝儀故事，多取決焉。永明十年，上表辭祿，詔許之，賜以束帛。及發，公卿祖之於徵虜亭，供帳甚盛，車馬填咽，咸雲宋、齊已來，未有斯事。朝野榮之。

於是止於句容之句曲山。恆曰：「此山下是第八洞宮，名金壇華陽之天，週迴一百五十里。昔漢有咸陽三茅君得道，來掌此山，故謂之茅山。」乃中山立館，自號華陽隱居。始從東陽孫遊嶽受符圖經法。遍歷名山，尋訪仙樂。每經澗谷，必坐臥其間，吟詠盤桓，不能已已。時沈約為東陽郡守，高其志節，累書要之，不至。

弘景為人，圓通謙謹，出處冥會，心如明鏡，遇物便了，言無煩舛，有亦輒覺。建武中，齊宜都王鏗為明帝所害，其夜，弘景夢鏗告別，因訪其幽冥中事，多說祕異，因著夢記焉。

永元初，更築三層樓，弘景處其上，弟子居其中，賓客至其下，與物遂絕，唯一家僮得侍其旁。特愛松風，每聞其響，欣然為樂。有時獨遊泉石，望見者以為仙人。

性好著述，尚奇異，顧惜光景，老而彌篤。尤明陰陽五行，風角星算，山川地理，方圖產物，醫術本草。著帝代年曆，又嘗造渾天象，云「修道所須，非止史官是用」。

義師平建康，聞議禪代，弘景援引圖讖，數處皆成「梁」字，令弟子進之。高祖既早與之遊，及即位後，恩禮逾篤，書問不絕，冠蓋相望。

天監四年，移居積金東澗。善辟穀導引之法，年逾八十而有壯容。深慕張良之為人，云「古賢莫比」。曾夢佛授其菩提記，名為勝力菩薩。乃詣鄮（音貿）縣阿育王塔自誓，受五大戒。後太宗臨南徐州，欽其風素，召至後堂，與談論數日而去，太宗甚敬異之。大通初，令獻二刀於

高祖，其一名善勝，一名成勝，併為佳寶。

　　大同二年，卒，時年八十五。顏色不變，屈申如恆。詔贈中散大夫，諡曰貞白先生，仍遣舍人監護喪事。弘景遺令薄葬，弟子遵而行之。

## ◆ 二、孫思邈

　　孫思邈（西元 581-682 年，圖 4-4），唐代京兆華原（今陝西省銅川市耀州區孫家塬）人。北宋崇寧三年（西元 1104 年）被敕為「妙應真人」。孫思邈自幼多病而竭盡家產，但卻沒有放棄學習，博涉經史及各家學術，被稱為「聖童」。可能是與自身體弱多病有關，孫思邈淡泊名利，潛心醫學，拒絕了周宣帝（西元 578-579 年在位）、唐太宗（西元 626-649 年在位）、唐高宗（西元 650-683 年在位）等的徵召。他刻苦鑽研醫學，修道煉丹，親自採藥製藥，為人們治病，累積了豐富的醫藥知識。作為醫者，行醫過程中也收穫了豐富的人生經歷，與太醫令謝季卿，針灸學家甄權、甄立言，養生名士孟詵，醫藥學家韋慈藏，知名學士魏徵、宋令文、盧照鄰等關係密切。

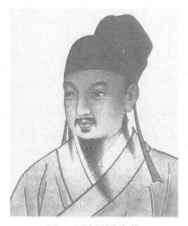

圖 4-4 孫思邈畫像

　　他晚年隱居於陝西省銅川市耀州區五臺山（後為紀念孫思邈，改名為「藥王山」），繼續懸壺濟世並專心著述，撰寫醫書三十餘部，可惜多亦亡佚。其所撰《備急千金要方》、《千金翼方》各三十卷，成為後世學醫者的必讀之書，為中醫學的傳承與發展作出了重大貢獻。《備急千金要方》成書於永徽三年（西元 652 年），當時孫思邈已經七十一歲，他認為「人命至貴，有貴千金，一方濟之，德逾於此」，故以「千金」為名。而後他繼續鑽研，又集三十年的臨床經驗與學習，完成《千金翼方》的撰寫，以補《備急千金要方》之不足。「翼方」取「羽翼交飛」之義，如《易傳》又名《十翼》。

　　《備急千金要方》分二百三十二門，載方四千五百餘，涉及內科、外科、婦科、產科、兒科、五官科、針灸、按摩、急救、脈學、解毒、食治等內容。《千金翼方》載方兩千餘，大篇幅記載了本草、傷寒、中風、雜病、瘡癰等內容，對《備急千金要方》所論不足進行了補充。後世遂將二書合稱為《千金方》。整體來說，《千金方》載方六千五百餘，乃集唐以前醫方之大成，為後世保留了大量醫方，為方劑學的發展提供了基礎。宋人葉夢得在《避暑錄話》中評價說：「妙盡古今方書之要……今通天下言醫者，皆以二書為司命。」

　　在藥物學方面，《千金方》記載藥物八百餘種，記錄了一百三十三個州的五百一十九種道地藥材，詳細論述了藥物產地、採收時節、採收部位、加工炮製、性味功效、主治病症以及藥物別名等。這當與孫思邈身處於「秦地無閒草」的秦嶺巴山有關，這裡的藥材品種極為豐富，堪稱天然的藥庫。無怪後世稱孫思邈為「藥王」。

　　在臨床上，孫思邈極為重視婦、兒疾病，並將婦兒病列於卷首，系統歸納了婦人、小兒的生理病理特點及其常見病的診治，為後世婦科、

兒科的確立提供了基礎。古人將「女性」稱為「千金」，故有人認為書名或與孫思邈重視婦兒病有關。在針灸方面，他主張針藥並用，「若針而不灸，灸而不針，皆非良醫也；針灸不藥，藥不針灸，尤非良醫也」。

在食療方面，孫思邈極為倡導「食療」之法，並專門設有「食治」門，記錄了用動物肝臟治療夜盲症，用谷白皮煎湯、煮粥可以預防腳氣，不僅有效還很安全。

在養生方面，孫思邈從養性、勞形、房中、禁忌、按摩等方面建構了一套較為完善的養生學體系。難能可貴的是，在《備急千金要方》的總論中，「大醫習業」篇論述了業醫者若想成為「大醫」，不僅要熟悉《素問》、《甲乙》、《黃帝針經》等醫學典籍，還要涉獵易學、五經、三史、諸子、佛典、道家、天文曆法等方面的知識。「大醫精誠」篇則闡述了業醫者的職業道德規範，不僅要精通醫術，還必須誠心救人，具有高尚的品德，曰：「凡大醫治病，必當安神定志，無慾無求，先發大慈惻隱之心，誓願普救含靈之苦。若有疾厄來求救者，不得問其貴賤貧富，長幼妍蚩，怨親善友，華夷愚智，普同一等，皆如至親之想。亦不得瞻前顧後，自慮吉凶，護惜身命。見彼苦惱，若己有之，深心悽愴。勿避險巇、晝夜寒暑、飢渴疲勞，一心赴救，無作功夫形跡之心。如此可為蒼生大醫，反此則是含靈巨賊。」

## 附：《孫思邈傳》（節選自《舊唐書》）

　　孫思邈，京兆華原人也。七歲就學，日誦千餘言。弱冠，善談莊、老及百家之說，兼好釋典。洛州總管獨孤信見而嘆曰：「此聖童也。但恨其器大，適小難為用也。」周宣帝時，思邈以王室多故，乃隱居太白山。隋文帝輔政，徵為國子博士，稱疾不起。嘗謂所親曰：「過五十年，當有

聖人出，吾方助之以濟人。」及太宗即位，召詣京師，嗟其容色甚少，謂曰：「故知有道者誠可尊重，羨門、廣成，豈虛言哉！」將授以爵位，固辭不受。顯慶四年，高宗召見，拜諫議大夫，又固辭不受。

上元元年，辭疾請歸，特賜良馬，及鄱陽公主邑司以居焉。當時知名之士宋令文、孟詵、盧照鄰等，執師資之禮以事焉。思邈嘗從幸九成宮，照鄰留在其宅。時庭前有病梨樹，照鄰為賦，其序曰：「癸酉之歲，餘臥疾長安光德坊之官舍。父老云：『是鄱陽公主邑司。昔公主未嫁而卒，故其邑廢。』時有孫思邈處士居之。邈道合古今，學殫數術。高談正一，則古之蒙莊子；深入不二，則今之維摩詰耳。其推步甲乙，度量乾坤，則洛下閎、安期先生之儔（音愁）也。」照鄰有惡疾，醫所不能愈，乃問思邈：「名醫愈疾，其道何如？」思邈曰：「吾聞善言天者，必質之於人；善言人者，亦本之於天。天有四時五行，寒暑疊代，其轉運也，和而為雨，怒而為風，凝而為霜雪，張而為虹霓，此天地之常數也。人有四支五藏，一覺一寢，呼吸吐納，精氣往來，流而為榮衛，彰而為氣色，發而為音聲，此人之常數也。陽用其形，陰用其精，天人之所同也。及其失也，蒸則生熱，否則生寒，結而為瘤贅，陷而為癰疽，奔而為喘乏，竭而為焦枯，診發乎面，變動乎形。推此以及天地亦如之。故五緯盈縮，星辰錯行，日月薄蝕，孛彗飛流，此天地之危診也。寒暑不時，天地之蒸否也；石立土踊，天地之瘤贅也；山崩土陷，天地之癰疽也；奔風暴雨，天地之喘乏也；川瀆竭涸，天地之焦枯也。良醫導之以藥石，救之以針劑，聖人和之以至德，輔之以人事，故形體有可愈之疾，天地有可消之災。」又曰：「膽欲大而心欲小，智欲圓而行欲方。詩曰：『如臨深淵，如履薄冰』，謂小心也；『糾糾武夫，公侯干城』，謂大膽也。『不為利回，不為義疚』，行之方也；『見機而作，不俟終日』，智之圓也。

思邈自云開皇辛酉歲生，至今年九十三矣，詢之鄉里，咸云數百歲人。話周、齊間事，歷歷如眼見，以此參之，不啻百歲人矣。然猶視聽不衰，神采甚茂，可謂古之聰明博達不死者也。

初，魏徵等受詔修齊、梁、陳、周、隋五代史，恐有遺漏，屢訪之，思邈口以傳授，有如目睹。東臺侍郎孫處約將其五子俍（音挺）、儆、俊、佑、佺以謁思邈，思邈曰：「俊當先貴；佑當晚達；佺最名重，禍在執兵。」後皆如其言。太子詹事盧齊卿童幼時，請問人倫之事，思邈曰：「汝後五十年位登方伯，吾孫當為屬吏，可自保也。」後齊卿為徐州刺史，思邈孫溥果為徐州蕭縣丞。思邈初謂齊卿之時，溥猶未生，而預知其事。凡諸異跡，多此類也。

永淳元年卒。遺令薄葬，不藏冥器，祭祀無牲牢。經月餘，顏貌不改，舉屍就木，猶若空衣，時人異之。自注老子、莊子，撰千金方三十卷，行於代。又撰福祿論三卷，攝生真錄及枕中素書、會三教論各一卷。

子行，天授中為鳳閣侍郎。

# 第五節
## 龐安時、錢乙

龐安時是宋代著名醫家，被譽為「北宋醫王」。他醫術精湛，醫德高尚，能急病人之所急。龐安時不僅能融會《靈樞》、《太素》、《針灸甲

乙經》等各家經典，闡發新意，還十分擅長「傷寒」之學。蘇軾贊其曰
「精於傷寒，妙得長沙遺旨」，《宋史》為其立傳。錢乙是宋代著名的兒
科醫家，被授予翰林醫學士，擔任過「太醫院丞」。他所撰寫的《小兒藥
證直訣》是中國現存的第一部兒科學專著，補陰名方「六味地黃丸」（原
名「地黃圓」）就出自此書。由於錢乙的兒科學成就，後世尊稱其為「兒
科之聖」、「幼科之鼻祖」，《宋史》亦為其立傳。

## ◆ 一、龐安時

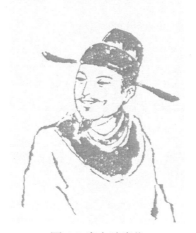

圖 4-5 龐安時畫像

　　龐安時（西元 1042-1099 年，圖 4-5），字安常，號蘄水道人，蘄州
蘄水（今湖北省黃岡市浠水縣）人。他出身於醫學世家，博覽醫書，精
於傷寒，不僅醫術精湛，而且醫德高尚。他為遠道慕名而來求醫的人安
置了房舍以便於醫治，被認為是中國最早的私人「住院部」。蘇軾評價龐
氏說：「龐安常為醫，不志於利。」據文獻記載，龐安時所著醫書有《傷
寒總病論》、《難經辨》、《脈法》、《主對集》、《本草補遺》、《驗方書》、

《龐氏家藏祕寶方》，但僅《傷寒總病論》存世，其餘均已佚失。

　　龐安時一生淡泊名利，潛心鑽研岐黃之術。因其博學且醫術高超，與蘇軾、黃庭堅、張耒（音磊）等均有來往，尤其與蘇軾交往甚密。據《東坡志林》記載，龐安時用針灸治癒了蘇東坡「臂腫」之疾。病癒之後，二人同遊清泉寺。此後，二人成了摯友。除自身醫術精湛外，龐安時還廣收弟子，其中名氣較大的有王實、張擴、胡洞微、魏炳、李幾道等。龐安時代表作《傷寒總病論》約成書於北宋元符三年（1100 年）。全書共分六卷，總計六十八篇，另有蘇軾序言兩篇和黃庭堅序言一篇，是一部有創見的傷寒學專著，如在寒毒、溫病（傳染病）等方面均有創新，具有較高的臨床參考價值。


## 附：《龐安時傳》（節選自《宋史》）

　　龐安時，字安常，蘄州蘄水人。兒時能讀書，過目輒記。父，世醫也，授以脈訣。安時曰：「是不足為也。」獨取黃帝、扁鵲之脈書治之，未久，已能通其說，時出新意，辨詰不可屈，父大驚，時年猶未冠。已而病聵，乃益讀靈樞、太素、甲乙諸祕書，凡經傳百家之涉其道者，靡不通貫。嘗曰：「世所謂醫書，予皆見之，唯扁鵲之言深矣。蓋所謂難經者，扁鵲寓術於其書，而言之不詳，意者使後人自求之歟！予之術蓋出於此。以之視淺深，決死生，若合符節。且察脈之要，莫急於人迎、寸口。是二脈陰陽相應，如兩引繩，陰陽均，則繩之大小等。故定陰陽於喉、手，配覆溢於尺、寸，寓九候於浮沉，分四溫於傷寒。此皆扁鵲略開其端，而予參以內經諸書，考究而得其說。審而用之，順而治之，病不得逃矣。」又欲以術告後世，故著難經辨數萬言。觀草木之性與五藏

之宜，秩其職任，官其寒熱，班其奇偶，以療百疾，著主對集一卷。古今異宜，方術脫遺，備陰陽之變，補仲景論。藥有後出，古所未知，今不能辨，嘗試有功，不可遺也，作本草補遺。

為人治病，率十愈八九。踵門求診者，為闢邸舍居之，親視饘（音沾）粥、藥物，必愈而後遣；其不可為者，必實告之，不復為治。活人無數。病家持金帛來謝，不盡取也。

嘗詣舒之桐城，有民家婦孕將產，七日而子不下，百術無所效。安時之弟子李百全適在傍舍，邀安時往視之。才見，即連呼不死，令其家人以湯溫其腰腹，自為上下拊（音撫）摩。孕者覺腸胃微痛，呻吟間生一男子。其家驚喜，而不知所以然。安時曰：「兒已出胞，而一手誤執母腸不復能脫，故非符藥所能為。吾隔腹捫兒手所在，針其虎口，既痛即縮手，所以遽（音巨）生，無他術也。」取兒視之，右手虎口針痕存焉。其妙如此。

有問以華佗之事者，曰：「術若是，非人所能為也。其史之妄乎！」年五十八而疾作，門人請自視脈，笑曰：「吾察之審矣。且出入息亦脈也，今胃氣已絕。死矣。」遂屏卻藥餌。後數日，與客坐語而卒。

## ◆ 二、錢乙

錢乙（約西元 1035-1117 年，圖 4-6），字仲陽，北宋鄆州（今山東省東平縣）人。他三歲時，母親去世，父親又嗜酒喜遊，東遊海上追求成仙之術而不返，故由其姑母收養。後隨姑父呂氏學醫，並繼承其醫業，尤擅長兒科疾病治療。北宋元豐（西元 1078-1085 年）年間，錢乙因治癒長公主之女而被授予醫官「翰林醫學」，後又以黃土湯治癒宋神宗第九子趙佖（音必）的病，被提拔為太醫局丞。錢乙治學嚴謹，即所謂「為方不名一

師，於書無不窺，不靳靳守古法」（《宋史·錢乙傳》），可歸納為三法：
一是多向名師、名家請教；二是廣泛閱讀醫籍；三是不可拘泥於古法。
其著作有《傷寒論指微》五卷、《嬰孺論》百篇，但二書已經亡佚。現存
《小兒藥證直訣》三卷，主要由他的學生閻孝忠整理編輯而成，收錄了錢
乙的醫學理念和臨床經驗，是中國現存第一部完整而系統的兒科專著。
《四庫全書總目提要》評價曰：「小兒經方，千古罕見，自乙始別為專門，
而其書亦為幼科之鼻祖。後人得其緒論，往往有回生之功。」

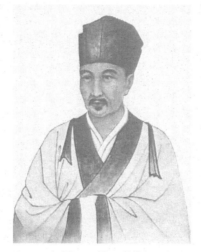

圖 4-6 錢乙畫像

　　錢乙在繼承《黃帝內經》以及歷代醫家學說的基礎上，結合自身的
小兒科臨床實踐，提出了諸多創見。在生理病理方面，認為小兒具有臟
腑柔弱、血氣未實的生理特點和易虛易實、易寒易熱的病理特點，主張
以「柔潤」為治療原則，反對「妄攻誤下」。如果一定須用下法時，則
「量其大小虛實而下之」，並常用益黃散等和胃之劑善後。錢乙善於化裁
古方，大膽創新方，所創方劑至今仍廣泛應用於臨床，如六味地黃丸、
異功散、導赤散、升麻葛根湯，皆成為後世經典名方。

　　兒科在古代亦稱為「啞科」，主要因為孩童難以清楚地描述自己的病情，因此兒科病症難以診治。針對這一難題，錢乙進一步發展了兒科望診，提出「面上證」和「目內證」。面上證：左腮為肝，右腮為肺，額上為心，鼻為脾，頦為腎。目內證：赤者心熱，淡紅者心虛熱；青者肝熱，淺淡者虛；黃者脾熱；無精光者腎虛。他還歸納了常見的六種兒科脈象：脈亂不治，氣不和弦急，傷食沉緩，虛驚促急，風浮，冷沉細。錢乙又在《黃帝內經》、《難經》、《金匱要略》、《千金方》等論述臟腑分證的基礎上，確立了兒科五臟辨證綱領，即「心主驚，肝主風，脾主困，肺主喘，腎主虛」。此外，他還明確了兒科常見傳染病，包括天花、麻疹、水痘的鑑別診斷；區別了「驚」和「癇」的不同，並將「驚風」分為急驚風和慢驚風，提出「急驚宜服涼瀉之藥，慢驚宜服溫補之方」。總而言之，錢乙當為中國兒科學之奠基人。

## 附：《錢乙傳》（節選自《宋史》）

　　錢乙，字仲陽，本吳越王俶支屬，祖從北遷，遂為鄆州人。父穎善醫，然嗜酒喜遊，一旦，東之海上不反。乙方三歲，母前死，姑嫁呂氏，哀而收養之，長誨之醫，乃告以家世。即泣，請往跡尋，凡八九反。積數歲，遂迎父以歸，時已三十年矣。鄉人感慨，賦詩詠之。其事呂如事父，呂沒無嗣，為收葬行服。

　　乙始以《顱　方》著名，至京師視長公主女疾，授翰林醫學。皇子病瘈瘲（音赤縱，意指痙攣、抽搐），乙進黃土湯而愈。神宗召問黃土所以愈疾狀，對曰：「以土勝水，水得其平，則風自止。」帝悅，擢（音濁）太醫丞，賜金紫。由是公卿宗戚家延致無虛日。

廣親宗子病，診之曰：「此可毋藥而愈。」其幼在傍，指之曰：「是且暴疾驚人，後三日過午，可無恙。」其家恚，不答。明日，幼果發癇甚急，召乙治之，三日愈。問其故，曰：「火色直視，心與肝俱受邪。過午者，所用時當更也。」王子病嘔洩，他醫與剛劑，加喘焉。乙曰：「是本中熱，脾且傷，奈何復燥之？將不得前後溲。」與之石膏湯，王不信，謝去。信宿浸劇，竟如言而效。

士病咳，面青而光，氣哽哽。乙曰：「肝乘肺，此逆候也。若秋得之，可治；今春，不可治。」其人祈哀，強予藥。明日，曰：「吾藥再瀉肝，而不少卻；三補肺，而益虛；又加唇白，法當三日死。今尚能粥，當過期。」居五日而絕。

孕婦病，醫言胎且墮。乙曰：「娠者五藏傳養，率六旬乃更。誠能候其月，偏補之，何必墮？」已而母子皆得全。又乳婦因悸而病，既愈，目張不得瞑。乙曰：「煮郁李酒飲之使醉，即愈。所以然者，目系內連肝膽，恐則氣結，膽衡不下。郁李能去結，隨酒入膽，結去膽下，則目能瞑矣。」飲之，果驗。

乙本有羸疾，每自以意治之，而後甚，嘆曰：「此所謂周痺也。入藏者死，吾其已夫。」既而曰：「吾能移之使在末。」因自製藥，日夜飲之。左手足忽攣不能用，喜曰：「可矣！」所親登東山，得茯苓大逾鬥。以法啖之盡，由是雖偏廢，而風骨悍堅如全人。以病免歸，不復出。

乙為方不名一師，於書無不窺，不靳靳守古法。時度越縱舍，卒與法會。尤邃本諸書，辨正闕誤。或得異藥，問之，必為言生出本末、物色、名貌差別之詳，退而考之皆合。末年攣痺寖劇，知不可為，召親戚訣別，易衣待盡，遂卒，年八十二。

─ **第六節** ─
### 劉完素、張元素、張從正

　　劉完素、張元素、張從正均為金代著名醫家，《金史》載有三人傳記。劉完素主要提出「六氣皆從火化」的觀點，擅長用「寒涼」治療火熱病，被稱為「寒涼派」，又因其為河間人而被稱為「河間學派」。張元素是易水學派的創始人，創立了較為系統的「臟腑寒熱虛實辨證」體系。他提出「運氣不齊，古今異軌，古方新病，不相能也」的觀點，是一種尊重實踐、勇於破舊立新，號召醫家治病時辨證論治，倡導不可膠柱鼓瑟、不可執方昧法的創新思維。張從正私淑於劉完素，主張「邪去則正安」，治病首先應當「攻邪」，運用「汗吐下」，即發汗、催吐、瀉下三法，克制病邪，被稱為「攻邪派」。

### ◆ 一、劉完素

　　劉完素（約西元 1110-1200 年，圖 4-7），字守真，號通玄處士，金代河間（今河北省河間縣）人，被稱為劉河間、河間先生。關於他的學醫經歷，有「嘗遇異人」之說。據《金史‧劉完素傳》記載，他曾遇到一位「異人」陳先生，陳拿酒給劉完素喝，並把他灌醉了。等劉完素酒醒之後，便覺得自己對醫學有了透澈的理解，如同有人指點、傳授過一般。這當然帶有神祕色彩，不足為信，但也從一個側面反映出，正是由

於大家對劉完素醫術的認可，才會創造出具有傳奇色彩的學醫故事。他的著作有《素問玄機原病式》、《醫方精要宣明論》、《三消論》、《素問病機氣宜保命集》（作者仍有待考證），而《傷寒直格》、《傷寒醫鑑》、《傷寒心要》、《傷寒標本心法類萃》等書雖署其名，但當為後人所著。劉完素一生為百姓治病，不受金代朝廷徵召，深受人們的愛戴。後人為了紀念他，在河間縣城東的劉守村建有墳墓和廟宇。明正德二年（西元1507年），敕封劉完素為「劉守真君」。

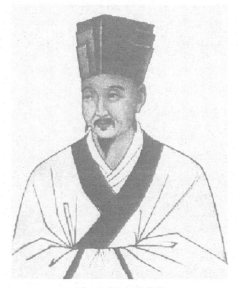

圖 4-7 劉完素畫像

劉完素生長於動亂年代，經歷了異族入侵、天災人禍、疫癘流行，因此立志學習醫藥。他精研《黃帝內經》，致力於病機理論的研究，提出了「臟腑六氣病機說」。又根據《黃帝內經》中有關「玄府」的論述，提出「玄府氣液說」，主張開發鬱結，宣通氣液。在多年的臨床實踐的基礎上，劉完素認為「火熱」是導致人體疾病的重要因素，因此提出了「六

氣皆從火化」、「五志過極皆為熱象」、「六經傳受皆為熱證」等觀點，即所謂「火熱論」。在治療上，劉完素重視降心火、益腎水，善於使用「寒涼」藥物，開創了「寒涼派」。劉完素創製的防風通聖散、雙解散、涼膈散等，為後世所習用，在外感熱病的治療方面具有突出療效，推動了溫病學的發展。此外，他還在運氣學說、「亢害承製」理論等方面頗有見解。《四庫全書提要》對其評價：「作是書，亦因地因時，各明一義，補前人所未及。」

## 附：《劉完素傳》（節選自《金史》）

　　劉完素，字守真，河間人。嘗遇異人陳先生，以酒飲守真，大醉，及寤洞達醫術，若有授之者。乃撰運氣要旨論、精要宣明論，慮庸醫或出妄說，又著素問玄機原病式，特舉二百八十八字，注二萬餘言。然好用涼劑，以降心火、益腎水為主。自號「通元處士」雲。

## ◆ 二、張元素

　　張元素（生卒年月不詳，約生活於 12 世紀），字潔古，金代易州（今河北省易縣）人。他原本致力於考進士，但因犯廟諱（封建時代稱皇帝父祖的名諱）而落榜，於是放棄考科舉，而專心學習醫藥。據《金史》記載，張元素因治癒劉完素所患「傷寒」而聲名顯世，劉完素大服其能。在治學上，張元素提出「運氣不齊，古今異軌，古方新病，不相能也」（《金史》）的觀點，其文意為古時候的方劑不適用於現今的疾病。正如《醫學啟源·張序》記載：「潔古治病，不用古方，但云，古方

新病，甚不相宜，反以害人。每自從病處方，刻期見效，藥下如攫，當時目之日神醫。」張元素這種創新思想，亦對當代中醫學者有所啟示。張元素著作頗多，現存有《醫學啟源》、《珍珠囊》、《臟腑標本寒熱虛實用藥式》、《潔古家珍》，而《醫方》、《藥注難經》、《潔古本草》、《產育保生方》、《補闕錢氏方》等已經佚失。傳其學者有李杲、王好古、羅天益、張璧等。

張元素以臟腑為中心，詳細論述臟腑的生理、虛實寒熱、脈證、常用方藥以及演變和預後，總結成一套完整的臟腑辨證體系。他又對藥物的氣味厚薄與升降沉浮、藥類法象、苦欲補瀉、藥物歸經等進行了深入的研究和發揮，豐富了中藥學理論，同時還重視扶養脾胃，確定了治脾宜守、宜補、宜升，治胃宜和、宜攻、宜降的治療原則。總之，張元素在前人研究的基礎上，結合自身的臨床經驗，形成了獨具特色的「易水學派」。李時珍曾評價他，「大揚醫理，《靈》、《素》之下，一人而已」，足見評價之高。後世宗其學者的李杲，創立了「補土派」，趙獻可、張景嶽等開創了「溫補派」，可見張元素的影響極為深遠。可以說，「易水」與「河間」兩大醫學學派的創立，開創了中國醫學學派爭鳴的先聲，為後世學派的發展奠定了基礎。

## 附：《張元素傳》（節選自《金史》）

張元素，字潔古，易州人。八歲試童子舉。二十七試經義進士，犯廟諱下第。乃去學醫，無所知名，夜夢有人用大斧長鑿鑿心開竅，納書數卷於其中，自是洞徹其術。河間劉完素病傷寒八日，頭痛脈緊，嘔逆不食，不知所為。元素往候，完素面壁不顧，元素曰：「何見待之卑如此

哉。」既為診脈，謂之曰：「脈病云云，」曰：「然。」「初服某藥，用某味乎？」曰：「然。」元素曰：「子誤矣。某味性寒，下降走太陰，陽亡汗不能出。今脈如此，當服某藥則效矣。」完素大服，如其言遂愈，元素自此顯名。

平素治病不用古方，其說曰：「運氣不齊，古今異軌，古方新病不相能也。」自為家法雲。

## ◆ 三、張從正

張從正（西元 1156-1228 年），字子和，號戴人，金代睢州考城（今河南省蘭考縣）人。又因其曾在宛丘（今河南省淮陽縣東南）住過很長一段時間，亦有人稱之為「宛丘」。他曾於興定（西元 1217-1222 年）年間擔任過金廷的太醫，但不久便辭去了。據《金史》記載，「張從正精於醫，貫穿《素》、《難》之學，其法宗劉守真，用藥多寒涼，然起疾救死多取效」，可知其學宗於劉完素，亦善於使用寒涼藥物。在臨床中，張從正重視「祛邪」，精於使用汗、吐、下三種祛邪法。他著有《儒門事親》一書，其中有些內容由時人麻九疇、常仲明編輯而成。傳張從正之學者有麻九疇、常德（常仲明之子）、李子範等。

張從正潛心研究《黃帝內經》、《傷寒論》等醫經之旨，提出「夫病之一物，非人身素有之也，或自外而入，或由內而生，皆邪氣也。邪氣加諸身，速攻之可也，速去之可也」，即所謂「邪去則正安」。不論是內因還是外因，治病應首先攻擊病邪，主張發汗、催吐、瀉下，即「所論三法，至精至熟，有得無失，所以敢為來者言也」（《儒門事親》），大大豐富了三法的理論內涵與臨床運用，開創了「攻邪派」。後人認為張從正祛邪三法的觀點有些偏激，因而後世遵其法者較少。此外，張從正還

重視食療補虛，「養生當論食補，治病當論藥攻」（《儒門事親》），攻邪不可傷敗胃氣；強調情志療法，「悲可以治喜，怒可以治思，思可以治恐」，在醫學心理學方面具有一定的貢獻。

## 附：《張從正傳》（節選自《金史》）

張從正，字子和，睢州考城人。精於醫，貫穿難、素之學，其法宗劉守真，用藥多寒涼，然起疾救死多取效。古醫書有汗下吐法，亦有不當汗者汗之則死，不當下者下之則死，不當吐者吐之則死，各有經絡脈理，世傳黃帝、岐伯所為書也。從正用之最精，號「張子和汗下吐法」。妄庸淺術習其方劑，不知察脈原病，往往殺人，此庸醫所以失其傳之過也。其所著有「六門、二法」之目，存於世雲。

# 第七節
## 李杲、朱震亨

李杲是金元時期著名醫家，師從易水學派創始人張元素，《元史》、《新元史》為其作傳。他提出「內傷脾胃，百病由生」的觀點，創立脾胃內傷學說，主張補益脾胃，被稱為「補土派」。朱震亨是元代著名醫學家，其效如桴鼓，被稱為朱一貼、朱半仙，《新元史》為其作傳。他倡

導「陽常有餘，陰常不足」之說，提出了「相火論」，即認為人體陰精難以充足，而相火妄動，治病須以「滋陰降火」為主，被稱為「滋陰派」。《四庫全書總目提要‧子部‧醫家類》提出，「儒之門戶分於宋，醫之門戶分於金元」，就是說中醫學發展到金元時期，逐漸形成了極具代表性的四個醫學流派，即「金元四大家」，劉完素的「寒涼派」、張從正的「攻下派」、李杲的「補土派」和朱震亨的「滋陰派」。

## ◆ 一、李杲

李杲（西元 1180-1251 年），字明之，晚號東垣老人，世稱「東垣先生」，金代真定（今河北省正定縣）人。他出身於豪門貴族，書香門第，飽讀詩書。二十歲時，因母親死於庸醫之手而立志學醫。李杲聽說易州張元素醫術高超，於是捐千金從之學醫，並盡得其傳。曾以進納得官，監察濟源的稅收，但不久就退居家中。李杲著有《內外傷辨惑論》、《脾胃論》、《蘭室祕藏》等，提出「內傷脾胃，百病由生」的觀點，形成脾胃內傷學說，被稱為「補土派」。王好古、羅天益傳李杲之學。

李杲在繼承張元素臟腑辨證的基礎上，結合《黃帝內經》、《難經》等醫經理論，闡發脾胃與元氣的關係，提出脾胃為元氣的根本，強調脾胃為精氣升降之樞紐。在治療內傷熱中證方面，提出了甘溫除熱和昇陽散火之法，創製的補中益氣湯、昇陽散火湯、補脾胃瀉陰火昇陽湯，至今仍具有重要的臨床價值。李杲之所以重視脾胃，當與其所處的客觀環境有關，其時正值金廷與蒙古對戰時期，人民生活困苦，精神恐懼，飽受飢餓，容易出現脾胃內傷病症。此外，據《元史》記載，「其學於傷寒、癰疽、眼目病為尤長」，並附案例，且多為疑難重症，所以時人把他當作「神醫」看待。

## 附：《李杲傳》（節選自《元史》）

李杲，字明之，鎮人也，世以貲雄鄉里。杲幼歲好醫藥，時易人張元素以醫名燕趙間，杲捐千金從之學，不數年，盡傳其業。家既富厚，無事於技，操有餘以自重，人不敢以醫名之。大夫士或病其資性高謇，少所降屈，非危急之疾，不敢謁也。其學於傷寒、癰疽、眼目病為尤長。

北京人王善甫，為京兆酒官，病小便不利，目睛凸出，腹脹如鼓，膝以上堅硬欲裂，飲食且不下，甘淡滲洩之藥皆不效。杲謂眾醫曰：「疾深矣。內經有之：膀胱者，津液之府，必氣化乃出焉。今用滲洩之劑而病益甚者，是氣不化也。啟玄子云：『無陽者陰無以生，無陰者陽無以化。』甘淡滲洩皆陽藥，獨陽無陰，其欲化得乎？」明日，以群陰之劑投，不再服而愈。

西臺掾蕭君瑞，二月中病傷寒發熱，醫以白虎湯投之，病者面黑如墨，本證不復見，脈沉細，小便不禁。杲初不知用何藥，及診之，曰：「此立夏前誤用白虎湯之過。白虎湯大寒，非行經之藥，止能寒腑藏，不善用之，則傷寒本病隱曲於經絡之間。或更以大熱之藥救之，以苦陰邪，則他證必起，非所以救白虎也。有溫藥之昇陽行經者，吾用之。」有難者曰：「白虎大寒，非大熱何以救，君之治奈何？」杲曰：「病隱於經絡間，陽不升則經不行，經行而本證見矣。本證又何難焉。」果如其言而愈。

魏邦彥之妻，目翳暴生，從下而上，其色綠，腫痛不可忍。杲云：「翳從下而上，病從陽明來也。綠非五色之正，殆肺與腎合而為病邪。」乃瀉肺腎之邪，而以入陽明之藥為之使。既效矣，而他日病復作者三，

其所從來之經，與色各異。乃曰：「諸脈皆屬於目，脈病則目從之。此必經絡不調，經不調，則目病未已也。」問之果然，因如所論而治之，疾遂不作。

馮叔獻之姪櫟，年十五六，病傷寒，目赤而頓渴，脈七八至，醫欲以承氣湯下之，已煮藥，而杲適從外來，馮告之故。杲切脈，大駭曰：「幾殺此兒。內經有言：『在脈，諸數為熱，諸遲為寒。』今脈八九至，是熱極也。而會要大論云：『病有脈從而病反者何也？脈而從，按之不鼓，諸陽皆然。』此傳而為陰證矣。令持姜、附來，吾當以熱因寒用法處之。」藥未就而病者爪甲變，頓服者八兩，汗尋出而愈。

陝帥郭巨濟病偏枯，二指著足底不能伸，杲以長針灸骽中，深至骨而不知痛，出血一二升，其色如墨，又且謬刺之。如此者六七，服藥三月，病良已。

裴擇之妻病寒熱，月事不至者數年，已喘嗽矣。醫者率以蛤蚧、桂、附之藥投之，杲曰：「不然，夫病陰為陽所搏，溫劑太過，故無益而反害。投以寒血之藥，則經行矣。」已而果然。杲之設施多類此。當時之人，皆以神醫目之。所著書，今多傳於世雲。

## ◆ 二、朱震亨

朱震亨（西元 1281-1358 年，圖 4-8），字彥修，元代婺州義烏（今浙江省義烏縣）人，又因世居丹溪，故人稱朱丹溪，或尊稱丹溪翁。他自幼好學，初習舉子業（為應科舉考試而準備的學業），能日記千言，文章詞賦一揮而就。三十歲時，他母親身患脾病，而後開始自學《素問》，有志於醫。三十六歲時，朱震亨跟隨著名理學家朱熹四傳弟子許謙學習理學。四十歲時，許謙病久，勉勵朱震亨學醫，以為醫學更有利於仁民

愛物，於是棄儒從醫，訪求名師。朱震亨從學於劉完素的再傳弟子羅知悌，深入研究《素問》、《難經》等古典醫籍，並涉獵劉完素、張從正、李杲、王好古等人之書。朱震亨著述很多，主要有《格致餘論》、《局方發揮》、《金匱鉤玄》、《本草衍義補遺》、《脈因證治》，此外流傳的《丹溪心法》、《丹溪心法附餘》乃由其門人整理而成。傳其學者有戴思恭、王履、趙良仁、王綸、虞摶、汪機等。

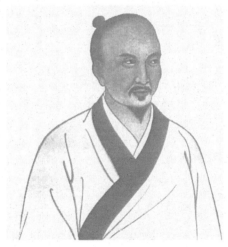

圖 4-8 朱震亨畫像

　　朱震亨不僅遵經善變，而且博採眾長，結合臨床實踐，提出了「相火論」、「陽有餘陰不足論」、「陰昇陽降學說」等理論，開創滋陰降火、升補陰血以制陽的治療方法，即後世所謂「滋陰派」。這一學說的創立與朱震亨所處的生活環境有關，他生活在南方，氣候溼熱，且由於戰亂，百姓身體柔弱，因此溼熱相火，為病較多，病家多易傷陰，因此丹溪所倡滋陰之法，頗能起效。雖然丹溪重視養陰，但其亦是醫學之集大成者，還擅長治療雜病，如在血證、痰證、鬱證等的治療上都有創見，而非只拘於滋陰一端，遂後學亦有「雜病宗丹溪」之說。朱震亨對祖國

醫學的發展具有較大的貢獻，深受後世醫家的推崇，有「丹溪學派」之稱。朱震亨學說還流傳到日本，「丹溪學社」在日本成立。

附：《朱震亨傳》（節選自《新元史》）

　　朱震亨，字彥修，婺州義烏人。天資爽朗，讀書即了大義。聞同郡許謙之學，摳衣至門師事之。謙為開明聖賢大旨，震亨心解，抑其豪邁歸於純粹，不以一毫苟且自恕，其清修苦節，絕類古篤引士，所至人多化之。

　　一日，母病延醫，因自悟曰：「人子不知醫，或委之庸之，寧無有失。」於是，研究醫理，博求名師，得羅知悌之傳，治症多奇效。嘗著《格致餘論》、《局方發揮》、《傷寒辨疑》、《外科精要》、《本草衍補》、《丹溪心法》諸書行世，學者稱丹溪先生。

## 第八節
### 滑壽、戴思恭、李時珍

　　滑壽是元末明初著名醫家，戴思恭、李時珍是明代著名醫家，《明史》載有三人傳記。滑壽精通《素問》、《難經》，且精研針灸經絡理論，著《十四經發揮》，使針灸盛於元代。他又繪製了針灸掛圖 —— 明堂圖，便於針灸經絡、腧穴的學習，促進了針灸學的發展。戴思恭出身於醫學

世家，後師從朱震亨，醫術精湛，被朝廷徵召，擔任御醫，後升為太醫院使，明朝後期大臣、學者朱國楨稱其為「國朝之聖醫」，後人譽其為「明代醫學之冠」。中華醫德的核心內涵「醫乃仁術」的提出最早見於戴思恭所著的《推求師意》。他在序言中寫道：「醫乃仁術也，筆之於書，欲天下同歸於仁也。」李時珍亦出身於醫學世家，曾任楚王朱英㷿王府的「奉祠正」（官名）和太醫院御醫。他的最大成就是「考古證今、窮究物理」，歷二十七年，完成中國藥學史上的鉅著《本草綱目》，被後世尊為「藥聖」。《本草綱目》是中國本草學集大成之作，在國外亦具有巨大影響，英國著名生物學家、博物學家查爾斯·達爾文（Charles Darwin）稱之為「古代中國百科全書」，並在自己的著作中多次引用該書資料。英國著名科學技術史學家李約瑟（Joseph Needham）在其著作中評價：「毫無疑問，明代最偉大的科學成就，是李時珍那部在本草書中登峰造極的著作《本草綱目》。李時珍作為科學家，達到了同伽利略·伽利萊（Galileo Galilei）、安德烈亞斯·維薩留斯（Andreas Vesalius）同等的最高水準。」2011 年，《本草綱目》被列入《世界記憶計畫》（*Memory of the World Programme*）。

## ◆ 一、滑壽

　　滑壽（西元 1304-1386 年），字伯仁，又字伯休，晚號攖寧生。他祖籍襄城（今河南許昌市襄城縣），出生於儀真（今江蘇省儀徵市），後徙居餘姚（今浙江省餘姚市）。滑壽自幼聰慧好學，博覽群書，善文能詩。據《餘姚縣誌》記載，「（滑壽）學儒於韓說。習儒學及諸子百家之書，曾為鄉舉」，《儀真縣誌》又說「（滑壽）日記千餘言，操筆為文，文風溫雅，詞有思致，尤長於樂府」。三十餘歲時，滑壽放棄科舉，轉學岐黃之術，先後拜師於京口（今江蘇省鎮江市）名醫王居中、東平（今山東

省東平縣）針灸大師高洞陽。他一生淡泊名利，以行醫救困為樂，醫術精湛，醫德高尚，名聲響震江浙一帶，時人尊其為「神醫」、「老仙」，與朱丹溪齊名。滑壽不僅精於臨床，而且勤於著述，現存《讀素問鈔》、《難經本義》、《診家樞要》、《十四經發揮》，其他諸如《讀傷寒論鈔》、《滑氏脈決》、《本草發揮》、《脈理存真》、《醫學引彀》、《醫學蠢子書》、《攖寧生補瀉心要》、《痔瘻篇》、《醫韻》均已失傳。

　　滑壽最突出的貢獻在於針灸學，他將督任二脈與十二經合併成為十四經，並考訂十四經六百五十七個穴位，提倡循經取穴法。又繪製經穴圖譜，編寫腧穴韻語，如手太陰肺經穴歌，「手太陰肺十一穴，中府雲門天府訣，俠白尺澤孔最存，列缺經渠太淵涉，魚際少商如韭葉」。滑壽撰成《十四經發揮》，為後世學習針灸之津梁。後《十四經發揮》傳入日本，成為日本正統的經穴學說，對日本針灸學的發展具有重要影響。他還重視醫學經典的學習與研究，如摘取《素問》中的精要部分，重新整理，分為藏象、經度、脈候、病能、攝生、論治、色診、針灸、陰陽、標本、運氣、薈萃十二類，並附有簡要註釋，撰成《讀素問鈔》三卷；又綜合前人的研究對《難經》進行全面註釋，包括病因、病理、字詞、名物等，撰成《難經本義》二卷，《四庫全書總目提要》評價本書「辨論精確，考證亦極詳審」。


附：《滑壽傳》（節選自《明史》）　•••••••••••••••••••••••••••••••


　　滑壽，字伯仁，先世襄城人，徙儀真，後又徙餘姚。幼警敏好學，能詩。京口王居中，名醫也。壽從之學，授素問、難經。既卒業，請於師曰：「素問詳矣，多錯簡。愚將分藏象、經度等為十類，類抄而讀之。

難經又本素問、靈樞，其間榮衛藏府與夫經絡腧穴，辨之博矣，而缺誤
亦多。愚將本其義旨，注而讀之可乎？」居中躍然稱善。自是壽學日進。
壽又參會張仲景、劉守真、李明之三家而會通之，所治疾無不中。

既學針法於東平高洞陽，嘗言：「人身六脈雖皆有系屬，唯督任二
經，則苞乎腹背，有專穴。諸經滿而溢者，此則受之，宜與十二經並
論。」乃取內經骨空諸論及靈樞篇所述經脈，著十四經發揮三卷，通考
隧穴六百四十有七。他如讀傷寒論抄、診家樞要、痔瘻篇，又採諸書本
草為醫韻，皆有功於世。

晚自號攖寧生。江、浙間無不知攖寧生者。年七十餘，容色如童
孺，行步蹻捷，飲酒無算。天臺朱右摭其治疾神效者數十事，為作傳，
故其著述益有稱於世。

## ◆ 二、戴思恭

戴思恭（西元 1324-1405 年），字元禮，號肅齋，明代浦江（今浙
江省浦江縣）人。他出身於書香世家，其叔父為著名學者戴能軒。戴思
恭從小具有較好的知識素養。少年時他跟隨朱震亨學醫，並受到朱震亨
的喜愛，盡得其傳，因此醫術精深，治病多有良效。洪武（西元 1368-
1398 年）年間，戴思恭被朝廷徵為御醫，深得明太祖朱元璋的器重。洪
武三十一年（西元 1398 年）五月，朱元璋患病而久治不癒，下令逮捕醫
官，唯獨寬慰戴思恭說，「你是仁義之人，不要害怕」。建文帝朱允炆即
位後，提升戴思恭為太醫院最高長官 —— 太醫院使。戴思恭有《證治要
訣》（《祕傳證治要訣》）、《證治要訣類方》、《推求師意》，並對師父朱
震亨的《金匱鉤玄》進行增補及加有按語。

戴思恭在學習丹溪學術思想的基礎上，往往能有所發揮和創見，可

謂「推求師意，創立新說」。如根據朱震亨「陽有餘陰不足論」，結合自身的臨床體會，提出「血屬陰難成易虧論」。又根據朱震亨「氣有餘便是火」的觀點，提出「氣屬陽動作火論」。在鬱證方面，朱震亨認為「氣血沖和，萬病不生，一有怫鬱，諸病生焉，故人身諸病，多生於鬱」，戴思恭則在此基礎上有所闡發，指出「鬱者，結聚而不得發越也。當升者不升，當降者不降，當變化者不得變化，此為傳化失常，六鬱之病見矣」，認為鬱證的關鍵在於「傳化失常」。

## 附：《戴思恭傳》（節選自《明史》）

戴思恭，字原禮，浦江人，以字行。受學於義烏朱震亨。震亨師金華許謙，得朱子之傳，又學醫於宋內侍錢塘羅知悌。知悌得之荊山浮屠，浮屠則河間劉守真門人也。震亨醫學大行，時稱為丹溪先生。愛思恭才敏，盡以醫術授之。

洪武中，徵為御醫，所療治立效，太祖愛重之。燕王患瘕（音甲），太祖遣思恭往治，見他醫所用藥良是，念何以不效，乃問王何嗜。曰：「嗜生芹。」思恭曰：「得之矣。」投一劑，夜暴下，皆細蝗也。晉王疾，思恭療之愈。已，復發，即卒。太祖怒，逮治王府諸醫。思恭從容進曰：「臣前奉命視王疾，啟王曰：『今即愈，但毒在膏肓，恐復作不可療也。』今果然矣。」諸醫由是免死。思恭時已老，風雨輒免朝。太祖不豫，少間，出御右順門，治諸醫侍疾無狀者，獨慰思恭曰：「汝仁義人也，毋恐。」已而太祖崩，太孫嗣位，罪諸醫，獨擢思恭太醫院使。

永樂初，以年老乞歸。三年夏，復徵入，免其拜，特召乃進見。其年冬，復乞骸骨，遣官護送，齎金幣，逾月而卒，年八十有二，遣行人

致祭。所著有證治要訣、證治類元、類證用藥諸書,皆隸括丹溪之旨。
又訂正丹溪金匱鈎玄三卷,附以己意。人謂無愧其師云。

## ◆ 三、李時珍

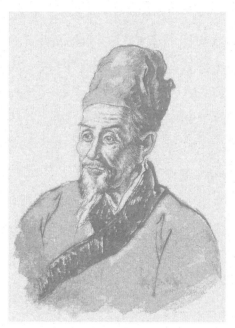

圖 4-9 李時珍畫像

　　李時珍(西元 1518-1593 年,圖 4-9),字東璧,號瀕湖,湖北蘄州
(今湖北省蘄春縣蘄州鎮)人。他的祖父為鈴醫,父親為當地名醫。其
父李言聞不僅醫術精湛,而且樂善好施,在當地有很好的名聲和很高的
威望,人稱「大善人」,曾任太醫院吏目,並著有《四診發明》、《蘄艾
傳》、《人參傳》、《痘疹證治》、《四言舉要》等。雖然出身於醫學世家,
但是由於民間醫生地位低下等原因,李父並不希望李時珍從醫,而是讓
其參加科舉考試。李時珍曾拜進士出身的名儒顧日巖為師,於十四歲時

中秀才。但李時珍自幼熱愛醫學，加上幼時身體羸弱，少時就開始閱讀醫書並隨父出診抄方，並不熱衷科舉。中秀才之後，又三次參加鄉試，而均不第，於二十三歲時棄儒從醫。他精研醫理，能取百家之長，逐漸聲名鵲起。嘉靖三十年（西元 1551 年），李時珍治好封藩武昌的楚王朱英襝之子的「氣厥病」而聲名大振，並被楚王聘為王府的「奉祠正」，且兼管良醫所事務。後來，李時珍又被推薦到北京太醫院擔任「太醫院判」，但任職僅一年多便託病辭職回鄉。雖然關於李時珍在太醫院擔任的官職尚有爭議，但不可否認其曾供職於太醫院，並有機會接觸到皇家珍藏的醫籍，對其後來的學術發展具有一定的影響。李時珍著有《本草綱目》、《瀕湖脈學》、《奇經八脈考》，其對中醫藥的發展，尤其是藥物學、脈學和經絡學，具有重大貢獻。

李時珍在行醫過程中發現以往的本草書籍存有錯誤或者遺漏，於是決心重新撰寫一部本草專書。嘉靖三十一年（西元 1552 年），他開始「漁獵群書，蒐羅百氏。凡子史經傳、聲韻農圃、醫卜星象、樂府諸家，稍有得處，輒著數言」（《本草綱目·王世貞序》），在北宋著名藥學家唐慎微所著的《經史證類備急本草》的基礎上，參考了八百多種書籍，並親自外出考察本草，足跡遍及河南、河北、江蘇、安徽、江西、湖北等等廣大地區，歷時二十七年，於萬曆六年（西元 1578 年）終於著成《本草綱目》一書。後又經過三次修改，於萬曆二十五年（1597年）正式刊行，可惜此時李時珍已經逝世。《本草綱目》五十二卷，記載藥物一千八百九十二種，附有藥物影像一千一百〇九幅，方劑一萬一千〇九十六個，可謂集大成之藥物學、博物學鉅著。李時珍被李約瑟譽為「中國博物學的無冕之王」。

附：《李時珍傳》（節選自《明史》）  ⋯⋯⋯⋯⋯⋯⋯⋯⋯⋯⋯

　　李時珍，字東璧，蘄州人。好讀醫書，醫家本草，自神農所傳止
三百六十五種，梁陶弘景所增亦如之，唐蘇恭增一百一十四種，宋劉翰
又增一百二十種，至掌禹錫、唐慎微輩，先後增補合一千五百五十八
種，時稱大備。然品類既煩，名稱多雜，或一物而析為二三，或二物而
混為一品，時珍病之。乃窮搜博採，芟煩補闕，歷三十年，閱書八百餘
家，薰三易而成書，曰本草綱目。增藥三百七十四種，厘為一十六部，
合成五十二卷。首標正名為綱，餘各附釋為目，次以集解詳其出產、形
色，又次以氣味、主治附方。書成，將上之朝，時珍遽（音巨）卒。未
幾，神宗詔修國史，購四方書籍。其子建元以父遺表及是書來獻，天子
嘉之，命刊行天下，自是士大夫家有其書。時珍官楚王府奉祠正。子建
中，四川蓬溪知縣。

# ── 第九節 ─────────────
## 葉桂、徐大椿、傅山

　　葉桂、徐大椿、傅山是清代著名醫家，《清史稿》載有三人列傳。葉
桂出身於醫學世家，少承家學，又廣拜名師，擅長臨床各科，「貫徹古今
醫術」。他因治癒康熙帝的病症，獲得康熙帝親題匾額「天下第一」，民

175

間更有傳說葉桂為「天醫星下凡」，言「大江南北，言醫者輒以桂為宗，百餘年來，私淑者眾」。在溫病治療方面，葉桂作出了突出貢獻，撰有《溫熱論》，提出「溫邪上受，首先犯肺」的認識，創立了衛氣營血辨證論治方法，是溫病四大家之一。徐大椿精研醫經，勤於著述，所著內容豐富，且多有獨到的見解，深受學醫者的稱道而廣為流傳，對中醫的傳承與發展具有重要貢獻。傅山，字青主，不僅精通醫藥，還博通經史百家，又長於詩文書畫，有「學海」之稱譽，在政治、思想學術、文學藝術、醫學等方面具有很高的成就。明末清初大儒顧炎武在其《廣師》篇中說，「蕭然物外，自得天機，吾不如傅青主」，可見顧炎武對傅山的評價頗高。

◆ 一、葉桂

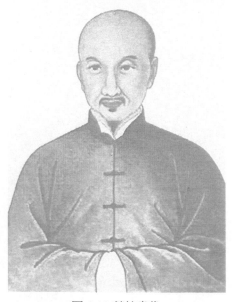

圖 4-10 葉桂畫像

　　葉桂（西元 1667-1746 年，圖 4-10），字天士，號香巖，別號南陽先生，晚年又號上津老人，清代吳縣（今江蘇省蘇州市）人。他出身於醫學世家，十四歲時父親去世，於是跟隨父親門人朱某學醫。後又跟隨姑蘇名醫周楊俊、馬元儀等人學習醫術。葉桂凡聽聞有人擅長醫道，即願意拜師學醫，至二十四歲時，已先後從師十七人，可謂博採眾長，故後人稱其「師門深廣」。葉桂生平診務繁忙，著作主要由其弟子整理而成，如《溫熱論》是門人顧景文隨師出診時根據葉桂口授而撰成；又如《臨證指南醫案》由門人華岫雲等整理而成。此外《葉桂醫案存真》、《幼科要略》等是否為葉桂醫書，尚有爭議，而《景嶽全書發揮》、《本事方釋義》當為後人托葉桂之名而作。葉桂門人有顧景文、華岫雲等，私淑者有吳瑭、王士雄、章楠等。

　　葉桂師古而不泥古，在外感熱病的治療上創造性地提出了「衛氣營血辨證論治」的觀點，即將溫邪犯病分為四個階段，並提出相應的治法，也為後來的三焦辨證論治提供了基礎，大大促進了溫病學說的發展與成熟。因其在溫病學上的成就，後世將其與薛雪、吳瑭、王士雄並稱為「溫病四大家」。葉桂與薛雪同為吳中名醫，且年齡相仿，容易被人拿來比較，又因葉桂治癒薛雪認為不可醫治的病人而導致兩人矛盾加劇，於是薛雪將自己的居所更名為「掃葉莊」。葉桂知道後，十分生氣，於是將自己的書房題為「踏雪齋」。後來，葉桂母親生病，但因為過於小心翼翼而始終無法治好母親的病。薛雪聽聞病情後，說要用「白虎湯」治療，但因此劑較為猛烈，葉桂有所顧忌。薛雪的言論傳到了葉桂的耳朵裡，才使得葉桂有信心用「白虎湯」，把母親的病治好了。經過這件事後，葉桂和薛雪之間的隔閡得以解除，二人成為知己，且均為溫病大家。此外，葉桂在雜病、虛損病、中風病等方面亦有創見。

附：《葉桂傳》（節選自《清史稿》）

葉桂，字天士，江蘇吳縣人。先世自歙遷吳，祖時、父朝採，皆精醫。桂年十四喪父，從學於父之門人，聞言即解，見出師上，遂有聞於時。切脈望色，如見五藏。治方不出成見，嘗曰：「劑之寒溫視乎病，前人或偏寒涼，或偏溫養，習者茫無定識。假兼備以幸中，借和平以藏拙。朝用一方，晚易一劑，詎有當哉？病有見證，有變證，必胸有成竹，乃可施之以方。」

其治病多奇中，於疑難證，或就其平日嗜好而得救法；或他醫之方，略與變通服法；或竟不與藥，而使居處飲食消息之；或於無病時預知其病；或預斷數十年後：皆驗。當時名滿天下，傳聞附會，往往涉於荒誕，不具錄。卒，年八十。臨歿，戒其子曰：「醫可為而不可為。必天資敏悟，讀萬卷書，而後可以濟世。不然，鮮有不殺人者，是以藥餌為刀刃也。吾死，子孫慎勿輕言醫！」

桂神悟絕人，貫徹古今醫術，而鮮著述。世傳所注本草，多心得。又許叔微本事方釋義、景嶽發揮。歿後，門人集醫案為臨證指南，非其自著。附幼科心法一卷，傳為桂手定，徐大椿謂獨精卓，後章楠改題曰三時伏氣外感篇；又附溫證證治一卷，傳為口授門人顧景文者，楠改題曰外感溫證篇。二書最為學者所奉習。

## ◆ 二、徐大椿

徐大椿（西元 1693-1772 年），字靈胎，晚號洄溪老人，清代吳江（今蘇州市吳江區）人。他出身於書香門第，自幼習儒，精研《易經》，又涉獵道家、天文、歷算、武技、水利、音律、地理等，因親人多病而

棄儒從醫。其好友清代文豪袁枚說其：「聰明過人，凡星經、地誌、九宮音律，以至舞刀奪槊、勾卒贏越之法，靡不宣究，而尤長於醫。」（《徐靈胎先生傳》）徐大椿還曾兩度奉詔入京擔任太醫，深得乾隆皇帝賞識。據文獻記載，現有三十二種署名為徐大椿的著作，經考證，其中八種為徐大椿自撰，即《難經經釋》、《神農本草經百種錄》、《醫貫砭》、《醫學源流論》、《傷寒類方》、《蘭臺軌範》、《慎疾芻言》、《洄溪醫案》，其餘均為託名。

徐大椿崇尚經典，重視醫學經典的學習，如在《蘭臺軌範·序》中說，「推求原本，仍當取《內經》、《金匱》等全書，潛心體認，而後世之書亦窮其流派，掇其精華，摘其謬誤」，又在《醫學源流論·醫學淵源論》中說，「不知神農、黃帝之精義，則藥性及臟腑經絡之源不明也；不知仲景制方之法度，則病變及施治之法不審也」，都強調了經典的重要性。徐大椿推崇古典，頗有見地，但也在一定程度上忽略了醫學的歷史發展，如他對「溫補學派」的認識存在偏激之處，對薛立齋、趙獻可、張景嶽進行了激烈的抨擊。《醫貫砭》一書則對趙獻可的《醫貫》進行了逐字逐句的批駁，從學術爭鳴的角度來說是有益的，但也難免過於偏激，因此《四庫全書總目提要》評論說，「肆言辱詈，一字一句，索詬求瘢，有傷雅道」。此外，徐大椿還發展了命門元氣學說，採用「以方類證」的方法研究《傷寒論》，頗有見地。

## 附：《徐大椿傳》（節選自《清史稿》）

徐大椿，原名大業，字靈胎，晚號洄溪，江蘇吳江人，翰林檢討釚孫。生有異稟，長身廣顙，聰強過人。為諸生，勿屑，去而窮經，探研

易理，好讀黃老與陰符家言。凡星經、地誌、九宮、音律、技擊、句卒、嬴越之法，靡不通究，尤邃於醫，世多傳其異跡。然大椿自編醫案，唯剖析虛實寒溫，發明治療之法，歸於平實，於神異者僅載一二。其書世多有，不具錄。

乾隆二十四年，大學士蔣溥病，高宗命徵海內名醫，以薦召入都。大椿奏溥病不可治，上嘉其樸誠，命入太醫院供奉，尋乞歸。後二十年復詔徵，年已七十九，遂卒於京師，賜金治喪。

大椿學博而通，注神農本草經百種，以舊注但言其當然，不言其所以然，採掇常用之品，備列經文，推闡主治之義，於諸家中最有啟發之功。

注難經曰經釋，辨其與靈樞、素問說有異同。注傷寒曰類方，謂：「醫家刊定傷寒論，如治尚書者之爭洪範、武成，注大學者之爭古本、今本，終無定論。不知仲景本論，乃救誤之書，當時隨證立方，本無定序。」於是削除陰陽六經門目，但使方以類從，證隨方定，使人可案證以求方，而不必循經以求證。一切葛藤，盡芟去之。所著蘭臺軌範，凡錄病論，唯取靈樞、素問、難經、金匱要略、傷寒論、隋巢元方病源、唐孫思邈千金方、王燾外臺祕要而止。錄方亦多取諸書，宋以後方，則採其義可推尋、試多獲效者，去取最為謹嚴。於疑似出入之間，辨別尤悉。

其論醫之書曰醫學源流論，分目九十有三。謂：「病之名有萬，而脈之象不過數十，是必以望、聞、問三者參之。如病同人異之辨，兼證兼病之別，亡陰亡陽之分。病有不癒不死，有雖愈必死，又有藥誤不即死。藥性有古今變遷，內經司天運氣之說不可泥。針灸之法失傳。」諸說並可取。

又慎疾芻言，為溺於邪說俗見者痛下針砭，多驚心動魄之語。醫貫砭，專斥趙獻可溫補之弊。諸書並行世。

大椿與葉桂同以醫名吳中，而宗旨異。評桂醫案，多所糾正。兼精瘍科，而未著專書。謂世傳外科正宗一書，輕用刀針及毒藥，往往害人，詳為批評，世並奉為善本。

## ◆ 三、傅山

傅山（西元 1607-1684 年），初字青竹，後改字青主，別字公它，號石道人、朱衣道人等，明末清初陽曲（今山西省太原市）人。他家學深厚，清代史學家全祖望曾說，「先生之家學，大河以北，莫能窺其藩者」，足見評價之高。傅山不僅精通醫學，還是明末清初著名思想家、詩人、畫家、書法家、篆刻家，在諸多領域均有頗高的成就，被時人稱為「學海」。著名中醫文獻學家錢超塵評價說：「傅山是中國傳統文化的一座高山，他的著作是中國傳統文化的一座寶庫，內容涉及多種學術領域，即是一個人以一生精力研究之，亦感到時間短促，難窺涯涘（音四）。」

傅山晚年尤精於醫道，時人稱其為「神醫」或「仙醫」。其醫學活動可從山西省博物館儲存的傅山親筆「行醫招貼」遺墨窺得一二：「世傳儒醫，西村傅氏，善療男女雜症，兼理外感內傷。專去眼疾頭風，能止心痛寒嗽。除年深堅固之沉積，破日久閉結之滯瘀。不妊者亦胎，難生者易產。頓起沉痾，永消煩苦；滋補元氣，益壽延年。諸瘡內脫，尤愚所長，不發空言，見諸實效；今人三十年安穩無恙，所謂無病第一利益也。凡欲診脈調治者，向省南門鐵匠巷元通觀閣東問之。」從此貼可知傅氏長於女科、男科當是毫無疑問的。反清鬥爭的政治原因使得傅山著述時

隱去姓名，也為今天考證其醫著帶來了困難。據今人考證，與傅山有關的醫學著作有《石室祕錄》、《青囊祕訣》、《辨證錄》、《產後編》、《外經微言》、《大小諸症方論》、《傅青主祕傳產門方論》、《傅青主女科》、《產科四十三症》、《傅青主男女科》、《女科仙方》、《傅氏男科》、《太原傅科》、《仙方合編》、《醫藥論略》、《行草醫學女科殘稿冊頁》、《黃帝素問靈樞經》（傅山批註本）、《補註釋文黃帝內經素問》（傅山批註本），有待學者進一步研究。

## 附：《傅山傳》（節選自《清史稿》）

傅山，字青主，陽曲人。六歲，啖黃精，不穀食，強之，乃飯。讀書過目成誦。明季天下將亂，諸號為搢紳先生者，多迂腐不足道，憤之，乃堅苦持氣節，不少媕婀。提學袁繼咸為巡按張孫振所誣，孫振，閹黨也。山約同學曹良直等詣通政使，三上書訟之，巡撫吳甡亦直袁，遂得雪。山以此名聞一下，甲申後，山改黃冠裝，衣朱衣，居土穴，以養母。繼咸自九江執歸燕邸，以難中詩遺山，且曰：「不敢媿友生也！」山省書，慟哭，曰：「嗚呼！吾亦安敢負公哉！」

順治十一年，以河南獄牽連被逮，抗詞不屈，絕粒九日，幾死。門人中有以奇計救之，得免。然山深自咤恨，謂不若速死為安，而其仰視天、俯視地者，未嘗一日止。比天下大定，始出與人接。

康熙十七年，詔舉鴻博，給事中李宗孔薦，固辭。有司強迫，至令役夫舁其床以行。至京師二十里，誓死不入。大學士馮溥首過之，公卿畢至，山臥床不具迎送禮。魏象樞以老病上聞，詔免試，加內閣中書以寵之。馮溥強其入謝，使人舁以入，望見大清門，淚涔涔下，僕於地。

魏象樞進曰：「止，止，是即謝矣！」翼日歸，溥以下皆出城送之。山嘆曰：「今而後其脫然無累哉！」既而曰：「使後世或妄以許衡、劉因輩賢我，且死不瞑目矣！」聞者咋舌。至家，大吏咸造廬請謁。山冬夏著一布衣，自稱曰「民」。或曰：「君非舍人乎？」不應也。卒，以朱衣、黃冠斂。

山工書畫，謂：「書寧拙毋巧，寧醜毋媚，寧支離毋輕滑，寧真率毋安排。」人謂此言非止言書也。詩文初學韓昌黎，崛強自喜，後信筆抒寫，俳調俗語，皆入筆端，不原以此名家矣。著有霜紅龕集十二卷。子眉，先卒，詩亦附焉。

眉，字壽髦。每日出樵，置書擔上，休則把讀。山常賣藥四方，與眉共挽一車，暮抵逆旅，篝燈課經，力學，繼父志。與客談中州文獻，滔滔不盡。山喜苦酒，自稱老蘗（音聶）禪，眉乃稱小蘗禪。

# 第五章
## 吉光片羽：中醫珍貴文獻

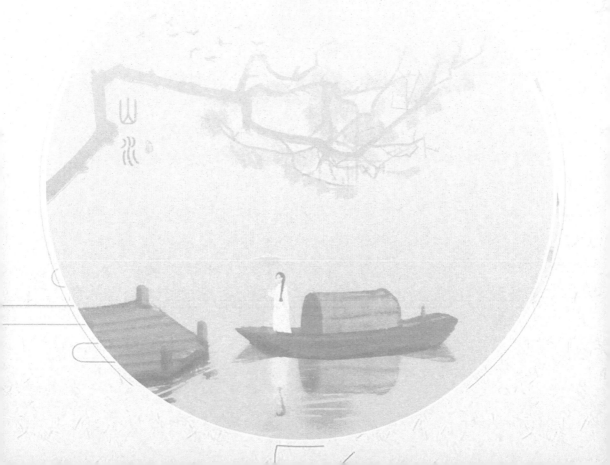

　　醫學是最關乎生命的學問，因此人們很早就知道要將疾病、治療等透過文字記錄下來，所以，在殷商甲骨文就已經有相關的記載。從 20 世紀初開始，先秦兩漢時期的簡帛文獻陸續被發現，其中亦有不少簡帛醫書，這些成為現存最早的醫學文獻，為我們研究中醫學的早期面貌提供了素材。目前已整理出版的簡帛醫書主要有湖北荊州周家臺秦簡醫書《病方》、湖南《長沙馬王堆漢墓簡帛醫書》十五種、湖北江陵張家山漢代醫簡《脈書》、《引書》、安徽阜陽雙古堆漢簡《萬物》、甘肅《武威漢代醫簡》。散存的簡帛醫學文獻包括湖北江陵望山楚簡、湖北荊門包山楚簡、湖北雲夢睡虎地秦簡、湖南龍山里耶秦簡、甘肅天水放馬灘秦簡、湖北隨州孔家坡漢牘、甘肅敦煌漢簡、內蒙古額濟納旗居延漢簡、甘肅省嘉峪關東居延新簡、湖南張家界古人堤簡牘、吐魯蕃及樓蘭等羅布淖爾漢簡、內蒙古額濟納漢簡等。此外，還有尚未出版的《北京大學藏漢代簡帛醫書》、《成都老官山西漢墓簡帛醫書》。雖然隨著出土醫學文獻的發掘，先秦兩漢時期的中醫藥學面貌逐漸顯露，但是由於這些文獻破損嚴重，仍存有大量的未解之謎，而這一時期成書的《黃帝內經》、《難經》、《神農本草經》、《傷寒雜病論》卻一直流傳，成為中醫學的經典，被奉為圭臬。

　　《黃帝內經》簡稱《內經》，和大多中國早期的元典著作一樣，如儒家六經《詩》、《書》、《禮》、《易》、《樂》、《春秋》等，均非一時一人所完成，目前學術界多數學者認為《黃帝內經》成書於戰國至秦漢。是書雖然冠名「黃帝」，但並非黃帝所撰，而是後人希望借華夏始祖之名以提高著作的權威。同時《內經》中有很多篇章以黃帝與臣子的對話形式書寫，其中以黃帝與岐伯的對話最多，因此後世也用「岐黃」指代中醫。從《內經》的內容上看，它應是由戰國至秦漢時期的眾多醫家的經

驗、理論等彙集而成的，此外，還有學者指出《內經》中的部分內容當為魏晉、隋唐時期的醫家所補充的。

《黃帝內經》包括《素問》和《靈樞》兩部分，二書各有九卷，每卷九篇，各有八十一篇，總計為十八卷、一百六十二篇。具體內容涉及陰陽五行、藏象經絡、氣血精神、病因病機、病症治法、運氣養生等，被稱為「中醫理論經典」、「生命百科全書」、「養生寶典」。關於《素問》之名，明代著名醫家馬蒔在他的《內經素問注證發微》中說：「《素問》者，黃帝與岐伯、鬼臾區、伯高、少師、少俞、雷公六臣平素問答之書。」另一位明代大醫張介賓在他的《類經》中亦持此說，「平素所講問，是謂『素問』」，素問即平素問答。那問的是什麼呢？從《素問》的內容來說，應當是對生命本質的發問。

《靈樞》，又名「針經」、「九卷」、「九靈」、「九墟」，重點論述了經絡腧穴、針具刺法以及治療原則等，因此被奉為針灸學之經典。該書傳至宋代已是殘本，恰北宋哲宗元祐八年（西元 1093 年），高麗國（今朝鮮）進獻醫書，其中包含《黃帝針經》九卷。高麗國提出要以醫書換取《冊府元龜》及「歷代史」。這件事遭到禮部尚書蘇軾的堅決反對，但是，宋哲宗（西元 1085-1100 年在位）沒有採納他的意見。後來宋哲宗詔令校勘《黃帝針經》，並刊行釋出，後世通行的《靈樞》就是以此本為基礎的。

《黃帝八十一難經》簡稱《難經》或《八十一難》，是一部中醫理論性著作。《難經》書名首見於東漢張仲景的《傷寒雜病論》自序中，但關於它的作者與成書年代目前尚無定論。部分學者認為該書是扁鵲所作，但《史記·扁鵲倉公列傳》和《漢書·藝文志》中均無記載，直到唐代的書籍中才提及此書為扁鵲所撰，如楊玄操的《黃帝八十一難經注》、《舊

唐書・經籍志》等。故此，關於《難經》的成書年代，主要有戰國說、西漢說、東漢說等。《難經》之「難」的解釋一般有兩種說法：一說內容深奧難懂；二說問難，即問《內經》之難。從其內容來看，主要以闡釋、發揮《內經》要旨為主，涉及脈學、經絡、臟腑、疾病、腧穴和針法，對中醫理論多有創見，影響深遠。

《神農本草經》簡稱《本草經》、《本草》，是中國現存最早的藥物學著作。《神農本草經》書名首見於梁代阮孝緒的《七錄》，但未提及作者及成書年代，因此和《內經》、《難經》一樣，作者和成書時間尚無定論。該書冠以「神農」之名，可能與「神農嚐百草」的傳說有關，另外亦與當時的尊古之風有關。關於該書的作者，現有神農說、岐伯說、伊尹說、張仲景說、華佗說、子儀（扁鵲弟子）說以及集體創作說等。關於它的成書年代，則有戰國說、秦漢說、東漢說，多數學者認為該書是秦漢以來眾多醫藥學家不斷累積的藥物知識的彙集。《神農本草經》原書在唐初已經失傳，但其內容被儲存於其他歷代本草著作中，如宋代唐慎微的《經史證類備急本草》、明代李時珍的《本草綱目》。現在流傳的版本是後人從上述本草著作中輯錄出來的，被稱為「輯佚本」。《神農本草經》記載藥物三百六十五種，其中植物藥二百五十二種、動物藥六十七種、礦物藥四十六種，涉及藥物的產地、生長環境、採收、貯藏、加工炮製、分類、性味、功效、主治、宜忌、用法等，基本上建構了中藥學的理論框架，對後世中藥學的發展產生了深遠的影響。

《傷寒雜病論》原書十六卷，包含傷寒和雜病兩個部分。由於戰亂等原因，該書問世之後就逐漸散佚。晉代醫家王叔和透過蒐集整理，使得該書的傷寒部分得以流傳，也就是後來傳世的《傷寒論》。而雜病部分，一直到北宋時，翰林學士王洙在館閣的「蠹簡」中發現一部《金匱玉函

要略方》，也就是《傷寒雜病論》的節略本。《金匱玉函要略方》分為三卷，上卷論傷寒，中卷為雜病，下卷記載方劑和婦科方面的內容。宋代林億等人在整理此書時，刪去上卷傷寒，儲存中卷雜病和下卷婦科內容，重新編為上、中、下三卷，定名為《金匱要略方論》，簡稱《金匱要略》、《金匱》。所以說《傷寒雜病論》一書在流傳過程中分為了《傷寒論》和《金匱要略》二書。

《傷寒雜病論》，作者張機，字仲景，南陽郡涅陽（今河南鄧縣）人，東漢時期著名醫家，金元以後因其在中醫學上的巨大貢獻而被尊為「醫聖」。張仲景雖是東漢著名醫家，但《後漢書》、《三國志》中未有記載，有關其記載散見於晉代以後的文獻中，因此，關於張仲景的生卒年和「官至長沙太守」的說法仍存有爭議。張仲景生活的時代，政治動盪，宦官專權，災疫連年，民不聊生。據《傷寒雜病論·自序》言：「餘宗族素多，向餘二百。建安紀年以來，猶未十稔，其死亡者三分有二，傷寒十居其七。」就在這樣一個動盪不安的環境下，張仲景「勤求古訓，博採眾方」，在前人研究的基礎上，結合自身的臨床實踐，撰寫了《傷寒雜病論》，提出理、法、方、藥的辨證論治範例，標誌著中醫臨床辨證論治體系的確立。正因張仲景對醫學的貢獻之大，清代著名醫家陳修園將他比作孔子，曰，「醫門之仲景，儒門之孔子也」。

中醫藥學經歷了一代又一代中醫人的薪火相傳而綿延至今，歷代中醫人及中醫典籍構成了中醫藥史的主線。本章將對史著中記載的中醫文獻進行整理，分為二十六史中記載的中醫文獻、通志類史著中記載的中醫文獻、通考類史著中記載的中醫文獻。

# 第一節

## 二十六史中記載的中醫文獻

二十六史中有七部專設「藝文志」或「經籍志」來記錄文獻，即《漢書‧藝文志》、《隋書‧經籍志》、《舊唐書‧經籍志》、《新唐書‧藝文志》、《宋史‧藝文志》、《明史‧藝文志》以及《清史稿‧藝文志》，所以，中國文化史上凡論及目錄學的書籍莫不推崇於此，亦包括中醫目錄學。除以上七史外，雖然其餘各史均未設專論圖書目錄的部類，但從各史醫家傳記等部類中也可尋及部分醫著的緒端。因此，本節將分別從兩個方面，即七史「藝文志」或「經籍志」的醫書目錄和醫家傳記等部類中載錄的部分醫學著作來論述二十六史中載錄的中醫文獻的有關內容。

### ◆ 一、《漢書‧藝文志》中的醫書目錄

《漢書‧藝文志》的「方技略」中把醫學著作分為四類，共載錄醫經七家、經方十一家、房中八家、神仙十家。其中神仙、房中類著作雖有部分糟粕，但仍屬於養生方面的著作，故亦如實記錄。

### （一）醫經類

《黃帝內經》十八卷

《外經》三十七卷

《扁鵲內經》九卷

《外經》十二卷

《白氏內經》三十八卷

《外經》三十六卷

《旁篇》二十五卷

## （二）經方類

《五藏六府痹十二病方》三十卷

《五藏六府疝十六病方》四十卷

《五藏六府癉十二病方》四十卷

《風寒熱十六病方》二十六卷

《泰始黃帝扁鵲俞拊方》二十三卷

《五藏傷中十一病方》三十一卷

《客疾五藏狂顛病方》十七卷

《金瘡瘲瘲方》三十卷

《婦人嬰兒方》十九卷

《湯液經法》三十二卷

《神農黃帝食禁》七卷

## （三）房中類

《容成陰道》二十六卷

《務成子陰道》三十六卷

《堯舜陰道》二十三卷

《湯盤庚陰道》二十卷

《天老雜子陰道》二十五卷

《天一陰道》二十四卷

《黃帝三王養陽方》二十卷

《三家內房有子方》十七卷

## （四）神仙類

《宓戲雜子道》二十篇

《上聖雜子道》二十六卷

《道要雜子》十八卷

《黃帝雜子步引》十二卷

《黃帝岐伯按摩》十卷

《黃帝雜子芝菌》十八卷

《黃帝雜子十九家方》二十一卷

《泰一雜子十五家方》二十二卷

《神農雜子技道》二十三卷

《泰一雜子黃冶》三十一卷

## ◆二、《隋書·經籍志》中的醫書目錄

按《隋書·經籍志》統計，醫學著作共有二百七十三部，四千四百卷，今按醫經、本草、醫方、針灸、養生、符咒、獸醫、胎產的順序排列。不過，其中一些著作後附有已經亡佚的醫書，另有不同卷數、版本的也予以註明。另外，《隋書·經籍志》還在五行目下載錄婦產科著作八部，此亦一併記載如下。

## （一）醫經

《黃帝素問》九卷（梁八卷）

《黃帝甲乙經》十卷（《音》一卷，梁十二卷）

《黃帝八十一難》二卷（梁有《黃帝眾難經》一卷，呂博望注，亡。）

《黃帝針經》九卷（梁有《黃帝針灸經》十二卷，徐悅《龍銜素針經並孔穴蝦蟆圖》三卷，《雜針經》四卷，程天祚《針經》六卷，《灸經》五卷，《曹氏灸方》七卷，秦承祖《偃側雜針灸經》三卷，亡。）

《徐叔向針灸要鈔》一卷

《玉匱針經》一卷

《赤烏神針經》一卷

《岐伯經》十卷

《脈經》十卷（王叔和撰）

《脈經》二卷（梁《脈經》十四卷；又《脈生死要訣》二卷；又《脈經》六卷，黃公興撰；《脈經》六卷，秦承祖撰；《脈經》十卷，康普思撰；亡。）

《黃帝流注脈經》一卷（梁有《明堂流注》六卷，亡。）

《明堂孔穴》五卷（梁《明堂孔穴》二卷，《新撰針灸穴》一卷，亡）

《明堂孔穴圖》三卷

《明堂孔穴圖》三卷（梁有《偃側圖》八卷，又《偃側圖》二卷。）

《黃帝素問》八卷（全元起注）

《脈經》二卷（徐氏撰）

《觀形察色並三部脈經》一卷（華佗）

《脈經訣》二卷（徐氏新撰）

《脈經鈔》二卷（許建吳撰）

《黃帝素問女胎》一卷

《三部四時五藏辨診色決事脈》一卷

《脈經略》一卷

《辨病形證》七卷

《五藏決》一卷

《諸病源候論》五卷（《目》一卷，吳景賢撰）

《服石論》一卷

《癰疽論方》一卷

《五藏論》五卷

《瘧論並方》一卷

## （二）本草

《神農本草》八卷（梁有《神農本草》五卷，《神農本草屬物》二卷，《神農明堂圖》一卷，《蔡邕本草》七卷，《華佗弟子吳普本草》六卷，《陶隱居本草》十卷，《隋費本草》九卷，《秦承祖本草》六卷，《王季漢本草經》三卷，《李當之本草經》、《談道術本草經鈔》各一卷，《宋大將軍參軍徐叔向本草病源合藥要鈔》五卷，《徐叔向等四家體療雜病本草要鈔》十卷，《王末小兒用藥本草》二卷，《甘浚之癰疽耳眼本草要鈔》九卷，陶弘景《本草經集註》七卷，《趙贊本草經》一卷，《本草經輕行》、《本草經利用》各一卷，亡。）

《神農本草》四卷（雷公集註）

《甄氏本草》三卷

《桐君藥錄》三卷（梁有雲麾將軍徐滔《新集藥錄》四卷，李當之《藥錄》六卷，《藥法》四十二卷，《藥律》三卷，《藥性》、《藥對》各二卷，《藥目》三卷，《神農採藥經》二卷，《藥忌》一卷，亡。）

《太清草木集要》二卷（陶隱居撰）

《神農本草經》三卷

《本草經》四卷（蔡英撰）

《藥目要用》二卷

《本草經略》一卷

《本草》二卷（徐太山撰）

《本草經類用》三卷

《本草音義》三卷（姚最撰）

《本草音義》七卷（甄立言撰）

《本草集錄》二卷

《本草鈔》四卷

《本草雜要訣》一卷

《本草要方》三卷（甘浚之撰）

《依本草錄藥性》三卷（《錄》一卷）

《靈秀本草圖》六卷（原平仲撰）

《芝草圖》一卷

《入林採藥法》二卷

《太常採藥時月》一卷

《四時採藥及合目錄》四卷

《藥錄》二卷（李密撰）

《諸藥異名》八卷（沙門行矩撰，本十卷，今闕。）

《諸藥要性》二卷

《種植藥法》一卷

《種植芝》一卷

## （三）醫方

《張仲景方》十五卷（仲景，後漢人。梁有《黃素藥方》二十五卷，亡。）

《華佗方》十卷（吳普撰。佗，後漢人。梁有《華佗內事》五卷，又《耿奉方》六卷，亡。）

《集略雜方》十卷

《雜藥方》一卷（梁有《雜藥方》四十六卷。）

《雜藥方》十卷

《寒食散論》二卷（梁有《寒食散湯方》二十卷，《寒食散方》一十卷，皇甫謐、曹歙《論寒食散方》二卷，亡。）

《寒食散對療》一卷（釋道洪撰）

《解寒食散方》二卷（釋智斌撰。梁《解散論》二卷）

《解寒食散論》二卷（梁有《徐叔向解寒食散方》六卷，《釋慧義寒食解雜論》七卷，亡。）

《雜散方》八卷（梁有《解散方》、《解散論》各十三卷，《徐叔向解散消息節度》八卷，《范氏解散方》七卷，釋慧義《解散方》一卷，亡。）

《湯丸方》十卷

《雜丸方》十卷（梁有《百病膏方》十卷，《雜湯丸散酒煎薄貼膏湯婦人少小方》九卷，《羊中散雜湯丸散酒方》一卷，《療下湯丸散方》十卷。）

《石論》一卷

《醫方論》七卷（梁有《張仲景辨傷寒》十卷，《療傷寒驗方》、《徐方伯辨傷寒》各一卷，《傷寒總要》二卷，《支法存申蘇方》五卷，《王叔和論病》六卷，《張仲景評病要方》一卷，《徐叔向、談道述、徐悅體療雜病疾源》三卷，《甘濬之癰疽部黨雜病疾源》三卷，《府藏要》三卷，亡。）

《肘後方》六卷（葛洪撰。梁二卷，《陶弘景補闕肘後百一方》九卷，
亡。）

《姚大夫集驗方》十卷

《范汪陽東方》一百五卷（《錄》一卷，范汪撰，梁一百七十六卷。
梁又有《阮河南藥方》十六卷，阮文叔撰；《釋僧深藥方》三十卷；《孔
中郎雜藥方》二十九卷；《宋建平王典術》一百二十卷；《羊中散藥方》
三十卷，羊欣撰；《褚澄雜藥方》二十卷，齊吳郡太守褚澄撰；亡。）

《秦承祖藥方》四十卷（見三卷。梁有《陽眄藥方》二十八卷，《夏侯
氏藥方》七卷，《王季琰藥方》一卷，《徐叔向雜療方》二十二卷，《徐叔
向雜病方》六卷，《李當之藥方》一卷，《徐文伯藥方》二卷，亡。）

《胡洽百病方》二卷（梁有《治卒病方》一卷；《徐奘要方》一卷，無
錫令徐奘撰；《遼東備急方》三卷，都尉臣廣上；《殷荊州要方》一卷，
殷伯堪撰；亡。）

《俞氏療小兒方》四卷（梁有《范氏療婦人藥方》十一卷，《徐叔向療
少小百病雜方》三十七卷，《療少小雜方》二十卷，《療少小雜方》二十九
卷，《范氏療小兒藥方》一卷，《王末鈔療小兒雜方》十七卷，亡。）

徐嗣伯《落年方》三卷（梁有《徐叔向療腳弱雜方》八卷，《徐方伯辨
腳弱方》一卷，《甘濬之療癰疽金創要方》十四卷，《甘濬之療癰疽毒悗雜
病方》三卷，《甘伯齊療癰疽金創方》十五卷，亡。）

《陶氏效驗方》六卷（梁五卷。梁又有《療目方》五卷；《甘濬之療耳
眼方》十四卷；《神枕方》一卷；《雜戎狄方》一卷，宋武帝撰；《摩訶出
胡國方》十卷，摩訶胡沙門撰；又范曄《上香方》一卷；《雜香膏方》一卷；
亡。）

《藥方》二卷（徐文伯撰）

《解散經論並增損寒食節度》二卷

《張仲景療婦人方》二卷

《徐氏雜方》一卷

《少小方》一卷

《療小兒丹法》一卷

《試驗方》二卷（徐太山）

《徐文伯療婦人瘕》一卷

《巾箱中方》三卷（徐太山）

《藥方》五卷（徐嗣伯撰）

《墮年方》二卷（徐太山撰）

《效驗方》三卷（徐氏撰）

《雜要方》一卷

《玉函煎方》五卷（葛洪撰）

《小品方》十二卷（陳延之撰）

《千金方》三卷（范世英撰）

《徐王方》五卷

《徐王八世家傳效驗方》十卷

《徐氏家傳祕方》二卷

《藥方》五十七卷（後魏李思祖撰，本百一十卷）

《稟丘公論》一卷

《太一護命石寒食散》二卷（宋尚撰）

《皇甫士安依諸方撰》一卷

《序服石方》一卷

《服五方法》一卷

《劉涓子鬼遺方》十卷（龔慶宣撰）

《療癰經》一卷

《療三十六瘻方》一卷

《王世榮單方》一卷

《集驗方》十卷（姚僧垣撰）

《集驗方》十二卷

《備急單要方》三卷（許澄撰）

《藥方》二十一卷（徐辨卿撰）

《名醫集驗方》六卷

《名醫別錄》三卷（陶氏撰）

《刪繁方》十三卷（謝士泰撰）

《吳氏山居方》三卷

《新撰藥方》五卷

《療癰疽諸瘡方》二卷（秦政應撰）

《單復要驗方》二卷（釋莫滿撰）

《釋道洪方》一卷

《小兒經》一卷

《散方》二卷

《雜散方》八卷

《療百病雜丸方》三卷（釋曇鸞撰）

《療百病散》三卷

《雜湯方》十卷（成毅撰）

《雜療方》十三卷

《雜藥酒方》十五卷

《耆婆療漯方》一卷

《議論備豫方》一卷（於法開撰）

《扁鵲陷冰丸方》一卷

《扁鵲肘後方》三卷

《療消渴眾方》一卷（謝南郡撰）

《論氣治療方》一卷（釋曇鸞撰）

《梁武帝所服雜藥方》一卷

《大略丸方》五卷

《靈壽雜方》二卷

《經心錄方》八卷（宋候撰）

《黃帝養胎經》一卷

《療婦人產後雜方》三卷

《龍樹菩薩藥方》四卷

《西域諸仙所說藥方》二十三卷（《目》一卷，本二十五卷）

《香山仙人藥方》十卷

《西域波羅仙人方》三卷

《西域各醫所集要方》四卷（本十二卷）

《婆羅門諸仙藥方》二十卷

《婆羅門藥方》五卷

《耆婆所述仙人命論方》二卷（《目》一卷，本三卷）

《乾陀利治鬼方》十卷

《新錄乾陀利治鬼方》四卷（本五卷，闕）

《四海類聚方》二千六百卷

《四海類聚單要方》三百卷

## （四）針灸

《黃帝明堂偃人圖》十二卷

《黃帝針灸蝦蟆忌》一卷

《明堂蝦蟆圖》一卷

《針灸圖要訣》一卷

《針灸圖經》十一卷（本十八卷）

《十二人圖》一卷

《針灸經》一卷

《扁鵲偃側針灸圖》三卷

《流注針經》一卷

《曹氏灸經》一卷

《偃側人經》二卷（秦承祖撰）

《枕中灸刺經》一卷（華佗）

《謝氏針經》一卷

《殷元針經》一卷

《要用孔穴》一卷

《九部針經》一卷

《釋僧匡針灸經》一卷

《三奇六儀針要經》一卷

《黃帝十二經脈明堂五藏人圖》一卷

## （五）養生

《彭祖養性經》一卷

《養生要集》十卷（張湛撰）

《玉房祕訣》十卷

《墨子枕內五行紀要》一卷（梁有《神枕方》一卷，疑此即是。）

《如意方》十卷

《練化術》一卷

《神仙服食經》十卷

《雜仙餌方》八卷

《服食諸雜方》二卷（梁有《仙人水玉酒經》一卷）

《老子禁食經》一卷

《崔氏食經》四卷

《食經》十四卷（梁有《食經》二卷；又《食經》十九卷；《劉休食方》一卷，齊冠軍將軍劉休撰；亡。）

《食饌次第法》一卷（梁有《黃帝雜飲食忌》二卷。）

《四時御食經》一卷（梁有《太官食經》五卷，又《太官食法》二十卷，《食法雜酒食要方白酒並作物法》十二卷，《家政方》十二卷，《食圖》、《四時酒要方》、《白酒方》、《七日面酒法》、《雜酒食要法》、《雜藏釀法》、《雜酒食要法》、《酒並飲食方》、《鱣（音羞）及鐺蟹方》、《羹臛法》、《（音上）腜胊（音驢渠）法》、《北方生醬法》各一卷，亡。）

《香方》一卷（宋明帝撰）

《雜香方》五卷

《龍樹菩薩和香法》二卷

《食經》三卷（馬琬撰）

《會稽郡造海味法》一卷

《論服餌》一卷

《淮南王食經》並《目》一百六十五卷（大業中撰）

《膳羞養療》二十卷

《金匱錄》二十三卷（《目》一卷，京里先生撰）

《練化雜術》一卷（陶隱居撰）

《玉衡隱書》七十卷（《目》一卷，周弘讓撰）

《太清諸丹集要》四卷（陶隱居撰）

《雜神丹方》九卷

《合丹大師口訣》一卷

《合丹節度》四卷（陶隱居撰）

《合丹要略序》一卷（孫文韜撰）

《仙人金銀經並長生方》一卷

《狐剛子萬金決》二卷（葛仙公撰）

《雜仙方》一卷

《神仙服食經》十卷

《神仙服食神祕方》二卷

《神仙服食藥方》十卷（抱樸子撰）

《神仙餌金丹沙祕方》一卷

《衛叔卿服食雜方》一卷

《金丹藥方》四卷

《雜神仙丹經》十卷

《雜神仙黃白法》十二卷

《神仙雜方》十五卷

《神仙服食雜方》十卷

《神仙服食方》五卷

《服食諸雜方》二卷

《服餌方》三卷（陶隱居撰）

《真人九丹經》一卷

《太極真人九轉還丹經》一卷

《練寶法》二十五卷（《目》三卷，本四十卷，闕。）

《太清璇璣文》七卷（沖和子撰）

《陵陽子說黃金祕法》一卷

《神方》二卷

《狐子雜訣》三卷

《太山八景神丹經》一卷

《太清神丹中經》一卷

《養生注》十一卷（《目》一卷）

《養生術》一卷（翟平撰）

《龍樹菩薩養性方》一卷

《引氣圖》一卷

《道引圖》三卷（立一，坐一，臥一）

《養身經》一卷

《養生要術》一卷

《養生服食禁忌》一卷

《養生傳》二卷

《帝王養生要方》二卷（蕭吉撰）

《素女祕道經》一卷（並《玄女經》）

《素女方》一卷

《彭祖養性》一卷

《郯子說陰陽經》一卷

《序房內祕術》一卷（葛氏撰）

《玉房祕訣》八卷

《房內祕要》一卷（徐太山）

《新撰玉房祕訣》九卷

## （六）符咒

《老子石室蘭臺中治癩符》一卷

## （七）獸醫

《療馬方》一卷（梁有伯樂《療馬經》一卷，疑與此同）

《伯樂治馬雜病經》一卷

《治馬經》三卷（俞極撰，亡）

《治馬經》四卷

《治馬經目》一卷

《治馬經圖》二卷

《馬經孔穴圖》一卷

《雜撰馬經》一卷

《治馬、牛、駝、騾等經》三卷（《目》一卷）

## （八）胎產

《產乳書》二卷

《產經》一卷

《推產婦何時產法》一卷（王琛撰）

《推產法》一卷

《雜產書》六卷

《生產符儀》一卷

《產圖》二卷

《雜產圖》四卷

## ◆三、《舊唐書・經籍志》中的醫書目錄

### （一）醫家目下的醫學著作目錄

《舊唐書・經籍志》的醫家目下共載錄醫學著作一百三十五家、三千九百五十九卷，按明堂經脈、醫術本草、養生、病源單方、食經、雜經方、類聚方的順序排列。其中，明堂經脈二十六部、一百七十三卷，醫術本草二十四部，養生十六部，病源單方二部，食經十部，雜經方五十六部，類聚方一部。記載如下。

### 1. 明堂經脈（包括醫經、脈經、針灸）

《黃帝三都針經》十三卷（皇甫謐撰）

《黃帝八十一難經》一卷（秦越人撰）

《赤烏神針經》一卷（張子存撰）

《黃帝明堂經》三卷

《黃帝針灸經》十二卷

《明堂圖》三卷（秦承祖撰）

《龍銜素針經並孔穴蝦蟆圖》三卷

《黃帝素問》八卷

《黃帝內經明堂》十三卷

《黃帝雜注針經》一卷

《黃帝十二經脈明堂五藏圖》一卷

《黃帝十二經明堂偃側人圖》十二卷

《黃帝針經》十卷

《黃帝明堂經》三卷

《黃帝九靈經》十二卷（靈寶注）

《玉匱針經》十二卷

《黃帝內經太素》三十卷（楊上善注）

《三部四時五藏辨候診色脈經》一卷

《黃帝內經明堂類成》十三卷（楊上善撰）

《黃帝明堂經》三卷（楊玄操撰注）

《灸經》一卷

《鈴和子》十卷（賈和光撰）

《脈經訣》三卷（徐氏撰）

《脈經》二卷

《五藏訣》一卷

《五藏論》一卷

## 2. 本草

《神農本草》三卷

《桐君藥錄》二卷（桐君撰）

《雷公藥對》二卷

《藥類》二卷

《本草用藥要妙》二卷

《本草病源合藥節度》五卷

《本草要術》三卷

《本草藥性》三卷（甄立言撰）

《療癖疽耳眼本草要妙》五卷

《種芝經》九卷

《芝草圖》一卷

《呂氏本草因》六卷（吳普撰）

《李氏本草》三卷

《名醫別錄》三卷

《藥目要用》二卷

《本草集經》七卷（陶弘景撰）

《靈秀本草圖》六卷（原平仲撰）

《諸藥異名》十卷（釋行智撰）

《四時採取諸藥及合和》四卷

《本草圖經》七卷（蘇敬撰）

《新修本草》二十一卷（蘇敬撰）

《新修本草圖》一十六卷（蘇敬等撰）

《本草音》三卷（蘇敬等撰）

《本草音義》二卷（殷子嚴撰）

## 3. 養生

《太清神丹中經》三卷

《太清神仙服食經》五卷，又一卷（抱樸子撰）

《太清璿璣文》七卷（沖和子撰）

《金匱仙藥錄》二卷（京里先生撰）

《神仙服食經》十二卷（京里先生撰）

《太清諸丹要錄集》四卷

《神仙藥食經》一卷

《神仙服食方》十卷

《神仙服食藥方》十卷

《服玉法並禁忌》一卷

《太清諸草木方集要》三卷

《太清玉石丹藥要集》三卷（陶弘景撰）

《太一鐵胤神丹方》三卷（蘇遊撰）

《養生要集》十卷（張湛撰）

《補養方》三卷（孟詵撰）

## 4. 病源單方

《諸病源候論》五十卷（吳景撰）

《四海類聚單方》十六卷（隋煬帝撰）

## 5. 食經

《太官食法》一卷

《太官食方》十九卷

《食經》九卷（崔浩撰），又十卷，又四卷（竺暄撰）

《四時食法》一卷（趙氏撰）

《淮南王食經》一百二十卷（諸葛穎撰）

《淮南王食目》一卷

《淮南王食經音》十三卷（諸葛穎撰）

《食經》三卷（盧仁宗撰）

## 6. 醫方（包括雜經方、類聚方）

《張仲景藥方》十五卷（王叔和撰）

《華氏藥方》十卷（華佗方，吳普集）

《肘後救卒方》四卷（葛洪撰）

《補闕肘後救卒備急方》六卷（陶弘景撰）

《阮河南藥方》十六卷（阮炳撰）

《雜藥方》一百七十卷（范汪方，尹穆撰）

《胡居士方》三卷（胡洽撰）

《劉涓子男（鬼遺）方》十卷（龔慶宣撰）

《療癰疽金創要方》十四卷（甘浚之撰）

《雜療方》二十卷（徐叔和撰）

《體療雜病方》六卷（徐叔和撰）

《腳弱方》八卷（徐叔向撰）

《藥方》十七卷（秦承祖撰）

《療癰疽金創要方》十二卷（甘伯齊撰）

《雜藥方》十二卷（褚澄撰）

《效驗方》十卷（陶弘景撰）

《百病膏方》十卷

《雜湯方》八卷

《療目方》五卷

《雜藥方》十卷（陳山提撰），又六卷

《雜丸方》一卷

《調氣方》一卷（釋鸞撰）

《黃素方》十五卷

《雜湯丸散方》五十七卷（孝思撰）

《僧深集方》三十卷（釋僧深撰）

《刪繁方》十二卷（謝士太撰）

《徐王八代效驗方》十卷（徐之才撰）

《徐氏落年方》三卷（徐嗣伯撰）

《雜病論》一卷（徐嗣伯撰）

《徐氏家祕方》二卷（徐之才撰）

《集驗方》十卷（姚僧垣撰）

《小品方》十二卷（陳延之撰）

《經心方》八卷（宋俠撰）

《名醫集驗方》三卷

《古今錄驗方》五十卷（甄權撰）

《崔氏纂要方》十卷（崔知悌撰）

《孟氏必效方》十卷（孟詵撰）

《延年祕錄》十二卷

《玄感傳屍方》一卷（蘇遊撰）

《骨蒸病灸方》一卷（崔知悌撰）

《寒食散方並消息節度》二卷

《解寒食散方》十三卷（徐叔向撰）

《婦人方》十卷，又二十卷

《少小方》十卷

《少小雜方》二十卷

《少小節療方》一卷（俞寶撰）

《狐子雜訣》三卷

《狐子方金訣》二卷（葛仙公撰）

《陵陽子祕訣》一卷（明月公撰）

《神臨藥祕經》一卷（黃公撰）

《黃白祕法》一卷，又二十卷

《玉房祕術》一卷（葛氏撰）

《玉房祕錄訣》八卷（沖和子撰）

《類聚方》二千六百卷

## （二）道家類、春秋類和五行類醫學著作目錄

除上述醫家目下記載的醫學著作外，《舊唐書‧經籍志》的道家類、春秋類和五行類也載有若干與養生、醫學相關的著作，共計八部，五十二卷。

### 1. 道家類（養生）

《抱樸子內篇》二十卷（葛洪撰）

《養生要集》十卷（張湛撰）

### 2. 春秋類（膏肓）

《春秋左氏膏肓》十卷（何休撰，鄭玄箋）

《春秋左氏膏肓釋痾》五卷（服虔撰）

### 3. 五行類（胎產）

《逆刺》三卷（京房撰）

《婚嫁書》二卷

《推產婦何時產法》一卷（王琛撰）

《產圖》一卷（崔知悌撰）

## ◆ 四、《新唐書‧藝文志》中的醫書目錄

《新唐書‧藝文志》共載錄醫學著作二百三十四部、四千六百六十四卷，今按明堂經脈、本草、醫方、病源、醫術、養生、房中的順序排列。

### （一）明堂經脈

《黃帝三部針經》十二卷（皇甫謐）

《赤烏神針經》一卷（張子存）

《黃帝針灸經》十二卷

《黃帝雜注針經》一卷

《黃帝針經》十卷

《玉匱針經》十二卷

《龍銜素針經並孔穴蝦蟆圖》三卷

《針灸要鈔》一卷（徐叔向）

《黃帝明堂經》三卷

《黃帝明堂》三卷

《黃帝明堂經》三卷（楊玄注）

《黃帝內經明堂》十三卷

《黃帝十二經脈明堂五藏人圖》一卷

《曹氏黃帝十二經明堂偃側人圖》十二卷

《明堂圖》三卷（秦承祖）

《明堂孔穴》五卷

《黃帝八十一難經》二卷（秦越人）

《黃帝素問》九卷（全元起注）

《黃帝九靈經》十二卷（靈寶注）

《黃帝甲乙經》十二卷

《黃帝流注脈經》一卷

《三部四時五藏辨候診色脈經》一卷

《脈經》十卷，又二卷

《徐氏脈經訣》三卷

《脈經》二卷（王子顒）

《岐伯灸經》一卷

《雷氏灸經》一卷

《五藏訣》一卷

《五藏論》一卷

《鈴和子》十卷（賈和光）

《黃帝素問》二十四卷

《釋文》一卷（王冰注，冰號啟玄主子）

《黃帝內經明堂類成》十三卷，又《黃帝內經太素》三十卷（楊上善注）

《脈經》一卷、《針經鈔》三卷、《針方》一卷、《明堂人形圖》一卷

（甄權）

　　《明堂論》一卷（米遂）

## （二）本草

　　《神農本草》三卷

　　《神農本草》四卷（雷公集）

　　《吳氏本草》六卷（吳普）

　　《李氏本草》三卷

　　《靈秀本草圖》六卷（原平仲）

　　《本草音義》二卷（殷子嚴）

　　《本草用藥要妙》九卷

　　《本草病源合藥節度》五卷

　　《本草要術》三卷

　　《療癰疽耳眼本草妙》五卷

　　《桐君藥錄》三卷

　　《雷公藥對》二卷（徐之才）

　　《諸藥異名》十卷（僧行智）

　　《藥類》二卷

　　《藥目要用》二卷

　　《四時採取諸藥及合和》四卷

　　《名醫別錄》三卷

　　《本草》二十卷，《目錄》一卷，《藥圖》二十卷，《圖經》七卷（顯慶四年，英國公李勣，太尉長孫無忌，兼侍中辛茂將，太子賓客弘文館學士許敬宗，禮部郎中兼太子洗馬弘文館大學士孔志約，尚藥奉御許孝崇、

鬍子象、蔣季璋，尚藥局直長藺復珪、許弘直，侍御醫巢孝儉，太子藥藏監蔣季瑜、吳嗣宗，丞蔣義方，太醫令蔣季琬、許弘，丞蔣茂昌，太常丞呂才、賈文通，太史令李淳風，潞王府參軍吳師哲，禮部主事顏仁楚，右監門府長史蘇敬等撰。）

《本草音義》二十卷（孔志約）

《新修本草》二十一卷，又《新修本草圖》二十六卷，《本草音》三卷，《本草圖經》七卷（蘇敬）

《本草音義》七卷，又《本草藥性》三卷，《古今錄驗方》五十卷（甄立言，一作權）

《食療本草》三卷，又《補養方》三卷，《必效方》十卷（孟詵）

《本草音義》二卷（李含光）

《本草拾遺》十卷（陳藏器，開元中人）

《本草》七卷（鄭虔胡）

《新本草》四十一卷，又《藥性要訣》五卷（王方慶）

《種芝經》九卷

《芝草圖》一卷

《淮南王食經》一百三十卷，《音》十三卷，《食目》十卷（諸葛穎）

《食經》三卷（盧仁宗）

《食經》九卷（崔浩）

《食經》四卷，又十卷（竺暄）

《四時食法》一卷（趙武）

《太官食法》一卷

《太官食法》十九卷

《四時御食經》一卷

《太清神仙服食經》五卷（抱樸子）

《太清璿璣文》七卷（沖和子）

《太清神丹中經》三卷

《太清神仙服食經》五卷

《太清諸丹藥要錄》四卷

《金匱仙藥錄》三卷（京里先生）

《神仙服食經》十二卷

《膳夫經手錄》四卷（陽燁）

《食法》十卷（嚴龜，震之後，鎮西軍節度使譔子也。昭宗時宣慰汴寨。）

《制伏草石論》六卷（晏封）

《刪繁藥詠》三卷（江承宗，鳳翔節度要籍）

## （三）醫方

《藥方》四十卷（秦承祖）

《華氏藥方》十卷（華佗方，吳普集）

《肘後救卒方》六卷（葛洪）

《梁武帝坐右方》十卷

《如意方》十卷

《神農本草》七卷，又《效驗方》十卷（陶弘景集註）

《補肘後救卒備急方》六卷

《太清玉石丹藥要集》三卷

《太清諸草木方集要》三卷

《四海類聚單要方》十六卷（隋煬帝敕）

《張仲景藥方》十五卷，又《傷寒卒病論》十卷（王叔和）

《阮河南藥方》十六卷（阮炳）

《范東陽雜藥方》一百七十卷（范汪方，尹穆纂）

《胡居士治百病要方》三卷（胡洽）

《雜療方》二十卷，又《體療雜病方》六卷，《腳弱方》八卷，《解寒食方》十五卷（徐叔向）

《雜藥方》十二卷（褚澄）

《雜藥方》十卷（陳山提）

《黃素方》二十五卷（謝泰）

《雜湯丸散方》五十七卷（孝思）

《刪繁方》十二卷（謝士太）

《徐王八代效驗方》十卷，又《家祕方》三卷（徐之才）

《千金方》三卷（范世英）

《集驗方》十卷（姚僧垣）

《小品方》十二卷（陳延之）

《玄感傳屍方》一卷，又《太一鐵胤神丹方》三卷（蘇遊）

《俞氏療小兒方》四卷

《小女節療方》一卷（俞寶）

《僧僧深集方》三十卷

《調氣方》一卷（僧鸞）

《劉涓子鬼遺方》十卷（龔慶宣）

《療癰疽金瘡要方》十四卷（甘浚之）

《療癰疽金瘡要方》十二卷（甘伯齊）

《雜藥方》六卷

《雜丸方》一卷

《名醫集驗方》三卷

《百病膏方》十卷

《雜湯方》八卷

《療目方》五卷

《寒食散方並消息節度》二卷

《婦人方》十卷,又二十卷

《少女方》十卷

《少女雜方》二十卷

《類聚方》二千六百卷

《經心方》十卷(宋俠)

《崔氏纂要方》十卷(崔行功)

《骨蒸病灸方》一卷(崔知悌)

《袖中備急要方》三卷

《嶺南急要方》二卷

《針灸服藥禁忌》五卷

《千金方》三十卷,又《千金髓方》二十卷,《千金翼方》三十卷,《神枕方》一卷,《醫家要妙》五卷(孫思邈)

《楊太僕醫方》一卷

《玄宗開元廣濟方》五卷

《肘後方》三卷(劉貺真人)

《外臺祕要方》四十卷,又《外臺要略》十卷(王燾)

《德宗貞元集要廣利方》五卷

《陸氏集驗方》十五卷(陸贄)

《備急單方》一卷（賈耽）

《兵部手集方》三卷（兵部尚書李絳所傳方，薛弘慶撰。弘慶，大和河中少尹。）

《古今集驗方》十卷（薛景晦，元和刑部郎中，貶道州刺史。）

《傳信方》二卷（劉禹錫）

《海上集驗方》十卷（崔玄亮）

《楊氏產乳集驗方》三卷（楊歸厚，元和中，自左拾遺貶鳳州司馬、虢州刺史。方九百一十一。）

《鄭注藥方》一卷

《韋氏集驗獨行方》十二卷（韋宙）

《隨身備急方》三卷（張文仲）

《群方祕要》三卷（蘇越）

《南行方》三卷（李繼皋）

《唐興集驗方》五卷（白仁敘）

《應驗方》一卷（包會）

《篋中方》三卷（許孝宗）

《梅崇獻方》五卷

《童子祕訣》三卷，又《眾童延齡至寶方》十卷（姚和眾）

《嬰孺方》十卷（孫會）

《口齒論》一卷，又《排玉集》二卷（邵英俊。口齒方）

《嵩臺集》三卷（李昭明）

《神仙服食方》十卷

《神仙服食藥方》十卷

《服玉法並禁忌》一卷

《寒食散論》二卷

## （四）病源和醫術

《諸病源候論》五十卷（吳景賢）

《巢氏諸病源候論》五十卷（巢元方）

《雜病論》一卷，又《徐氏落年方》三卷（徐嗣伯）

《醫門金寶鑑》三卷（衛嵩）

《六十四問》一卷（許詠）

《病源手鏡》一卷（段元亮）

《伏氏醫苑》一卷（伏適）

《名醫傳》七卷（甘伯宗）

《仙人水鏡圖訣》一卷（王超，貞觀人）

《五藏論應像》一卷（吳兢）

《五藏論》一卷（裴璀）

《五藏類合賦》五卷（劉清海）

《五色旁通五藏圖》一卷（裴王廷）

《藏府通元賦》一卷（張文懿）

《五藏鏡源》四卷（段元亮）

《療癰疽要訣》一卷，《瘡腫論》一卷（喻義纂）

《癰疽論》二卷（沈泰之）

《萬病拾遺》三卷，又《消渴論》一卷，《腳氣論》三卷（青溪子）

《嶺南腳氣論》一卷，又《方》一卷（李暄）

《腳氣論》一卷（蘇鑑、徐玉等編集）

《南中四時攝生論》一卷（鄭景岫）

《鐵粉論》一卷（蘇遊）

《北京要術》一卷（陳元，元為太原少君）

《發焰錄》一卷（司空輿，圖父，大中時商州刺史）

《道光通元祕要術》三卷（青羅子，失姓，咸通人）

## （五）養生和房中

《彭祖養性經》一卷

《養生要集》十卷（張湛）

《延年祕錄》十二卷

《狐子方金訣》二卷（葛仙公錄）

《狐子雜訣》三卷

《陵陽子祕訣》一卷（明月公）

《神臨藥祕經》一卷（黃公）

《葛氏房中祕術》一卷

《沖和子玉房祕訣》十卷（張鼎）

## ◆ 五、《宋史‧藝文志》中的醫書目錄

　　《宋史‧藝文志》的醫家類中共載錄醫學著作五百〇八部，三千一百七十七卷。今按醫經（其中又分為內經，難經，針經、灸經，脈經、脈訣，診候，五藏）、臨床各科（其中包括傷寒，病總、雜病，外科，產科，兒科，眼科，咽喉、口齒）、醫方、本草、養生、獸醫、醫史、待考的順序排列。此外，《宋史‧藝文志》在道家類和釋家神仙類也載有養生方面的著作，共計四十九部，五十卷。具體記載如下。

## （一）醫經

### 1. 內經（素問、靈樞）

《黃帝內經素問》二十四卷（唐王冰注）

《素問》八卷（隋全元起注）

《黃帝靈樞經》九卷

《黃帝九虛內經》五卷

《素問釋音》一卷（楊玄操）

《素問醫療訣》一卷

《太上天寶金鏡靈樞神景內編》九卷

《素問誤文缺義》一卷（高若訥）

《黃帝素問入試祕寶》七卷（馬昌運）

《內經素問論奧》四卷（劉溫舒）

《黃帝太素經》三卷（楊上善注）

### 2. 難經

《難經疏》十三卷（秦越人）

《扁鵲注黃帝八十一難經》二卷（秦越人撰）

《難經解義》一卷（龐安時）

《黃帝八十一難經註釋》一卷（宋庭臣）

《難經疏義》二卷（王宗正）

《難經解》一卷（龐安時）

## 3. 針經、灸經

《黃帝針經》九卷

《黃帝灸經明堂》三卷

《針經》一卷（孫思邈）

《岐伯針經》一卷

《扁鵲針傳》一卷

《四神針經》一卷（玄悟）

《針經抄》三卷（甄權）

《玄祕會要針經》五卷（王處明）

《金滕玉匱針經》三卷（呂博）

《黃帝問岐伯灸經》一卷

《灸經》十卷（顏齊）

《明堂灸法》三卷

《黃帝三部針灸經》十二卷（即《甲乙經》，皇甫謐）

《岐伯論針灸要訣》一卷

《山眺（一作「兆」）針灸經》一卷

《針灸經》一卷（公孫克）

《小兒明堂針灸經》一卷（吳復圭）

《明堂經》三卷（王唯一）

《明堂玄真經訣》一卷

《明堂論》一卷（朱遂）

《刺法》一卷

《灸勞法》一卷（崔知悌）

《黃帝三部針灸經》十二卷（林億）

《新鑄銅人腧穴針灸圖經》三卷（王唯一）

《灸經背面相》二卷

《神應針經要訣》一卷

《伯樂針經》一卷

《黃帝針經音義》一卷（席延賞）

《膏肓腧穴灸法》一卷（莊綽）

《內外二景圖》三卷（朱肱）

## 4. 脈經、脈訣

《黃帝脈經》一卷，又《脈訣》一卷

《張仲景脈經》一卷

《耆婆脈經》三卷

《徐氏脈經》三卷

《脈訣》一卷（王叔和）

《孩子脈論》一卷

《脈經》一卷（李）

《脈經手訣》一卷（張及撰，王善注）

《脈訣》二卷（徐裔）

《韓氏脈訣》一卷

《脈經》一卷

《百會要訣脈經》一卷

《碎金脈訣》一卷

《元門脈訣》一卷

《扁鵲脈經》一卷

《脈經》十卷（王叔和）

《脈訣機要》三卷（王叔和）

《素問六脈玄珠密語》一卷（王冰）

《通真子續注脈賦》一卷

《脈要新括》二卷

《徐氏黃帝脈經指下祕訣》一卷

## 5. 診候

《太醫祕訣診候生死部》一卷

《倉公決死生祕要》一卷

《脈色要訣》一卷（譚延鎬）

《相色經妙訣》一卷（華子顒）

## 6. 五藏

《五藏榮衛論》一卷（張仲景）

《神農五藏論》一卷

《黃帝五藏論》一卷

《黃庭五藏經》一卷

《黃庭五藏六腑圖》一卷

《黃庭五藏論》七卷（趙業）

《大五藏論》一卷，又《小五藏論》一卷（張向容）

《五藏金鑑論》一卷

《五藏鑑元（一作「原」）》四卷（段元亮）

《五藏旁通明鑑圖》一卷（孫思邈）

《藏府通玄賦》一卷（張文懿）

《五藏攝養明鑑圖》一卷

《五藏論應像》一卷（吳兢）

《五色旁通五藏圖》一卷（裴王庭）

《五藏要訣》一卷

《五藏論》一卷（張仲景）

《連方五藏論》一卷

《五藏類合賦》一卷（劉清海）

《耆婆五藏論》一卷

## （二）臨床各科

### 1. 傷寒

《傷寒論》十卷（張仲景）

《傷寒手鑑》三卷（田誼卿）

《傷寒論》一卷（張果）

《明時政要傷寒論》三卷（陳昌祚）

《傷寒方論》二十卷（李涉）

《傷寒證辨集》一卷

《家傷寒指南論》一卷（李大參）

《傷寒明理論》四卷（嚴器之）

《傷寒類要》四卷（高若訥）

《醫傷寒慈濟集》三卷（丁德用）

《四時傷寒總病論》六卷（楊介存）

《傷寒證治》三卷（王實）

《局方續添傷寒證治》一卷（王實）

《傷寒救俗方》一卷（王世臣）

《傷寒論》一卷（成無己）

《傷寒論方》一卷（朱旦）

《傷寒要法》一卷

《南陽活人書》二十卷（朱肱）

《傷寒玉鑑新書》一卷（平堯卿）

《傷寒證類要略》二卷

《傷寒要旨》一卷（李檉）

《錢氏傷寒百問方》一卷（錢聞禮）

## 2. 病總、雜病

《巢氏諸病源候論》五十卷（巢元方）

《褚氏遺書》一卷（褚澄）

《金匱玉函》八卷（王叔和集）

《醫源兆經》一卷

《千金纂錄》二卷

《金匱錄》五卷

《醫門祕錄》五卷（梅崇獻）

《治風經心錄》五卷

《摭醫新說》三卷（黨求平）

《醫鑑》一卷（代榮）

《金寶鑑》三卷（衛嵩）

《病源手鑑》二卷（段元亮）

《千金手鑑》二十卷（田誼卿）

《醫語纂要》一卷（王勃）

《醫門簡要》十卷（華顒）

《群方祕要（一作「會」）》三卷（蘇越）

《醫明要略》一卷（古詵）

《新集病總要略》一卷（張叔和）

《外臺要略》十卷

《醫問》七卷（司馬光）

《耆婆六十四問》一卷

《伏氏醫苑》一卷

《意醫紀曆》一卷（吳群）

《黃帝問答疾狀》一卷

《明醫顯微論》一卷（石昌璉）

《消渴論》一卷（清溪子）

《嶺南腳氣論》二卷（李暄）

《水氣論》三卷（蕭〔一作「蘭」〕宗簡）

《骨蒸論》一卷

《風疾論》一卷

《三十六種風論》一卷（楊太業）

《蘇敬徐玉唐侍中三家腳氣論》一卷

《西京巢氏水氣論》一卷

《新修榮衛養生用藥補瀉論》十卷（李越〔一作「鉞」〕）

《五勞論》一卷

《萬病拾遺》三卷（李溫）

《金匱指微訣》一卷（吳復圭）

《醫門指要訣》一卷（葉傳古）

《王氏醫門集》二十卷

《聖濟經》十卷（宋徽宗）

《聖濟經解義》十卷（黃維）

《六甲天元運氣鈐》二卷（趙從古）

《瘴論》二卷（李璆、張致遠）

《摭醫新說》三卷（黨永年）

《藥證病源歌》五卷（蔣淮）

《蘭室寶鑑》二十卷

《腳氣論》一卷

《醫鑑後傳》一卷（陳玕）

《華氏中藏經》一卷（靈寶洞主探微真人撰）

《衛濟寶書》一卷（東軒居士）

《腳氣治法總要》一卷（董汲）

《醫經正本書》一卷（程迥）

《食治通說》一卷（婁居中）

《養親奉老書》一卷（陳直）

《醫家妙語》一卷

《醫家要抄》五卷

《子母祕錄》十卷（張傑）

《玄感傳屍方》一卷（蘇遊）

《崔氏骨蒸方》三卷

《膜外氣方》一卷（徒都子）

《啟玄子元和紀用經》一卷（葉長文）

## 3. 外科

《癰疽論》一卷（邢〔一作「邾」〕元樸）

《癰疽論》三卷

《發背論》二卷

《瘡腫論》一卷，又《療癰疽要訣》一卷（喻義）

《劉涓子神仙遺論》十卷（東蜀李頓錄）

《發背論》一卷（僧智宣）

《癰疽論》二卷（沈泰之）

《發背論》一卷（白岑）

《外科灸法論粹新書》一卷（徐夢符）

《經效癰疽方》一卷（王蘧）

《治癰疽膿毒方》一卷（胡權）

《治背瘡方》一卷（史源）

《外科保全要用方》五卷（張允蹈）

《五痔方》一卷（定齋居士）

《李氏癰疽方》一卷

《治發背惡瘡內補方》一卷

《外科新書》一卷（伍起予）

《癰疽方》一卷

《劉涓子鬼論》一卷

《丹毒備急方》三卷（宋霖）

《療癭方》一卷

## 4. 產科

《崔氏產鑑圖》一卷

《產前產後論》一卷（王守愚）

《產後十九論》一卷

《產乳集驗方》三卷（楊歸〔一作「師」〕厚）

《產寶》三卷（咎殷）

《婦人產育保慶集》三卷（郭稽中）

《衛生產科方》一卷（沈虞卿）

《產乳十八論》卷亡（沈炳。卷亡）

《衛生家寶產科方》八卷（朱瑞章）

《產後論》一卷

《產科經真環中圖》一卷

## 5. 兒科

《師巫顱囟經》二卷

《療黃經》一卷（張仲景）

《療黃經》三卷（扁鵲）

《小兒藥證》一卷

《療黃歌》一卷（蔣淮）

《嬰孺病論》一卷（李言少）

《崔氏小兒論》一卷（楊全迪）

《療小兒痦病論》一卷

《小兒五痦二十四候論》一卷

《嬰兒論》二卷（楊大鄴）

《嬰孩方》十卷

《孩孺（一作「嬰孩」）雜病方》五卷

《孩孺明珠變蒸七痦方》一卷（朱傳）

《小兒祕錄集要方》一卷

《小兒藥證真訣》八卷（錢乙）

《小兒醫方妙選》三卷（張渙）

《小兒方》三卷（王伯順）

《漢東王先生小兒形證方》三卷

《嬰孩寶鑑方》十卷（樓真子）

《幼幼新書》四十卷（劉昉）

《衛生家寶小兒方》二卷（朱瑞章）

《活幼悟神集》二十卷（董大英）

《小兒祕要論》一卷

《博濟嬰孩寶書》二十卷

《小兒保生要方》三卷（李檉）

《嬰孩妙訣論》三卷（湯民望）

《童子祕要論》三卷（姚和眾）

《幼幼方》一卷（張田）

《小兒方術論》一卷

《保童方》一卷（姚和眾）

## 6. 眼科

《龍樹眼論》一卷

《劉豹子眼論》一卷

《小兒眼論》一卷

《針眼（一作「眼針」）鉤方》一卷

《療眼諸方》一卷（穆昌緒〔一作「叔」〕）

《眼論審的歌》一卷（劉皓）

## 7. 咽喉、口齒

《口齒論》一卷（張仲景）

《口齒論》一卷（邵英俊）

《唐（一作「廣」）陵正師口齒論》一卷

《咽喉口齒方論》五卷

《口齒論》一卷（沖和先生）

## （三）醫方

《華佗藥方》一卷

《金匱要略方》三卷（張仲景撰，王叔和集）

《肘備份急百一方》三卷（葛洪）

《千金方》三十卷，《千金髓方》二十卷，《千金翼方》三十卷（孫
思邈）

《玉函方》三卷

《外臺祕方》四十卷（王燾）

《神枕方》一卷（孫思邈）

《普濟方》五卷（王守愚）

《應驗方》三卷

《應病神通方》三卷

《神醫普救方》一千卷，《目》十卷（賈黃中）

《萬全（一作「金」）方》三卷（安文恢）

《金鑑方》三卷（孫廉）

《金匱方》三卷

《玉壺備急方》一卷（韋宙）

《鄭氏惠民方》三卷

《纂要祕要方》三卷

《博濟安眾方》三卷

《集驗方》五卷（白仁敘）

《海上集驗方》十卷（崔元亮）

《行要備急方》二卷（元希聲）

《傳信方》二卷（劉禹錫）

《續傳信方》十卷（王顏）

《六十四問祕要方》一卷（許詠〔一作「泳」〕）

《外臺祕要乳石方》二卷（王道）

《耆婆要用方》一卷

《纂要方》十卷（崔行功）

《千金祕要備急方》一卷

《昇天（一作「元」）廣濟方》三卷（華宗壽）

《走馬備急方》一卷（段詠〔一作「泳」〕）

《天寶神驗藥方》一卷

《貞元集要廣利方》五卷

《太和濟安方》一卷

《靈寶方》一百卷（羅普宣）

《篋中方》一卷

《百一問答方》三卷（蕭存禮）

《應驗方》三卷（包會）

《雜用藥方》五十五卷

《慶曆善救方》一卷

《胡道洽方》一卷

《備急單方》一卷（賈耽）

《南行方》三卷（李繼皋）

《杜氏集驗方》一卷

《肘後方》一卷（韓待詔）

《王氏祕方》五卷

《醫方》一卷（楊太僕）

《集妙方》三卷（沈承澤）

《草木諸藥單方》一卷（章秀言）

《醫門括源方》一卷（吳希言）

《新集方》一卷（王朝昌）

《刪繁要略方》一卷

《集諸要妙方》一卷

《備急簡要方》一卷

《纂驗方》一卷

《奏聞單方》一卷

《兵部手集方》三卷（李絳）

《必效方》三卷（僧文宥）

《校正太平惠民和濟局方》五卷（陳師文）

《陳氏經驗方》五卷

《傳家祕寶方》五卷（孫用和）

《洪氏集驗方》五卷

《編類本草單方》三十五卷（王俁）

《瘴瘧備急方》一卷（趙鑄）

《鶴頂方》二十四卷（鄭樵）

《雞峰備急方》一卷（張銳）

《海上名方》一卷（錢竿）

《經驗藥方》二卷（何稱）

《神巧萬全方》十二卷（劉元賓）

《濟世全生指迷方》三卷（王貺）

《王氏博濟方》三卷（王袞）

《補瀉內景方》三卷（胡惜）

《溫舍人方》一卷

《集驗方》七卷（吳得夫）

《馬氏錄驗方》一卷（馬延之）

《備急總效方》四十卷（李朝正）

《三因病源方》六卷（陳言）

《手集備急經效方》一卷（陳抃）

《史載之方》二卷

《衛生十全方》十三卷（夏德懋）

《陸氏續集驗方》二卷（陸游）

《妙濟方》一卷（卓伯融）

《總效方》十卷（胡元質）

《百一選方》二十八卷（王璆）

《衛生家寶方》六卷（朱瑞章）

《衛生家寶湯方》三卷（朱瑞章）

《楊氏家藏方》二十卷（楊倓）

《普濟本事方》十二卷（許叔微）

《胡氏經驗方》五卷

《備用方》二卷（岳州守臣編，不著名氏）

《備急效驗方》三卷（丘哲）

《傳信適用方》一卷

《靈苑方》二十卷

《祕寶方》二卷

《古今祕傳必驗方》一卷

《太醫西局濟世方》八卷

《太平聖惠方》一百卷（王懷隱）

《重廣保生信效方》一卷（閻孝忠）

《十全博救方》一卷（劉甫）

《簡要濟眾方》五卷（周應）

《經驗方》三卷（王素）

《贛州正俗方》二卷（劉彝）

《簡驗方》一卷（李端願）

《明效方》五卷（晏傳正）

《神效備急單方》一卷（葛懷敏）

《良方》十卷（沈括）

《蘇沈良方》十五卷（沈括、蘇軾所著）

《旅舍備要方》一卷（董汲）

《驗方書》一卷（龐安時）

《勝金方》一卷

《王趙選祕方》二卷

《食醫心鑑》二卷（咎殷）

《備問方》二卷（黃環）

《易簡方》一卷（王碩）

《方氏集要方》二卷（方導）

《濟世萬全方》一卷（王世明）

《究源方》五卷（張松）

《集效方》一卷

《中興備急方》二卷

## （四）本草

《本草拾遺》十卷（陳藏器）

《唐本草》二十卷（孫志約）

《開寶本草》二十卷，《目》一卷（李昉）

《詳定本草》二十卷，《目錄》一卷（盧多遜）

《補註本草》二十卷，《目錄》一卷

《本草音義》五卷（李含光）

《四聲本草》四卷（蕭炳）

《本草韻略》五卷

《刪繁本草》五卷（楊損之）

《本草性類》一卷（杜善芳）

《食性本草》十卷（陳士良）

《菖蒲傳》一卷

《何首烏傳》一卷（李翔）

《南海藥譜》一卷

《太常分藥格》一卷（孫思邈）

《藥對》二卷（徐玉）

《廣藥對》三卷（宗令祺）

《方書藥類》三卷

《刪繁藥詠》三卷（江承宗）

《草石論》六卷（晏封）

《藥性論》四卷

《鍾乳論》一卷（褚知義）

《新修鍾乳論》一卷（吳升、宋處）

《採藥論》一卷

《製藥論法》一卷

《金石製藥法》一卷（張機）

《製藥總訣》一卷

《藥林》一卷

《食療本草》六卷（孟詵）

《本草括要詩》三卷（張文懿）

《炮炙方》三卷（雷斆）

《大觀經史證類備急本草》三十二卷（唐慎微）

《藥詮總辨》三卷（裴宗元）

《本草外類》五卷

《嘉佑本草》二十卷（掌禹錫）

《用藥須知》一卷

《本草圖經》二十卷（蘇頌校）

《本草辨誤》一卷（崔源）

《藥準》一卷（文彥博）

《靈芝記》五卷（穆修靖撰，羅公遠注）

《靈方誌》一卷（孔周南）

《金石靈臺記》一卷（張隱居）

《神仙玉芝圖》二卷

《芝草圖》三十卷（孫思邈）

《石藥異名要訣》一卷（王道中）

## （五）養生

### 1. 醫家類載錄的醫書

《延年祕錄》十一卷

《混俗頤生錄》二卷

《養性要錄》一卷

《延齡至寶抄》一卷（張尚容）

《攝生月令圖》一卷

《六氣導引圖》一卷

《天壽性術論》一卷

《太清服食藥法》七卷

《按摩法》一卷

《攝養禁忌法》一卷

《修玉粉丹口訣》一卷

《服雲母粉訣》一卷

《伏火丹砂訣序》一卷

《神仙雲母粉方》一卷

《服術方》一卷

《老子服食方》一卷

《葛仙公杏仁煎方》一卷

《婆羅門僧服仙茅方》一卷

《攝生要錄》三卷（高福）

《廣南四時攝生論》一卷（鄭景岫）

《雷（一作「靈」）公仙人養性治（一作「理」）身經》三卷

《反魂丹方》一卷

《玄明粉方》一卷

《經食草木法》一卷

《延齡至寶方》十卷（姚和眾）

《通玄祕術》三卷（沈知言）

《保生護命集》一卷（曾孚先）

《尊生要訣》一卷（戴衍）

《南來保生回車論》一卷（董常）

《劉氏五藏旁通遵（一作「導」）養方》一卷

《服食導養方》三卷

《孟氏補養方》三卷

《延齡祕寶方集》五卷

《錄古今服食導養方》三卷

《服食神祕方》一卷

《安神養性方》一卷（悟玄子）

《李八百方》一卷

《神仙金匱服食方》二卷（潛真子）

《養性益壽備急方》一卷

《治未病方》一卷

《古今錄驗養生必用方》三卷（初虞世）

《膳夫經手錄》四卷（楊曄）

《神農食忌》一卷

《侍膳圖》一卷

《王氏食法》五卷

《嚴龜食法》十卷

《養身食法》三卷

《蕭家法饌》三卷

《饌林》四卷

《食鑑》四卷

## 2. 道家類和釋家神仙類養生

《黃庭內景玉經》一卷（梁丘子注）

《黃庭外景經》一卷

《黃庭外景玉經注訣》一卷

《黃庭五藏論圖》一卷

《老子黃庭內檢視》一卷

《黃庭內景圖》一卷（胡愔）

《黃庭外景圖》一卷

《達摩血脈》一卷

《達摩血脈論》一卷（僧慧可）

《抱樸子養生論》一卷（葛洪）

《還丹訣》一卷（魏伯陽）

《大丹九轉歌》一卷

《老子五禽六氣訣》一卷（華佗）

《黃庭中景經注》一卷（李千乘）

《黃庭外景經注》一卷（尹喜）

《養性延命錄》二卷（陶弘景）

《導引養生圖》一卷

《服氣要訣》一卷（魏曇鸞法師）

《養生胎息祕訣》一卷（僧遵化）

《休糧服氣法》一卷

《黃庭內景五藏六腑圖》一卷（大白山見素女子胡愔）

《太上老君血脈論》一卷

《靈寶服食五芝精》一卷

《太上老君服氣胎息訣》一卷

《服氣要訣》一卷（申天師）

《少玄胎息歌》一卷（臥龍隱者）

《胎息訣》一卷（蜀郡處士）

《太上黃庭內景經》一卷（務成子注）

《升玄養生論》一卷

《服食還丹證驗法》一卷（真常子）

《養生經》一卷（上官翼）

《新舊服氣法》一卷（王弁）

《長生纂要》一卷（守文居鎡）

《莊周氣訣》一卷

《龍虎大還丹祕訣》一卷

《太上老子服氣口訣》一卷

《休糧諸方》一卷

《攝生增益錄》一卷

《神氣養形論》一卷

《服餌仙方》一卷

《按摩要法》一卷

《十二月五藏導引》一卷

《服氣煉神祕訣》一卷

《太清導引調氣經》一卷

《餌芝草黃精經》一卷

《治身服氣訣》一卷

《調元氣法》一卷

《太上保真養生論》一卷

《養生諸神仙方》一卷

## （六）獸醫

《司牧安驥集》三卷（李石）

《司牧安驥方》一卷（李石）

《醫馬方》一卷（紹聖重集）

## （七）醫史

《歷代名醫錄》七卷（甘伯宗）

## （八）待考

《金鑑集歌》一卷

《身經要集》一卷

《太元心論》一卷

《吞字貼腫方》一卷（波馱波利譯）

《獨行方》十二卷（韋宙）

《北京要術》一卷（陳玄）

《今體治世集》三十卷（劉翰）

《鄭氏圃田通玄方》三卷，又《惠心方》三卷

《支觀通玄方》十卷

《祕要合煉方》五卷（黃漢忠）

《塞上方》三卷

《晨昏寧待方》二卷

《鐵粉論》一卷（蘇遊）

《靈奇祕奧》一卷（陶隱居）

《家寶義囊》一卷

《妝臺記》六卷（宇文士及）

《仙人水鏡》一卷（王起）

《枕中祕訣》三卷（扁鵲）

《風經》一卷（青烏子）

《風論山兆（一作「眺」）經》一卷（吳希言）

《通玄經》十卷（支義方）

《金韜玉鑑經》三卷（呂廣）

《發焰錄》一卷（司空輿）

《拾遺候用深靈玄錄》五卷（郭仁普）

《三教保光纂要》三卷（古詵）

《青烏子論》一卷

《玄感論》一卷〔蘇巘（一作「遊」）〕

《嵩臺論》三卷（李昭明）

《玉鑑論》五卷

《法象論》一卷（張文仲）

《燕臺集》五卷（李崇慶）

《穿玉集》一卷

《神聖集》三卷（雷繼暉）

《華氏集》十卷

《楊氏妝臺寶鑑集》三卷（南陽公主）

《安慶集》十卷

《川玉集》一卷

《天元祕演》十卷（陳蓬）

## ◆ 六、《明史・藝文志》中的醫書目錄

《明史・藝文志》與各史「經籍志」或「藝文志」不同，它未設醫家類，醫書均歸於藝術類，與書畫並列一目。藝術類共載錄書籍一百一十六部、一千五百六十四卷，其中醫書為六十八部、一千〇六十六卷。今按醫經、本草、傷寒、脈訣、針灸、醫總雜著、醫方、外科、幼科的順序排列。具體記載如下。

## （一）醫經（內經、素問、運氣、難經）

《內經類考》十卷（陰秉暘）

《張氏類經》四十二卷（張介賓）

《補刊素問遺篇》一卷（趙簡王。世傳《素問》王冰注本，中有缺篇，簡王得全本，補之。）

《素問糾略》三卷（楊慎）

《素問註釋考誤》十二卷（孫兆）

《運氣說》二卷（錢寶）

《圖注難經》八卷（張世賢）

## （二）本草

《證類本草》三十一卷（孝宗）

《本草證治辨明》十卷（徐彪）

《本草經疏》二十卷，《方藥宜忌考》十二卷（繆希雍）

《本草集要》十二卷（方谷）

## （三）傷寒

《傷寒六書》六卷，《傷寒九種書》九卷，《傷寒全書》五卷（陶華）

《傷寒運氣全書》十卷，《傷寒活人指掌圖論》十卷（熊宗立）

## （四）脈訣

《集解脈訣》十二卷（李絅）

《太素脈訣》一卷（楊文德）

《四診發明》八卷（李言聞）

《瀕湖脈學》一卷（李時珍）

《脈經直指》七卷（方谷）

## （五）針灸

《奇經八脈考》一卷（李時珍）

《針灸詳說》二卷（楊珣）

《針灸大全》七卷（徐鳳）

## （六）醫總雜著

《乾坤生意》四卷（寧獻王權）

《玉機微義》五十卷，《醫經小學》六卷（劉純）

《醫學碎金》四卷（周禮）

《續醫說》十卷（俞子容）

《致和樞要》九卷（徐子宇）

《遵生錄》十卷（鄭達）

《諸證辨疑》四卷，《用藥元（玄）機》二卷（吳球）

《醫學正傳》八卷，《方脈發矇》六卷（虞摶）

《醫學綱目》四十卷（樓英）

《蓋齋醫要》十五卷（陳諫）

《古今醫統》一百卷（徐春甫）

《丹溪心法附餘》二十四卷（方廣）

《醫學整合》十二卷（傅滋）

《家居醫錄》十六卷（薛己）

《醫林集要》八十八卷（王璽）

《醫林會海》四十卷（錢萼）

《醫論》四卷（王肯堂。肯堂著《證治準繩全書》，博通醫學，見《王
樵傳》。）

《折肱漫錄》六卷（黃承昊）

《保命活訣》三十五卷（萬全）

《頤生微論》十卷（李中梓）

《醫史》十卷（李濂）

《養生類要》二卷（吳倫）

## （七）醫方

《世宗易簡方》一卷

《壽域神方》四卷（寧獻王權）

《普濟方》六十八卷（周定王）

《袖珍方》四卷（李恆）

《拔萃類方》二十卷（劉均美，一作四十卷。）

《衛生易簡方》四卷（胡濙。永樂中，濙為禮部侍郎，出使四方，輯所得醫方進於朝，一作二十卷。）

《奇效良方》六十九卷（方賢）

《集善方》三十六卷（錢原浚）

《經驗良方》十卷（鄒福）

《醫方集宜》十卷（丁毅）

《本草單方》八卷（王鏊）

## （八）外科

《外科心法》七卷（薛己）

《外科序論》一卷（趙原陽）

《外科理論（當作「例」）》八卷（汪機）

## （九）幼科（附痘疹）

《幼科類萃》二十八卷（王鑾）

《保嬰撮要》二十卷（薛鎧）

《小兒推拿祕訣》一卷（周子蕃）

《痘疹會編》十卷（吳洪）

## ◆ 七、《清史稿·藝文志》中的醫書目錄

《清史稿·藝文志》的醫家目下共載錄醫學著作二百五十九部、一千八百二十二卷，今按醫經、傷寒、金匱、診斷、本草、方書、醫總、臨床各科（其中包括內科、外科、婦產科、幼科、眼科、喉科）及

251

醫案、醫話的順序排列。其中，《植物名實圖考》三十八卷（吳其濬撰）、《參譜》一卷（黃叔燦撰）、《人參譜》一卷（陸烜撰）、《隨息居飲食譜》七卷（王士雄撰）為譜錄類食用之屬所載。具體記載如下。

## （一）醫經（素問、靈樞、內經、難經）

《素問直解》九卷（高世栻撰）

《素問集註》九卷（張志聰撰）

《素問懸解》十三卷（黃元御撰）

《素問釋義》十卷（張琦撰）

《素問校義》一卷（胡澍撰）

《靈樞經集註》九卷（張志聰撰）

《靈樞懸解》九卷（黃元御撰）

《素問靈樞類纂》九卷（汪昂撰）

《素靈微蘊》四卷（黃元御撰）

《靈樞素問淺注》十二卷（陳念祖撰）

《內經知要》二卷（李念莪撰）

《醫經原旨》六卷（薛雪撰）

《內經運氣病釋》九卷（陸懋修撰）

《內經運氣表》一卷（陸懋修撰）

《內經難字》一卷（陸懋修撰）

《難經懸解》二卷（黃元御撰）

《難經經釋》二卷（徐大椿撰）

## （二）傷寒

《傷寒論注》六卷（張志聰撰）

《傷寒懸解》十五卷（黃元御撰）

《傷寒說意》十一卷（黃元御撰）

《傷寒論注》（一名《傷寒來蘇集》）四卷（柯琴撰）

《傷寒論翼》二卷（柯琴撰）

《傷寒附翼》二卷（柯琴撰）

《傷寒論注》六卷（王丙撰）

《傷寒論附錄》二卷（王丙撰）

《傷寒例新注》一卷（王丙撰）

《讀傷寒論心法》一卷（王丙撰）

《傷寒論綱目》十六卷（沈金鰲撰）

《傷寒分經》十卷（吳儀洛撰）

《傷寒論條辨續注》十二卷（鄭重光撰）

《傷寒論淺注》六卷（陳念祖撰）

《長沙方歌括》六卷（陳念祖撰）

《傷寒醫訣串解》六卷（陳念祖撰）

《傷寒真方歌括》六卷（陳念祖撰）

《傷寒論陽明病釋》四卷（陸懋修撰）

《傷寒卒病論讀》不分卷（沈又彭撰）

《傷寒集註》十卷，《附錄》五卷（舒詔撰）

《傷寒六經定法》一卷（舒詔撰）

《傷寒論後條辨》十五卷（程應旄撰）

《傷寒纘論》二卷（張璐撰）

《傷寒緒論》二卷（張璐撰）

《傷寒類方》一卷（徐大椿撰）

《傷寒論補註》一卷（顧觀光撰）

《傷寒論辨證廣注》十四卷（汪琥撰）

《中寒論辨證廣注》三卷（汪琥撰）

《傷寒舌鑑》一卷（張登撰）

《傷寒兼證析義》一卷（張倬撰）

《傷寒貫珠集》八卷（尤怡撰）

《傷寒審證表》一卷（包誠撰）

《傷寒大白論》四卷（秦之楨撰）

《長沙藥解》四卷（黃元御撰）

《尚論篇》四卷，《後篇》四卷（喻昌撰）

《傷寒問答》一卷（喻昌撰）

《傷寒微旨》二卷（宋韓祗和）

## （三）金匱

《金匱玉函經注》二十二卷（周揚俊撰）

《金匱要略方論本義》二十二卷（魏荔彤撰）

《金匱要略方論注》二十四卷（徐彬撰）

《金匱懸解》二十二卷（黃元御撰）

《金匱要略淺注》十卷（陳念祖撰）

《金匱方歌括》六卷（陳念祖撰）

《金匱心典》三卷（尤怡撰）

## （四）診斷

《診家正眼》二卷（李中梓撰）

《診宗三昧》一卷（張璐撰）

《四診扶微》八卷（林之翰撰）

《脈訣匯辨》十卷（李延昰撰）

《脈理求真》一卷（黃宮繡撰）

## （五）本草

《神農本草百種錄》一卷（徐大椿撰）

《神農本草經讀》四卷（陳念祖撰）

《本草述》三十二卷（劉若金撰）

《得宜本草》一卷（王子接撰）

《本草備要》四卷（汪昂撰）

《本草崇原》三卷（高世栻、張志聰撰）

《本草通原》二卷（李中梓撰）

《本草綱目藥品藥目》一卷（蔡烈先編），《圖》三卷（許燮年繪）

《本草話》二十二卷（趙學敏撰）

《本草綱目拾遺》十卷（趙學敏撰）

《藥性元解》四卷（趙學敏撰）

《花藥小名錄》四卷（趙學敏撰）

《奇藥備考》六卷（趙學敏撰）

《本草綱目求真》十一卷（黃宮繡撰）

《本草彙纂》十卷（屠通和撰）

《本經逢原》四卷（張璐撰）

《本經疏證》十二卷，《續疏》六卷（鄒澍撰）

《本經序疏要》八卷（鄒澍撰）

《藥性歌括》一卷（汪昂撰）

《日用藥物》一卷（汪昂撰）

《玉楸藥解》四卷（黃元御撰）

《要藥分劑》十卷（沈金鰲撰）

《藥性賦音釋》一卷（金蘋華撰）

《神農本草經》三卷（孫星衍、孫馮翼同輯）

《神農本草經》三卷（顧觀光輯）

《植物名實圖考》三十八卷（吳其浚撰）

《參譜》一卷（黃叔燦撰）

《人參譜》一卷（陸烜撰）

## （六）方書

《古方考》四卷（龍柏撰）

《名醫方論》三卷（羅美撰）

《程氏易簡方論》六卷（程履新撰）

《隨息居飲食譜》七卷（王士雄撰）

《絳雪園古方選注》三卷（王子接撰）

《醫方集解》二十三卷（汪昂撰）

《湯頭歌括》一卷（汪昂撰）

《本草萬方緘線》八卷（蔡烈先撰）

《養素園傳信方》六卷（趙學敏撰）

《洄溪祕方》一卷（徐大椿撰）

《成方切用》十四卷（吳儀洛撰）

《時方妙用》四卷（陳念祖撰）

《時方歌括》二卷（陳念祖撰）

《景嶽新方砭》四卷（陳念祖撰）

《十藥神書註解》一卷（陳念祖撰）

《四科簡效方》十卷（王士雄撰）

《集驗良方》六卷（年希堯撰）

《便易經驗集》三卷（毛世洪撰）

《良方集腋》二卷（謝元慶編）

《良方合璧》二卷（謝元慶編）

《醫方易簡》十卷（龔月川撰）

《行軍方便方》三卷（羅世瑤撰）

《平易方》三卷（葉香侶撰）

《萬選方》一卷（金楙撰）

《急救良方》一卷（餘成甫撰）

《世補齋不謝方》一卷（陸懋修撰）

《博濟方》五卷（宋王袞）

《蘇沈良方》八卷（宋沈括）

《旅舍備要方》一卷（宋董汲）

《全生指迷方》四卷（宋王貺）

《衛生十全方》三卷（宋夏德）

《奇疾方》一卷（宋夏德）

《血症經驗良方》一卷（潘為縉撰）

《治蠱新方》一卷（路順德撰）

《濟生方》八卷（宋嚴用和）

《救急仙方》六卷（不詳）

《瑞竹堂經驗方》五卷（元沙圖穆蘇）

## （七）醫總（附雜著）

《御定醫宋金鑑》九十卷〔乾隆十四年（1749年）鄂爾泰等奉敕撰。〕

《聖濟總錄纂要》二十六卷（程林撰）

《四聖心源》十卷（黃元御撰）

《四聖懸樞》四卷（黃元御撰）

《醫門法律》六卷（喻昌撰）

《寓意草》一卷（喻昌撰）

《生民切要》二卷（喻昌撰）

《醫學真傳》二卷（高世栻撰）

《病機沙篆》二卷（李中梓撰）

《證治大還》四十卷（陳治撰）

《馬師津梁》八卷（馬元儀撰）

《醫笈寶鑑》十卷（董西園撰）

《蘭臺軌範》八卷（徐大椿撰）

《醫學源流論》二卷（徐大椿撰）

《醫貫砭》二卷（徐大春撰）

《醫林纂要》十卷（汪紱撰）

《醫學從眾錄》八卷（陳念祖撰）

《醫學實在易》八卷（陳念祖撰）

《醫學舉要》六卷（徐鏞撰）

《醫門棒喝》四卷，《二集》九卷（章楠撰）

《救偏瑣言》十卷（費啟泰撰）

《侶山堂類辨》一卷（張志聰撰）

《名醫匯粹》八卷（羅美撰）

《辨證錄》十四卷（陳士鐸撰）

《病機匯論》十八卷（沈朗仲撰）

《醫學讀書記》三卷，《續》一卷（尤怡撰）

《醫林集腋》十六卷（趙學敏撰）

《醫學彙纂指南》八卷（端木縉撰）

《醫理信述》六卷（夏子俊撰）

《醫津筏》一卷（江之蘭撰）

《醫醇賸義》四卷（費伯雄撰）

《張氏醫通》十六卷（張璐撰）

《李氏醫鑑》十卷，《續補》二卷（李文來撰）

《錢氏醫略》四卷（錢一桂撰）

《燮臣醫學》十卷（屠通和撰）

《世補齋醫書》十六卷（陸懋修撰）

《李翁醫記》三卷（焦循撰）

《得心錄》一卷（李文淵撰）

《運氣精微》二卷（薛鳳祚撰）

《時節氣候決病決》一卷（干丙撰）

《升降祕要》二卷（趙學敏撰）

《經絡歌括》一卷（汪昂撰）

《釋骨》一卷（沈彤撰）

《雜病源流犀燭》三十卷（沈金鰲撰）

《馮氏錦囊祕錄雜症大小合參》二十卷（馮兆張撰）

《理瀹駢文》二卷（吳尚光撰）

《串雅》八卷（趙學敏撰）

《祝由錄驗》四卷（趙學敏撰）

《藥症宜忌》一卷（陳澈撰）

《醫學三字經》四卷（陳念祖撰）

《慎疾芻言》一卷（徐大椿撰）

《勿藥須知》一卷（尤乘撰）

《攝生閒覽》四卷（趙學敏撰）

《醫故》二卷（鄭文焯撰）

《衛濟寶書》二卷（東軒居士）

《太醫局程文》九卷

## （八）臨床各科

### 1. 內科

《溫證語錄》一卷（喻昌撰）

《廣溫熱論》五卷（戴天章撰）

《溫熱論》一卷（薛雪撰）

《瘟疫傳症彙編》二十卷（熊立品撰）

《溫疫條辨摘要》一卷（呂田撰）

《松峰說疫》六卷（劉奎撰）

《溫熱經緯》五卷（王士雄撰）

《溫症痧疹辨證》一卷（許汝楫撰）

《痧脹玉衡書》三卷，《後書》三卷（郭志邃撰）

《治瘧痢方》一卷（倪涵初撰）

《痢疾論》四卷（孔毓禮撰）

《痧法備旨》一卷（歐陽調律撰）

《霍亂論》二卷（陳念祖撰）

《霍亂論》二卷（王士雄撰）

《吊腳痧方論》一卷（徐子默撰）

《爛喉（痧）痧輯要》一卷（金德鑑撰）

《時疫白喉捷要》一卷（張紹修撰）

《傅青主男科》二卷（傅山撰）

《腳氣治法總要》二卷（董汲）

## 2. 外科

《外科正宗評》十二卷（徐大椿撰）

《外科證治全生集》一卷（王維德撰）

《治療匯要》三卷（過鑄撰）

《集驗背疽方》一卷（宋李迅）

## 3. 婦產科

《傅青主女科》二卷（傅山撰）

《產後編》二卷（傅山撰）

《女科要旨》四卷（陳念祖撰）

《寧坤寶笈》二卷，附一卷（釋月田撰）

《女科輯要》八卷（周紀常撰）

《婦科玉尺》六卷（沈金鰲撰）

《女科經論》八卷（蕭壎撰）

《產科心法》二卷（江喆撰）

《產孕集》二卷（張曜孫撰）

《胎產護生編》（李長科撰）

《達生編》一卷（亟齋居士撰）

《保生碎事》一卷（汪淇撰）

《濟陰綱目》十四卷（武之望撰，江淇箋）

《產育寶慶方》二卷

《產寶諸方》一卷

## 4. 幼科（附痘疹科）

《幼科鐵鏡》六卷（夏鼎撰）

《雅愛堂痘疹驗方》一卷（邵嗣堯撰）

《痘疹全集》十五卷（馮兆張撰）

《雜症痘疹藥性合參》十二卷（馮兆張撰）

《痘疹不求人方論》一卷（朱隆撰）

《痧痘集解》六卷（俞茂鯤撰）

《保童濟世論》一卷（陳含章撰）

《痘症寶筏》六卷（強健撰）

《莊氏慈幼二書》二卷（莊一夔撰）

《幼科釋謎》六卷（沈金鰲撰）

《幼幼整合》六卷（陳覆成撰）

《天花精言》六卷（袁旬撰）

《牛痘要法》一卷（蔣致遠撰）

《顱囟經》二卷

## 5. 眼科

《一草亭目科全書》（鄧苑撰）

《眼科方》一卷（葉桂撰）

## 6. 喉科

《喉科祕鑰》二卷（許佐廷撰）

## （九）醫案、醫話

《續名醫類案》六十卷（魏之琇撰）

《洄溪醫案》一卷（徐大椿撰）

《王氏醫案》五卷（王士雄撰）

《康齋醫案偶存》一卷（陳其晉撰）

《柳州醫話》一卷（魏之琇撰）

《冷廬醫話》五卷（陸以湉撰）

《潛齋醫話》一卷（王士雄撰）

《臨證指南醫案》十卷（葉桂撰）

## ◆ 八、「經籍志」和「藝文志」中所未記載的醫書目錄

除上述二十六史中七史的「經籍志」和「藝文志」之外，許多醫家傳記等部類中也載錄了部分醫學著作，其中許多著作是「經籍志」、「藝文志」中所未記載的，現一併整理如下。

《晉書・葛洪傳》記有《金匱藥方》一百卷、《肘後要急方》四卷。《晉書・嵇康傳》記有《養生論》一篇。

《南史・張融傳》記有《扁鵲鏡經》一卷。《南史・羊欣傳》中記有羊欣撰《藥方》數十卷。《南史・陶弘景傳》和《南史・王僧孺傳》分別記有陶弘景著《本草集註》、《效驗方》、《肘後百一方》，全元起注《素問》。

《北史・王顯傳》記載王顯撰《藥方》三十五卷。《北史・姚僧垣傳》記有僧垣參校《集驗方》十二卷。《北史・蕭吉傳》亦記蕭吉著《帝王養生方》二卷。

《舊唐書・呂才傳》記有許敬宗、呂才等增定《本草》併圖五十四卷。

另外《舊唐書》中還記有：

《貞元廣利藥方》五百八十六首（《舊唐書・德宗紀》）；

鄭注《藥方》一卷（《舊唐書・鄭注傳》）；

孫思邈《千金方》三十卷（《舊唐書・裴潾傳》、《舊唐書・孫思邈傳》）

孫思邈《福祿論》三卷，《攝生真錄》一卷，《枕中素書》一卷（《舊唐書・孫思邈傳》）；

甄權《脈經》、《針方》、《明堂人形圖》各一卷（《舊唐書・甄權傳》）；

甄立言《本草音義》七卷、《古今錄驗方》五十卷（《舊唐書・甄立言傳》）；

孟詵《補養方》、《必效方》各三卷(《舊唐書‧孟詵傳》)。

《新唐書‧百官志》記有《本草》、《百一集驗方》。《新唐書‧王燾傳》記王燾作《外臺祕要》。《新唐書‧于志寧傳》記于志寧與李勣修定《本草》併圖五十四篇。《新唐書‧甄權傳》除記甄權撰《脈經》、《針方》、《明堂》等圖外,還記有張文仲著《四時輕重術》十八種。

《宋史‧龐安時傳》記龐安時撰《難經辨》數萬言、《主對集》一卷並《本草補遺》。《宋史‧劉翰傳》記有《經用方書》三十卷、《論候》十卷、《唐本草》(即《開寶本草》)並目錄二十一卷。《宋史‧王懷隱傳》記《太平聖惠方》一百卷。《宋史‧錢乙傳》記錢乙撰《顱囟方》。《宋史‧趙自化傳》記趙自化撰《名醫顯秩傳》三卷並《四時養頤錄》(真宗改名為《調膳攝生圖》)。《宋史‧許希傳》載許希著《神應針經要訣》。

《新元史‧王履傳》記王履著《溯洄集》、《百病鉤元(玄)》諸書。《新元史‧朱震亨傳》記朱震亨撰《格致餘論》、《局方發揮》、《傷寒辨疑》、《外科精要》、《本草衍義補遺》、《丹溪心法》諸書。另《新元史‧安藏傳》還記有安藏曾奉旨翻譯《難經》、《本草》。

《明史‧滑壽傳》記載滑壽曾著《十四經發揮》三卷,《讀傷寒論抄》、《診家樞要》、《痔瘻篇》、《醫韻》。《明史‧呂復傳》記載呂復著《內經或問》、《靈樞經脈箋》、《五色診奇眩》、《切脈樞要》、《運氣圖說》、《養生雜言》,以及戴良「採其治效最著者數十事」為《醫案》一書。《明史‧倪維德傳》載倪維德著《元機啟微》,校訂《東垣試效方》。《明史‧王履傳》載王履著《傷寒立法考》,《溯洄集》二十一篇,又著《百病鉤玄》二十卷,《醫韻統》一百卷。《明史‧戴思恭傳》記戴思恭所著有《證治要訣》、《證治類元》、《類證用藥》諸書,又訂正朱丹溪《金匱鉤玄》三卷。《明史‧許紳傳》和《明史‧王綸傳》並記有《本草集要》、《名醫雜著》二

書。《明史·王肯堂傳》記載王肯堂著《證治準繩》。《明史·李時珍傳》記載李時珍著《本草綱目》，共五十二卷。《明史·繆希雍傳》記繆希雍著有《本草單方》一書。

《清史稿·吳有性傳》載吳有性著《瘟疫論》。《清史稿·戴天章傳》記載天章著有《傷寒》、《雜病》諸書及《咳論注》、《瘧論注》、《廣瘟疫論》十餘種。《清史稿·餘霖傳》記餘霖著《疫疹一得》。《清史稿·劉奎傳》載劉奎曾著《瘟疫論類編》及《松峰說疫》。《清史稿·喻昌傳》記喻昌著《傷寒尚論篇》、《醫門法律》二書，並醫案《寓意草》。《清史稿·徐彬傳》記徐彬著《傷寒一百十三方發明》和《金匱要略論注》。《清史稿·張璐傳》記載張璐曾著《張氏醫通》、《傷寒纘論》、《緒論》、《本經逢原》、《診宗三昧》、《千金方釋義》，子張登著《傷寒舌鑑》，子張倬著《傷寒兼證析義》。

《清史稿·高鬥魁傳》記高鬥魁著《醫學心法》並醫案《吹毛編》。《清史稿·周學海傳》記周學海著《脈義簡摩》、《脈簡補義》、《診家直訣》、《辨脈平脈章句》四書。《清史稿·張志聰傳》記載張志聰所著有《素問集註》、《靈樞經集註》、《傷寒論集註》、《金匱要略集註》、《本草崇原》、《侶山堂類辨》、《針灸祕傳》。

《清史稿·高世栻傳》記高世栻晚年著《醫學真傳》，又注《傷寒論》。志聰著《本草崇原》，未竟，世栻繼成之。《清史稿·張錫駒傳》載張錫駒著《傷寒論直解》、《胃氣論》。《清史稿·陳念祖傳》記陳念祖著《傷寒金匱淺注》。《清史稿·黃元御傳》記黃元御著有《素問懸解》、《靈樞懸解》、《難經懸解》、《傷寒懸解》、《金匱懸解》。《清史稿·柯琴傳》記柯琴著有《內經合璧》、《傷寒來蘇集》、《傷寒論翼》。

《清史稿·尤怡傳》記載尤怡著《傷寒貫珠集》、《金匱要略心典》、《金

匯翼》、《醫學讀書記》。《清史稿·葉桂傳》記載葉桂著《注本草》、《本草方釋義》、《景嶽發揮》、《臨證指南》(其門人集醫案為之,非葉桂自著)《幼科心法》一卷(章楠改題為《三時伏氣外感篇》),《溫證證治》一卷(傳為口授門人顧景文者,楠改題曰《外感溫證篇》)。

　　《清史稿·薛雪傳》記薛雪著《醫經原旨》,另有《溼溫篇》(或曰非薛雪作),並與葉桂及繆遵義有《三家醫案》合刻。《清史稿·吳瑭傳》、《清史稿·吳貞傳》及《清史稿·章楠傳》中分別記載吳瑭著《溫病條辨》,吳貞著《傷寒指掌》,章楠著《醫門棒喝》。《清史稿·王士雄傳》記王士雄著《霍亂論》、《溫熱經緯》二書。《清史稿·徐大椿傳》記載徐大椿著有《神農本草經百種錄》、《難經經釋》、《傷寒類方》、《蘭臺軌範》、《醫學源流論》、《慎疾芻言》、《醫貫砭》。《清史稿·王維德傳》載王維德著《外科全生集》。

　　《清史稿·吳謙傳》及其附各醫家傳載有:吳謙、劉裕鐸總修《醫宗金鑑》,林瀾著《傷寒折衷》、《靈素合鈔》,江琥著《傷寒論辨注》,魏荔彤著《傷寒金匱本義》,沈明宗著《傷寒金匱編注》,程應旄著《傷寒論後條辨》,鄭重光著《傷寒論條辨續注》,周揚俊著《傷寒三注》、《金匱二注》,程林著《金匱直解》、《聖濟總錄纂要》,閔芝慶著《傷寒闡要編》。

　　《清史稿·陸懋修傳》載陸懋修著有《內經運氣病釋》和《陽明病釋》二書。《清史稿·王丙傳》載王丙著有《傷寒論注》、《回瀾說》、《古今權量考》三書。《清史稿·呂震傳》記呂震著《內經要論》、《傷寒尋源》。《清史稿·鄒澍傳》記載鄒澍所著醫書甚多,共有《傷寒通解》、《傷寒金匱方解》、《醫理摘要》、《醫經書目》、《本經疏證》、《續疏證》、《本經序疏要》。

　　《清史稿·費伯雄傳》載費伯雄曾著《醫醇》,後毀於寇,撮其要成為

《醫醇賸義》一書並附《醫方論》。《清史稿·王清任傳》載王清任著《醫林改錯》。《清史稿·唐宗海傳》記唐宗海曾著《中西匯通醫經精義》一書。《清史稿·列女傳》記有女醫曾懿著《醫學篇》一書。《清史稿·褚士寶傳》載褚士寶著有《治傷藥酒方》一書。

## 第二節
### 通志類史著中記載的中醫文獻

　　通志類史著主要指《通志》、《續通志》、《清通志》。《通志》列有「二十略」，其中「藝文略」著錄唐以前的書目，在目錄學上具有重要影響。「藝文略」又分「醫方類」等十二個門類，收錄一萬〇九百一十二部典籍，其中醫書有六百六十二部，合七千六百八十卷。關於這些醫學文獻的分類，鄭樵主要借鑑了《七略》、《隋志》、《唐志》、《崇文總目》的分類方法，將醫書分為二十六種，可謂類目精細。除書名外，一般還包括圖書的卷帙、作者、時代等，總體而言，為我們保留了大量中醫文獻的目錄線索，對我們了解古代中醫發展具有一定的參考價值。此外，《通志》諸子類中的「道家」、五行類中的「產乳」也載錄有關於醫藥與養生的中醫文獻。具體記載如下。

## ◆ 一、《通志》中的醫書目錄

### （一）脈經

包括醫經、經方、脈書，共七十三部、三百〇一卷。

《黃帝素問》九卷（全元起注）

《黃帝素問》二十四卷（唐王冰撰）

《補註素問》二十四卷（林憶補註）

《素問音釋》一卷

《黃帝甲乙經》十二卷

《黃帝八十一難經》二卷（《唐志》注秦越人）

《難經疏》十三卷（侯自然撰）

《黃帝眾難經》二卷（呂博望注）

《黃帝流注脈經》一卷

《丁德用補註難經》二卷

《靈寶注黃帝九靈經》十二卷

《三部四時五藏辨候診色決事脈經》一卷

《脈經》十卷（晉王叔和撰），又《脈經》二卷

《耆婆脈經》一卷

《脈經》一卷（李勣）

《脈經》二卷（王子顒）

《脈經》二卷（甄權）

《黃帝脈訣》一卷

《扁鵲脈訣》一卷

《脈經祕錄》一卷

《韓氏脈訣》一卷

《徐氏脈經訣》三卷（徐裔撰）

《脈經鈔》二卷（許建吳撰）

《觀形察色並三部脈經》一卷（華佗）

《脈經》六卷（秦承祖）

《脈經》十卷（康普思）

《黃帝內經明堂類成》十三卷（楊上善注）

《黃帝內經太素》三十卷（楊上善注）

《黃帝太素經》三卷

《黃帝傳太素脈訣》一卷

《脈訣》一卷（清溪子）

《寶應靈樞》九卷

《內經靈樞經》九卷

《金鑑集歌》一卷

《金寶鑑》一卷（唐衛嵩撰）

《脈經手訣》一卷（張及撰）

《百會要訣脈經》一卷

《鳳髓脈經機要》五卷

《醫鑑》一卷

《碎金脈訣》一卷

《延齡至寶診脈定生死三部要訣》一卷

《延齡寶抄》一卷（張尚容撰）

《元門脈訣》一卷

《太醫祕訣診候生死部》一卷

《脈訣賦》一卷（甄權撰）

《徐氏指下訣》一卷（徐裔撰）

《倉公訣生死祕要》一卷

《新集脈色要訣》一卷（醫博士譚延鎬撰）

《自經要集》一卷

《金匱指微訣》一卷（吳復圭）

《金匱錄》五卷

《素問入式鈐》一卷（藍先生撰）

《元珠密語》十卷

《三甲運氣經》三卷

《六甲天元氣運鈐》二卷

《五運六氣玉瑣子》三卷

《靈元經》三卷

《張仲景脈經》一卷

《孫子脈論》一卷

《診脈要訣》一卷（唐強明撰）

《診脈要會》一卷

《指難圖》一卷

《素問論奧》四卷（劉溫舒）

《內經靈樞略》一卷

《內經指微》十卷（衝真子）

《鈐和子》十卷（賈和光撰）

《脈訣發矇》三卷（王叔和）

《柴先生脈訣》一卷（李上交撰）

《相色經訣》一卷（華子顒撰）

《脈訣機要》三卷（晉王叔和撰）

《脈證口訣》一卷

《孫子脈訣論》一卷

## （二）明堂針灸

共六十部，一百九十一卷。

《黃帝明堂經》三卷，又三卷（楊元注）

《黃帝明堂經》三卷

《路氏明堂經》一卷

《黃帝內經明堂》十三卷

《明堂圖》三卷（秦承祖）

《黃帝十二經脈明堂五藏圖》一卷

《明堂孔穴》五卷

《明堂孔穴圖》三卷

《要用孔穴》一卷

《明堂偃側圖》八卷

《偃側人經》二卷（秦承祖撰）

《神農明堂圖》一卷

《曹氏黃帝十二經明堂偃側人圖》十二卷

《明堂人形圖》一卷

《明堂論》一卷（唐朱遂撰，《唐志》「朱作米」。）

《明堂蝦蟆圖》一卷

《明堂元真經訣》一卷

《黃帝針經》九卷

《龍銜素針並孔穴蝦蟆圖》三卷（徐悅）

《針經》六卷（程天祚）

《玉匱針經》十二卷

《赤烏神針經》一卷（張子存撰）

《流注針經》一卷

《商元針經》一卷

《謝氏針經》一卷

《九部針經》一卷

《三奇六儀針要經》一卷

《黃帝岐伯針論》二卷

《黃帝三部針灸經》十二卷（皇甫謐）

《黃帝雜注針經》一卷

《黃帝針經》一卷

《針經抄》三卷（甄權撰）

《元悟四神針經》一卷

《扁鵲針傳》一卷

《針經要訣》一卷（許希）

《針經》一卷（孫思邈）

《針經抄》一卷

《針方》一卷

《針灸要鈔》一卷（徐叔向）

《黃帝針灸蝦蟆忌》一卷

《針灸圖經》十一卷

《十二人圖》一卷

《扁鵲偃側針灸圖》三卷

《針灸經》一卷

《枕中灸刺經》一卷（華佗）

《釋僧康針灸經》一卷

《黃帝針灸經》十二卷

《黃帝岐伯論針灸要訣》一卷

《銅人俞穴針灸圖經》三卷（宋朝翰林醫官王唯一編修，天聖中詔以針灸之法鑄為銅人式。）

《山兆針灸經》一卷

《針灸經》一卷（公孫克）

《灸經》五卷（見《隋志》）

《曹氏灸經》一卷

《曹氏灸方》七卷

《岐伯灸經》一卷

《雷氏灸經》一卷

《灸經》十卷（楊齊顏）

《新集明堂灸法》三卷

《灸勞法》一卷（崔知悌）

## （三）本草

共三十九部，三百五十卷。

《神農本草》八卷（陶隱居集註）

《神農本草》四卷（雷公集註）

《神農本草經》三卷

《蔡邕本草》七卷

《吳普本草》六卷

《本草經》四卷（蔡英撰）

《本草》二卷（徐太山撰）

《本草經略》一卷

《本草》六卷（秦承祖）

《李氏本草》三卷

《本草經》三卷（王季璞）

《隨費本草》九卷

《唐本草》二十卷（李勣等修）

《新本草》四十一卷（王方慶撰）

《開寶重定神農本草》二十一卷（李昉等撰）

《新詳定本草》二十卷（宋朝盧多遜定）

《嘉祐補註本草》二十卷（掌禹錫撰）

《蜀本草》二十卷（偽蜀韓保升等撰）

《證類本草》三十二卷（唐慎微撰）

《名醫別錄》三卷（陶隱居集）

《本草集錄》二卷

《本草鈔》四卷

《本草藥性》三卷（甄權撰）

《諸藥要性》二卷

《本草性事類》一卷（杜善方撰）

《藥性要訣》五卷（王方慶撰）

《本草韻略》五卷

《四聲本草》四卷（蕭炳撰）

《本草拾遺》十卷（陳藏器撰）

《刪繁本草》五卷（楊損之撰）

《四明人本草拾遺》二十卷

《本草括要》三卷（張文懿撰）

《本草要訣》一卷（梁嘉慶撰）

《海藥本草》六卷（李珣撰）

《胡本草》七卷（鄭虔撰）

《南海藥譜》七卷

《諸藥異名》十卷（沙門行矩撰）

《本草辨誤》二卷（崔源撰）

《本草衍義》二十卷（寇宗奭撰）

## （四）本草音

共六部，三十七卷。

《本草音》三卷

《本草音義》三卷（姚最撰），又七卷（甄權撰），又二卷（殷子嚴撰），又二卷（李含光撰），又二十卷（孔志約撰）

## （五）本草圖

共六部，八十六卷。

《靈秀本草圖》六卷（原平仲撰）

《藥圖》二十卷

《圖經》七卷（並李勣等撰）

《新修本草圖》二十六卷（蘇敬撰）

《唐本草圖經》七卷

《本草圖經》二十卷（宋朝掌禹錫等編撰）

## （六）本草用藥

共二十六部，八十卷。

《本草經類用》三卷

《本草雜要訣》一卷

《本草要方》三卷（甘浚之撰）

《藥目要用》二卷

《藥類》二卷

《桐君藥錄》二卷

《本草用藥要妙》九卷

《藥對》二卷（北齊徐之才撰）

《療癰疽耳眼本草要鈔》九卷（甘浚之撰）

《新廣藥對》三卷（宗令祺撰）

《方書藥類》三卷

《藥總訣》一卷

《文潞公藥準》一卷

《醫門指要用藥立成訣》（葉傳古撰）

《集藥訣》一卷（陶隱居）

《藥林》一卷

《藥證》一卷

《藥證病源歌》五卷（蔣淮撰）

《象法語論》一卷

《刪繁藥詠》三卷（江承宗撰）

《藥錄》二卷

《太清草木方集要》三卷（陶隱居撰）

《本草病源合藥節度》五卷

《本草病源合藥要鈔》五卷（徐叔向撰）

《體療雜病本草要鈔》十卷（徐叔向等四家撰）

《小兒用藥本草》二卷（王末撰）

## （七）採藥

共五部，九卷。

《入林採藥法》二卷

《太常採藥時月》一卷

《四時採藥及合和》四卷

《種植藥法》一卷

《採藥論》一卷

## （八）炮炙

共四部，十三卷。

《炮炙論》三卷〔雷斅（音孝）撰〕

《陳雷炮炙論》三卷

《製藥法論》一卷

《乾寧晏先生制伏草石論》六卷（晏封撰）

## （九）方書

共一百三十九部，四千九百三十三卷。

《張仲景方》十五卷

《華佗方》十卷（華佗弟子吳普撰）

《秦承祖方》四十卷

《黃素方》二十五卷（謝泰撰）

《耿奉方》六卷

《肘後救卒方》六卷（葛洪）

《梁武帝坐右方》十卷

《如意方》十卷

《效驗方》十卷（陶隱居）

《補肘後救卒備急方》六卷（陶隱居撰）

《阮河南藥方》十六卷（阮炳撰）

《范東陽雜藥方》百七十卷（尹穆纂）

《集略雜方》十卷

《雜散方》八卷

《解散方》十三卷

《解散消息節度》八卷（徐叔向）

《范氏解散方》七卷

《解散方》一卷（釋慧義）

《湯丸方》十卷

《雜丸方》十卷

《胡居士治百病要方》三卷（胡洽撰）

《雜療方》十二卷（徐叔向）

《體療雜病方》六卷（徐叔向）

《姚大夫集驗方》十二卷

《徐文伯藥方》二卷

《試驗方》二卷（徐太山）

《巾箱中方》三卷（徐太山）

《徐氏效驗方》三卷

《落年方》三卷（徐嗣伯）

《墮年方》二卷（徐太山）

《小品方》十二卷（陳延之撰）

《千金方》三卷（范世英撰）

《徐王八世家傳效驗方》十卷（徐之才撰）

《集驗方》十卷（姚僧垣）

《備急草要方》三卷（許證）

《徐辨卿方》二十卷

《刪繁方》十卷（謝士泰撰）

《吳氏山居方》三卷

《單復要驗方》三卷（釋莫滿撰）

《釋道洪方》一卷

《療百病雜丸方》三卷（釋曇鸞撰）

《扁鵲陷冰丸方》一卷

《扁鵲肘後方》三卷

《大略丸》五卷

《經心錄方》八卷（宋俠撰）

《雜藥方》十二卷（褚澄）

《雜藥方》十卷（陳山提）

《釋僧深集方》三十卷

《名醫集驗方》三卷

《雜湯方》八卷

《百病膏方》十卷

《古今錄驗方》五十卷

《必效方》十卷

《崔氏纂要方》十卷（唐崔行功撰）

《袖中備急要方》三卷

《千金方》三十卷（孫思邈撰）

《千金髓方》二十卷（孫思邈撰）

《千金翼方》三十卷（孫思邈撰）

《神枕方》一卷

《明皇開元廣濟方》五卷

《肘後方》三卷（劉眕真人）

《外臺祕要》四十卷（王燾撰）

《外臺祕要略》十卷（王燾撰）

《貞元集要廣利方》五卷（德宗撰）

《陸氏集驗方》十五卷（陸贄）

《兵部手集方》三卷（李絳方，薛弘慶撰）

《古今集驗方》十卷（薛景晦）

《傳信方》二卷（劉禹錫）

《海上集驗方》十卷（崔元亮撰）

《鄭注藥方》一卷（《唐志》鄭撰）

《韋氏獨行方》十二卷（唐韋宙撰）

《隨身備急方》三卷（張文仲）

《群方祕要》三卷（唐蘇越撰）

《唐興集驗方》五卷（白仁敘撰）

《應驗方》一卷（包會）

《篋中方》三卷（唐許孝宗撰）

《梅崇獻方》五卷（道士梅崇獻撰）

《太和濟要方》五卷（唐宣成公撰）

《廣正集靈寶方》一百卷（偽蜀羅普宣撰）

《續傳信方》十卷（偽唐王顏撰）

《升元廣濟方》三卷（偽唐華宗壽撰）

《博濟安眾方》二卷

《纂集韓待詔肘後方》一卷

《鄭氏惠心方》三卷

《千金祕要備急方》一卷

《新集應病通神方》三卷（裴孝封撰）

《普濟方》五卷（宋朝王守愚撰）

《鄭氏惠民方》三卷

《塞上方》三卷

《延齡至寶方》十卷（唐姚和眾撰）

《刪繁要略方》一卷

《備急方》一卷

《鄭氏纂祕要方》二卷

《萬全方》三卷（安岠撰）

《別集玉壺備急大方》一卷

《諸集纂驗方》一卷

《行要備急方》一卷（元希聲集）

《走馬備急方》一卷（段詠撰）

《北京要術》一卷（唐陳元撰）

《巾箱集》一卷

《千金纂錄》一卷

《集妙方》三卷（沈承撰）

《王氏祕方》五卷

《太平聖惠方》一百卷（王懷隱等奉詔撰）

《神醫普救方》一千卷（宋朝翰林學士賈黃中等撰）

《勝金方》一卷

《宋氏千金方》三卷

《陳太醫方》一卷

《張處環方》三卷

《必用方》三卷（初虞世）

《續必用方》一卷

《意外方》三卷

《二十八宿治病鬼鑑圖》一卷

《韋氏月錄方》一卷

《聖惠經用方》一卷

《王趙選祕方》一卷

《孫尚藥方》三卷

《劉氏十全博救方》一卷（劉甫集）

《千金一致方》一卷（錢象中集）

《玉臺備急方》一卷

《彭祖養政備急方》一卷

《金煉神妙方》一卷

《太清經藥方》一卷

《胡愔方》二卷

《隋朝四海類聚方》二千六百卷

《簡要濟眾方》五卷（周應等撰）

《聖惠選方》六十卷

《晏相明效方》五卷

《王氏博濟方》三卷（王袞撰）

《瀉內景方》一卷

《聖苑方》三卷

《蘇沈良方》十五卷

《王氏醫門集》二十卷

《金鑑方》三卷（孫廉撰）

《傳家祕寶方》三卷（孫用和）

《慶曆善救方》一卷

《惠民局濟世方》十卷

《和劑局方》五卷

《靈方誌》一卷（孔周南述）

## （十）單方

共十部，三百二十五卷。

《隋煬帝敕撰四海類聚單方》三百卷（唐只存十六卷）

《單方》一卷（王世榮）

《備急單方》一卷（賈耽）

《草木諸藥單方》一卷（張秀言撰）

《秦聞單方》一卷

《單方》一卷（《崇文總目》）

《單方》一卷（葛懷敏）

《葛氏單方》三卷

《姚大夫單方》一卷

《太平聖惠單方》十五卷

## （十一）胡方

共十一部，一百〇五卷。

《龍樹菩薩藥方》四卷

《西域諸仙所說藥方》二十三卷

《香山仙人藥方》二十卷

《西域波羅仙人方》三卷

《西域名醫所集要方》四卷

《婆羅門諸仙藥方》二十卷

《婆羅門藥方》五卷

《耆婆所述仙人命論方》二卷

《乾陀利治鬼方》十卷

《新錄乾陀利治鬼方》四卷

《摩訶出胡國方》十卷

## （十二）寒食散

共十部，五十九卷。

《寒食散論》二卷

《寒食散湯方》二十卷

《寒食散對療》一卷（釋道洪撰）

《解寒食散方》二卷（釋智斌撰）

《解寒食散論》二卷

《解寒食散方》六卷（徐叔向撰）

《寒食解雜論》七卷（釋慧義撰）

《解寒食方》十五卷（見《唐志》）

《寒食散方並消息節度》二卷

《太一護命石寒食散》二卷（宋尚撰）

## （十三）病源

共四十部，二百二十二卷。

《醫方論》七卷（見《隋志》）

《王叔和論病》六卷

《評病要方》一卷（張仲景）

《體療雜病疾源》三卷（徐悅撰）

《諸病源候論》五十卷（吳景賢撰）

《巢氏諸病源候論》五十卷（隋巢元方撰）

《雜病論》一卷（徐嗣伯）

《醫門金鑑》三卷（衛嵩撰）

《六十四問》一卷（唐許詠撰）

《病源手鏡》一卷（唐段元亮撰）

《伏氏醫苑》一卷（唐伏適撰）

《名醫傳》七卷（唐甘伯宗選）

《素問醫療訣》一卷

《明醫顯微論》一卷（石昌璉撰）

《醫門括源方》一卷（吳希言撰）

《今體治世集》三十卷（五代劉翰撰）

《金匱玉函》八卷

《金匱玉函要略》三卷

《金匱錄》五卷

《萬病拾遺》三卷

《醫門簡要》十卷（華顯撰）

《新集病總要略》一卷（張叔和撰）

《病源兆經》一卷

《醫明要略》一卷

《醫家要妙》五卷（孫思邈撰）

《通元經》一卷（周支義方撰）

《耆婆八十四問》一卷

《問答疾狀》一卷（闕）

《錄》一卷

《百一問答方》三卷（蕭存禮撰）

《太僕醫方》一卷（唐天援二年進）

《摭（音直）醫新說》二卷

《意醫紀曆》一卷〔（偽蜀）吳群撰〕

《醫語序》一卷（王勃）

《醫語纂要論》一卷

《扁鵲祕訣》一卷

《醫鑑後傳》一卷

《萬病拾遺》三卷（青溪子）

《孫思邈禁經》二卷

《龍樹咒法》一卷

## （十四）五藏

共三十三部，九十卷。

《五藏訣》一卷

《五藏論》五卷（見《隋志》）

《黃帝五藏論》一卷

《神農五藏論》一卷

《五藏論》一卷（張仲景）

《裴璹五藏論》七卷》（唐裴璹撰）

《五藏傍通明鑑圖》一卷（唐道士裴元靈撰）

《五藏榮衛論》一卷

《五藏含鑑論》一卷

《大五藏論》一卷（張尚客撰）

《小五藏論》一卷（張尚客撰）

《五藏論應像》一卷（唐吳兢撰）

《五藏類合賦》五卷（唐劉清海撰）

《連方五藏論》一卷

《五色傍通五藏圖》一卷（唐裴光庭撰）

《藏府通元賦》一卷（唐張文懿撰）

《耆婆五藏論》一卷

《五藏鑑元》四卷（唐段元亮撰）

《五藏要訣》一卷

《燕臺要術》五卷（沙門應元撰）

《五鑑論》五卷

《太元心論》一卷

《醫門祕錄》五卷（道士梅崇獻撰）

《新修榮衛養生用藥補瀉論》十卷（翰林侍詔李鉞撰）

《五藏類纂》十二卷

《華氏中藏經》一卷

《五藏旁通導養圖》一卷（孫思邈撰）

《諸家五藏論》五卷

《五藏攝養明鑑圖》一卷

《五藏論》五卷（吳兢）

《岐伯精藏論》一卷

《玄女五藏論》一卷

《天壽性術論》一卷

## （十五）傷寒

共二十七部，七十五卷。

《張仲景傷寒論》十卷（王叔和編次）

《療傷寒身驗方》一卷

《辨傷寒》一卷（徐文伯）

《傷寒總要》二卷

《巢氏傷寒論》一卷

《玉川傷寒論》一卷

《傷寒手鑑》二卷（田誼卿撰）

《傷寒證辨集》一卷

《張果先生傷寒論》一卷

《百中傷寒論》三卷（太常主薄陳昌允撰）

《傷寒論後集》六卷

《證辨傷寒論》一卷（石昌璉）

《傷寒百問經絡圖》一卷

《傷寒集論方》十卷

《孫王二公傷寒論方》二卷

《集傷寒要論方》一卷（上官均）

《傷寒論》一卷（朱旦）

《明時政要傷寒論》三卷

《鄭氏傷寒方》一卷

《孫兆傷寒方》二卷

《曾誼傷寒論》一卷

《陰毒形證訣》一卷（宋迪撰）

《傷寒括要詩》一卷（通真子撰）

《傷寒類要方》十卷

《傷寒式例》一卷（劉君翰撰）

《傷寒總病論》七卷（龐安時撰）

《醫傷寒慈濟集》三卷

## （十六）腳氣

共九部，二十二卷。

《腳弱方》八卷（徐叔向撰）

《辨腳弱方》一卷（徐文伯撰）

《腳病論》三卷

《嶺南腳氣論》一卷（李暄）

《腳氣論》三卷（見《唐志》）

《腳氣方》一卷（李暄）

《腳氣論》一卷（唐蘇鑑、徐玉、唐侍中三家之說）

《三家腳氣》一卷（集蘇、徐、唐三家之說稍異者）

《新撰腳氣論》三卷（唐李暄撰，以三家之說不論風土，述江淮、嶺南、秦川之異）

## （十七）嶺南方

共五部，九卷。

《嶺南急要方》三卷（見《唐志》）

《南中四時攝生論》一卷（唐鄭景岫撰）

《南行方》三卷（李繼臯纂）

《治嶺南眾疾經效方》一卷

《廣南攝生方》一卷

## （十八）雜病

共十九部，二十五卷。

《風疾論》一卷（朱元樸撰）

《風論山兆經》二卷（吳希言撰）

《論三十六種風》一卷（楊天業撰）

《青烏子風論》一卷

《生風論》一卷

《發焰錄》一卷（唐司空輿述治風方）

《水氣論》三卷（蘭宗簡撰）

《西京巢家水氣論》一卷

《膜外氣方》一卷（即水氣也，徒都子撰）

《青溪子消渴論》一卷（唐李暄撰）

《療消渴眾方》一卷（謝南郡撰）

《元感傳屍方》一卷（唐蘇遊撰）

《骨蒸論》一卷

《五勞論》一卷

《治勞神祕方》二卷

《扁鵲療黃經》一卷

《療黃經歌》一卷

《療黃經》三卷

《烙三十六黃法並明堂》一卷

## （十九）瘡腫

共十七部，五十八卷。

《療癰疽金創要方》十四卷（甘濬之），又十五卷（甘伯齊撰）

《甘濬之療癰疽毒坑雜病方》三卷

《癰疽論方》一卷

《療癰經》一卷

《療癰疽要訣》一卷（唐喻義纂）

《癰疽論》一卷（沈泰之）

《療癰疽諸瘡方》二卷（秦政應撰）

《瘡腫論》一卷（唐西川節度要籍喻義撰）

《癰疽論》三卷

《發背論》一卷（僧智宣撰），又一卷（白岑撰）

《吞字貼腫方》一卷（波馳波利奉詔譯）

《療小兒丹法》一卷

《劉涓子鬼遺方》十卷（宋龔慶宣撰）

《療三十六瘻方》一卷

《瘰癧方》一卷

## （二十）眼藥

共十一部，四十一卷。

《療目方》五卷（陶氏撰）

《療耳眼方》十四卷（甘浚之撰）

《龍樹眼論》一卷

《醫眼針鉤方論》一卷

《穆昌敘眼方》一卷

《審的選要歌》一卷

《審的眼藥歌》三卷

《眼論準的歌》一卷（劉皓撰）

《經驗眼藥方》十卷

《眼論》三卷

《楚人劉豹子眼論》一卷

## （二十一）口齒

共八部，十五卷。

《口齒論》一卷（張仲景）

《口齒論》一卷（邵英俊，唐人）

《排玉集》二卷（唐邵英俊撰）

《唐廣陵正師口齒論》一卷（唐供奉僧普濟集）

《口齒論》三卷（沖和先生撰）

《口齒玉池論》一卷（唐供奉僧普濟集）

《咽喉口齒方論》五卷

《療口齒雜方》一卷

## （二十二）婦人

共十六部，八十九卷。

《范氏療婦人方》十一卷

《張仲景療婦人方》二卷

《徐文伯療婦人瘕》一卷

《楊氏產乳集驗方》三卷（唐楊歸厚撰）

《婦人方》二十卷（見《唐志》）

《少女方》十卷（見《唐志》）

《少女雜方》二十卷（見《唐志》）

《產前後論》一卷（王守愚撰）

《產後論》一卷（楊全迪、李壽集）

《集產後十九論》一卷

《家寶義囊》一卷

《崔氏產鑑圖》一卷

《產寶》三卷（偽蜀周挺撰）

《子母祕錄》十卷（許仁則撰）

《咎氏產寶》三卷

《王嶽產書》一卷

## （二十三）小兒

共四十一部，一百六十六卷。

《小兒經》一卷（見《隋志》）

《俞氏療小兒方》三卷

《療少小百病方》三十七卷（徐叔向）

《療少小雜方》二十卷

《范氏療小兒方》一卷

《療小兒方》十七卷（王末）

《少小方》一卷

《俞寶小女節療方》一卷

《童子祕訣》二卷（唐姚和眾撰）

《眾童延齡至寶方》十卷（姚和眾撰）

《孫會嬰孺方》十卷

《嬰孩病源論》一卷

《崔氏小兒論》一卷

《療小兒眼論》一卷（劉皓集）

《小兒藥證》一卷（劉景裕撰）

《小兒五疳二十四候論》一卷

《小兒宮氣集》三卷

《小兒方術論》一卷

《孩孺明珠變蒸七疳方論》一卷（朱篆撰）

《小兒祕錄》一卷

《仙人水鑑圖訣》一卷（唐王超撰）

《保童方》一卷（偽蜀周挺撰）

《嬰兒論》二卷

《嬰孩雜方》五卷

《小兒水鑑論》三卷

《小兒玉匱金鎖訣》一卷

《小兒蔥臺訣》一卷

《小兒備急方》一卷

《童子元感祕訣》三卷

《嬰童寶鑑》三卷

《幼幼方》一卷

《小兒病源》六卷

《小兒論》三卷（錢汶撰）

《小兒訣》三卷

《童子要訣》三卷

《錢氏小兒方》八卷（錢乙撰）

《張渙小兒方》三卷

《潘氏小兒方》一卷

《陳氏小兒方》一卷（陳宗望撰）

《陳琥小兒方》一卷

《王氏小兒方》一卷

## （二十四）食經

共四十一部，三百六十六卷。

《食經》十四卷（見《隋志》）

《崔氏食經》四卷（崔浩）

《馬琬食經》三卷

《盧仁宗食經》五卷

《竺暄食經》四卷

《劉休食方》一卷（齊冠軍將軍劉休撰），又十卷

《食饌次第法》一卷

《四時御膳經》一卷

《梁太官食經》五卷

《梁太官食法》二十卷

《家政方》十二卷

《羹臛法》一卷

《食圖四時酒要方》一卷

《藏釀法》一卷

《腤朐法》一卷

《北方生醬法》一卷

《會稽郡造海味法》一卷

《淮南王食經》百六十五卷（大業中撰）

《膳饈養療》二十卷

《膳夫經手錄》四卷（唐楊曄撰）

《嚴龜食法》十卷（唐嚴龜撰）

《食目》十卷

《趙武四時食法》一卷

《太官食方》十九卷

《食療本草》三卷（唐孟詵撰）

《食性本草》十卷（偽唐陳士良撰）

《食醫心鑑》三卷（成都醫博士昝商撰）

《蕭家法饌》三卷

《侍膳圖》一卷

《江飧饌要》一卷（宋朝黃克明撰）

《饌林》五卷

《古今食譜》三卷

《王易簡食法》十卷

《諸家法饌》一卷

《珍庖備錄》一卷

《酒譜》一卷

《白酒方》一卷

《續法饌》五卷（曹子休撰）

《老子禁食經》一卷

《黃帝雜飲食》二卷

## （二十五）香薰

共三部，八卷。

《香方》一卷（宋明帝撰）

《雜香方》五卷

《龍樹菩薩和香法》二卷

## （二十六）粉澤

共三部，五卷。

《妝臺寶鑑集》三卷（楊氏撰）

《妝臺方》一卷（隋宇文士及撰，士及之妻則南陽公主所傳之方。）

《雜香膏方》一卷（見《隋志》）

## （二十七）道家論及醫理與養生的中醫文獻

### 1. 黃庭

共三十部，五十七卷。

《太上黃庭內經》一卷（務成子注）

《太上黃庭內景玉經》一卷（梁丘子注），又六卷（五家注）

《黃庭祕言內景經》一卷（尹真人注）

《黃庭內景經》一卷（唐白履忠注）

《黃庭內景保生延壽訣》一卷（務成子注）

《太上黃庭外景經》三卷（李子乘注）

《黃庭祕言外景經》一卷（尹真人注）

《黃庭中景經》一卷

《黃庭外景玉經注訣》一卷

《黃庭內外玉景經》十卷（蔣慎修撰）

《太上黃庭內外景經》二卷

《黃庭玉景內篇》四卷（超遙子注）

《黃庭玉景篇》二卷

《黃庭二景三皇內譜》一卷

《黃庭五藏道引玉軸經》一卷

《黃庭五藏圖》一卷

《老子黃庭內檢視》一卷

《黃庭五藏內景圖》一卷（唐女子胡愔撰）

《黃庭外景圖》一卷

《黃庭五藏道引圖》一卷

《黃庭圖證訣》一卷（青鸞子撰）

《黃庭集訣》一卷（陶真人撰）

《黃庭經訣誦》一卷

《黃庭五藏論》七卷（趙業撰）

《黃庭五藏經》一卷

《黃庭內景真形錄》一卷

《黃庭養神經》一卷

《黃庭內景五藏六府圖》一卷（胡悟撰）

《黃庭內景五藏六府補瀉圖》一卷

## 2. 吐納

共七十四部，九十二卷。

《氣經新舊服法》三卷（唐康仲熊撰）

《康真人氣訣》一卷（康仲熊撰）

《服內元氣訣》一卷（康仲熊撰）

《太無先生氣訣》一卷（唐大中人撰）

《修生養氣訣》一卷（唐司馬承禎撰）

《氣訣》一卷（孫思邈撰）

《氣訣》一卷（張果）

《達磨諸家氣訣》一卷

《養生服氣訣》一卷

《調元氣訣》一卷

《調三元氣訣》一卷（李真人撰）

《太和真氣訣》一卷（河上公述）

《中山玉櫃神氣訣》一卷（漢張道陵撰）

《服內元氣訣》一卷（煙蘿子撰）

《內指通真訣》一卷（陸知微撰）

《沈真人服氣長生祕訣》六卷

《王老嚥氣經》一卷

《服氣口訣》一卷（樊宗師撰）

《真氣銘》一卷（孫處士撰）

《服氣經》二卷

《氣術經》一卷

《神仙抱一法》一卷

《調氣養生錄》一卷

《神仙密授三一訣》一卷

《出生入死法》一卷（王元正撰）

《四氣攝生錄》一卷（穆商撰）

《四氣攝生圖》一卷（道士劉鼎撰）

《修真府元洞幽訣》一卷

《穀神記》一卷

《指元篇》一卷（陳摶撰）

《九真中經》二卷

《元氣論》一卷

《靜氣論》一卷

《洞氣訣》一卷

《流珠行氣法》一卷

《法眼六氣法》一卷

《太清調氣經》一卷

《太清氣養生經》一卷

《太清不傳氣經》一卷

《太無先生氣經》二卷（李奉時撰）

《服氣要經》一卷（中皇子撰）

《道德上清氣經》三卷

《新舊氣經》一卷（延陵君刊集）

《服氣精義論》三卷（天臺白雲先生撰）

《服氣要訣》一卷（申天師撰）

《周莊氣訣》一卷

《服氣訣》一卷（升元真一法師撰）

《氣法要妙志訣》一卷

《元宗商量氣訣》一卷

《纂諸家得道氣訣》一卷

《服氣長生度世經訣》一卷

《商量新舊服氣法》一卷（王弁撰）

《吐故納新除萬病法》一卷

《養形吐納六氣法》一卷

《神仙大道六字氣術》一卷

《神仙服食五牙氣真經》一卷

《六字氣訣》一卷

《三一帝君經》一卷

《中黃經》一卷（九仙君撰）

《金房內經》一卷

《紫陽金碧經》三卷

《保神經》一卷

《保聖長生經》三卷

《五廚經》一卷

《養生適元經》一卷

《風露仙經》一卷

《三洞上清真元子集錄》一卷

《十二時採一歌》一卷

《神仙食氣金櫃妙錄》一卷（京里先生撰）

《金鎖子訣》一卷（孫真人撰）

《運元真氣圖》一卷（葛仙翁撰）

《老子道氣圖》一卷

《內外神仙中經祕密圖》一卷（孫思邈撰）

《赤松子服氣經》一卷

## 3. 胎息

共三十部，三十九卷。

《太上混元上德皇帝胎息精義論》一卷

《太上真君告王母服氣胎息令氣通訣》一卷

《證道胎息服氣絕粒長生訣》一卷

《胎息氣經》三卷

《胎息訣》一卷，又一卷，又六卷

《元君胎息經》一卷

《達磨胎息訣》一卷

《葛洪胎息要訣》一卷

《玉皇聖胎神用訣》一卷

《胎息旨要》一卷

《心印胎息蛻殼妙道訣》一卷

《元真胎息訣》一卷

《胎息委氣術》一卷

《胎息精微論》三卷

《修真胎息歌》一卷

《胎息元妙》一卷

《抱一胎息歌訣》一卷（楊義撰）

《聖神歸真胎息訣》一卷（崔元真撰）

《胎息經頌》一卷

《胎息錄》一卷

《胎息還元祕訣》一卷

《養生胎息祕訣》一卷（賈遵化撰）

《服胎息留命術》一卷

《胎息沂流橘珠還元訣》一卷

《修養氣經》一卷

《胎息氣術》一卷

《六祖達磨真訣》一卷（王元正撰）

《諸家胎息口訣》一卷

## 4. 內視

共二十三部，二十四卷。

《靈寶內觀經》一卷

《大洞真經》一卷

《胎息定觀經》一卷（達磨撰）

《定觀經訣》一卷

《太上天帝青童太君傳》一卷

《大道存神五藏論》一卷

《內真通明歌》一卷（煙蘿子撰）

《九真祕訣》一卷

《內明訣》一卷（元九子撰）

《立內真通元訣》一卷（煙蘿子撰）

《修生存思行氣訣》一卷

《老子存思圖》二卷

《老子存三一妙訣圖》一卷

《皇人三一圖》一卷

《存五星圖》一卷

《五帝雜修行圖》一卷

《老子道德經存想圖》一卷

《存神煉氣銘》一卷

《元珠心鑑詩》一卷（唐女子崔少元撰）

《坐忘真一寶章》一卷

《了一歌》一卷

《老子內觀經》一卷，又一卷（嚴輔璨注）

### 5. 導引

共二十部，二十二卷。

《老子五禽六氣訣》一卷

《六氣道引圖》一卷

《黃帝道引法》一卷

《按摩要法》一卷

《道引調氣經》一卷

《道引養生經》一卷

《服御五牙道引元精經》一卷（陸修靜撰）

《太清道引養生經》一卷

《黃帝道引圖》一卷

《十二月道引圖》一卷

《道引養生圖》一卷

《五禽道引圖》一卷

《許先生按摩圖》一卷

《道引圖三十六訣》一卷

《新說道引圖》一卷

《唐上官翼養生經》一卷

《道引圖》一卷（陶弘景撰）

《朱少陽道引錄》三卷

《五藏道引明鑑圖》一卷

《道引治身經》一卷（吳昶撰）

## 6. 辟穀

共八部，八卷。

《太上老君中黃妙經》一卷

《太清經斷谷諸要法》一卷

《太清斷谷法》一卷

《斷谷諸要法》一卷

《休糧服氣法》一卷（張果）

《無上道絕粒訣》一卷

《停廚圓方》一卷

《休糧諸方》一卷

## 7. 金石藥

共三十一部，三十五卷。

《金石靈臺記》一卷

《金石靈臺刊誤》一卷

《太清論石流黃經》一卷

《雲母論》二卷（唐崔元真撰）

《服雲母粉療病方》一卷（韓藏法師撰）

《太清真人煉雲母訣》二卷（孫思邈撰）

《金石藥法》一卷

《金石要訣》一卷

《太清諸石變化神仙方集要》一卷（陶弘景撰）

《仙翁煉石經》一卷

《石藥爾雅》一卷（梅彪撰）

《煉三十六水石法》一卷

《金石藥方》一卷

《小玉消丹應候訣》一卷

《伏藥經》三卷

《煉服雲母法》一卷（陶弘景撰）

《神仙餌石並行藥法》一卷（京里先生撰）

《淮南王煉聖石法》一卷（楊知元撰）

《赤松子金石論》一卷

《還金術》一卷（陶植撰）

《五金題術》一卷

《金石薄五九數》一卷

《服硃砂訣》一卷

《龍虎制伏丹砂雄黃法》一卷

《鍊金丹秋石訣》一卷

《橐籥（音馱悅）子金石真宰通微論》一卷

《變煉二石術》一卷

《石藥異名要訣》一卷（王道衝撰）

《鐵粉論》一卷（唐蘇遊撰）

《鍾乳論》一卷（褚知載撰）

《新修鍾乳論》一卷（尚藥吳弁等撰）

### 8. 服餌

共四十八部，八十六卷。

《靈寶神仙玉芝瑞草圖》二卷

《太上靈寶芝品》一卷

《芝經》一卷

《靈芝記》五卷

《種芝經》九卷

《芝草黃精經》一卷

《神仙芝草圖》二卷

《靈寶服食五芝晶經》一卷

《延壽靈芝瑞圖》一卷

《白雲仙人靈草歌》一卷

《經食草木法》一卷（陶隱居撰）

《神仙得道靈藥經》一卷（漢張道陵撰）

《養生神仙方》三卷

《洞靈仙方》一卷（梁邱子撰）

《仙茅根方》一卷

《黑髮酒方》一卷（葛洪撰）

《達靈經》一卷（陶弘景撰）

《菊潭法》一卷（記服薏薏似菊）

《採服松葉等法》一卷（司馬承禎撰）

《神仙長生藥訣》一卷

《辨服至藥人形神論》一卷

《漢武服餌法》一卷
《至藥詩》一卷（王賢芝撰）
《神武藥名隱訣》一卷
《神仙服食經》一卷
《老子妙術靈草》一卷
《老子服食方》一卷
《草石隱號》一卷
《神珠草藥證驗》一卷
《太清石壁靈草記》一卷（蘇元明撰）
《服餌仙方》一卷
《孫思邈枕中記》一卷
《大道靜神論》一卷
《攝生服食禁忌》一卷
《攝生藥忌法》一卷
《煉花露仙醽（音靈）法》一卷
《服餌保真要訣》一卷
《李八百方》一卷
《太清經諸藥草木方集要》一卷
《太清神仙服食經》五卷
《神仙服食經》十二卷
《服玉法並禁忌》一卷
《古今服食藥方》三卷
《服食神祕方》一卷
《神仙金櫃服食方》二卷

《孟氏補養方》三卷

《神仙服食經》一卷

《集錄古今服食道養方》三卷

## 9. 房中

共九部，十八卷。

《素女祕道經》一卷

《素女方》一卷

《彭祖養性》一卷

《郯（音談）子說陰陽經》一卷

《序房內祕術》一卷（葛氏撰）

《徐太山房內祕要》一卷

《新撰玉房祕訣》一卷

《沖和子玉房祕訣》十卷，又一卷

## 10. 修養

共七十四部，一百一十八卷。

《太上元道真經》一卷

《靈陽經》一卷

《養性延命集》二卷（陶弘景撰），又二卷（孫思邈撰）

《修真祕錄》一卷（符虔仁撰）

《神仙修養法》一卷（孫思邈撰）

《養生訣》一卷（陶真人撰）

《修真指微訣》一卷（含光子撰）

《抱樸子別旨》一卷（葛洪撰）

《修真詩解》一卷（馮湘撰）

《養真要旨》一卷（徐元一撰）

《保生術》一卷

《煉精存珠玉霞篇》一卷

《順四時理五穀穀神不死訣》一卷（趙遵撰）

《長生保聖纂要術》一卷〔古詵（音深）撰〕

《大道養生上仙雜法》一卷

《金房玉關保生術》一卷

《陶仙公勸仙引》一卷

《樂真人祕訣》一卷

《養生辨疑訣》一卷（施肩吾）

《修真隱訣》一卷

《理化安民除病術》一卷

《太一真人固命歌》一卷

《薛君口訣》一卷（陳少微撰）

《長生祕訣》一卷

《新修攝生祕旨》一卷（逍遙子撰）

《神仙祕訣三論》三卷

《易元子》一卷

《道樞》一卷

《神氣養形論》一卷

《保生纂要》一卷

《養生自慎訣》一卷

《傳命寶銘》一卷

《修行要訣》一卷（李審真撰）

《頤神論》一卷

《穀神賦》一卷（趙大信撰）

《穀神祕妙》三卷

《茅君靜中吟》一卷

《混俗頤生錄》二卷（劉詞撰）

《羅浮山石壁記》一卷（太一仙師撰）

《繕生養性法》一卷

《繕生集略》一卷

《攝生經》一卷（唐郭霽撰）

《長生攝養仙經》一卷

《三真旨要玉訣》一卷

《修真祕旨》十卷（司馬道隱撰）

《修真祕旨訣》一卷（徐元一撰）

《十四家修行祕術》一卷

《煙蘿子養神關鎖祕訣圖》一卷

《養生月錄》一卷（姜蛻撰）

《養性雜錄》一卷（孫思邈撰）

《退居志》一卷（孫思邈撰）

《內指通真訣》二卷（韓知嚴撰）

《胡證玉景歌》二卷

《煙蘿子內真通元歌》一卷

《養生保神經》一卷

《鄧隱峰歌》一卷

《東艮子遇道歌》一卷

《明先生詩》一卷

《崔元真歌》一卷

《赤松子歌》一卷

《雲中子還命訣》一卷

《性箴》一卷

《修真祕要經》一卷

《海蟾子詩》一卷

《元黃子擬漁父詩》一卷

《遠俗銘》一卷

《元陽子歌》一卷

《攝生錄》三卷（唐高福撰）

《攝生纂錄》一卷（唐王仲丘撰）

《養生要錄》一卷（孫思邈撰）

《鍾離授呂公靈寶畢法》十卷

《長生坐隅障》五卷（古說撰）

《修真內象圖要訣》十二卷

## （二十八）五行類中產乳方面的醫書目錄

共八部，十卷。

《六甲貫胎書》一卷

《產乳書》二卷

《產經》一卷

《推產婦何時產法》一卷（王琛撰）

《推產法》一卷

《生產符儀》一卷

《產圖》二卷

《產圖》一卷（崔知悌）

## ◆ 二、《續通志》中的醫書目錄

### （一）醫方類著作

　　《續通志》將醫方類書目分作十三個子目，收載醫書一百四十九部；一千四百六十八卷。書中著錄的醫書全是宋金元明四朝的著作，主要引自《文淵閣著錄》和《四庫全書存目》二書，其中引自《文淵閣著錄》八十部，引自《四庫全書存目》六十九部。

#### 1. 脈經

　　脈經（主要是註釋《內》、《難》諸書），共十一部，五十二卷。

《素問入式運氣論奧》三卷附《黃帝內經素問遺篇》一卷（宋劉溫舒撰）

《素問玄機原病式》一卷（金劉完素撰）

《金匱鉤玄》三卷（元朱震亨撰）

（以上見《文淵閣著錄》）

《素問運氣圖括定局立成》一卷（明熊宗立撰）

《素問鈔補正》十二卷（明丁瓚撰）

《讀素問鈔》九卷（明汪機撰）

《素問注證發微》九卷（明馬蒔撰）

《圖注難經》八卷（明張世賢撰）

《圖注脈訣》四卷，《附方》一卷（明張世賢撰）

（以上見《四庫全書存目》）

## 2. 醫書

醫書（主要是脈書、雜門類），共六十部，附三部，八百〇七卷。

《聖濟總錄纂要》二十六卷（宋政和中奉敕編）

《壽親養老新書》四卷（前一卷宋陳直撰，後三卷鄒鉉續增）

《衛濟寶書》二卷（舊本題東軒居士撰，不著名氏）

《醫說》十卷（宋張杲撰）

《太醫局程文》九卷（宋時考試醫學之制）

《仁齋直指》二十六卷，附《傷寒類書活人總括》七卷（宋楊士瀛撰）

《宣明方論》十五卷（金劉完素撰）

《病機氣宜保命集》三卷（金張元素撰）

《儒門事親》十五卷（金張從正撰）

《內外傷辨惑論》三卷（金李杲撰）

《脾胃論》三卷（金李杲論）

《蘭室祕藏》六卷（金李杲撰）

《醫壘元戎》十二卷（元王好古撰）

《此事難知》二卷（元王好古撰）

《格致餘論》一卷（元朱震亨撰）

《局方發揮》一卷（元朱震亨撰）

《脈訣刊誤》二卷，《附錄》二卷（元戴啟宗撰）

《醫經溯洄集》一卷（元王履撰）

《難經本義》二卷（元滑壽撰）

《推求師意》二卷（明戴原禮撰）

《玉機微義》五十卷（明徐用誠撰）

《仁端錄》十六卷（明徐謙撰）

《薛氏醫案》七十八卷（明薛已撰）

《石山醫案》三卷（明陳桷撰）

《名醫類案》十二卷（明江瓘撰）

《赤水元珠》三十卷（明孫一奎撰）

《醫旨緒餘》二卷（明孫一奎撰）

《奇經八脈考》一卷（明李時珍撰）

《瀕湖脈學》一卷（明李時珍撰）

《證治準繩》一百二十卷（明王肯堂撰）

《先醒齋廣筆記》一卷（明繆希雍撰）

《類經》三十二卷，《圖翼》十一卷，《附翼》四卷（明張介賓撰）

《景嶽全書》六十四卷（明張介賓撰）

（以上見《文淵閣著錄》）

《大本瓊瑤發明神書》二卷（舊本題劉真人撰，不著時代人名）

《崔真人脈訣》一卷（舊本題紫虛真人撰，宋道士崔嘉彥也）

《東垣十書》二十卷（不著編輯名氏）

《泰定養生主論》十六卷（舊本題元王中陽撰）

《安老懷幼書》四卷（明劉宇編）

《醫學管見》一卷（明何瑭撰）

《神應經》一卷（明陳會撰）

《醫開》七卷（明王世相撰）

《醫史》十卷（明李濂撰）

《醫學正傳》八卷（明虞摶撰）

《衛生集》四卷（明周宏撰）

《心印紺珠經》二卷（明李湯卿撰）

《運氣易覽》三卷（明汪機撰）

《養生類要》二卷（明吳正倫撰）

《志齋醫論》二卷（明高士撰）

《丹溪心法附餘》二十四卷（明方廣撰）

《上池雜說》一卷（明馮時可撰）

《醫學六要》十九卷（明張三錫撰）

《刪補頤生微論》四卷（明李中梓撰）

《普門醫品》四十八卷，附《醫品補遺》四卷（明王化貞撰）

《孫氏醫案》五卷（明孫泰來、孫明來同編）

《河間六書》二十七卷（明吳勉學編）

《折肱漫錄》六卷（明黃承昊撰）

《運氣定論》一卷（明董說撰）

《簡明醫彀》八卷（明孫志宏撰）

《金鎞祕論》十二卷（舊本題李藥師撰，不詳時代）

《扁鵲指歸圖》一卷（不著撰人名氏）

（以上見《四庫全書存目》）

### 3. 針灸

針灸，共六部，二十八卷。

《針灸資生經》七卷（舊本題葉氏刊，不著撰人名氏）

《扁鵲神應針灸玉龍經》一卷（元王國瑞撰）

《針灸問對》三卷（明汪機撰）

（以上見《文淵閣著錄》）

《針灸大全》十卷（楊繼洲編）

《針灸聚英》四卷（明高武撰）

《針灸節要》三卷（明高武撰）

（以上見《四庫全書存目》）

### 4. 本草

本草，共六部，一百〇三卷。

《湯液本草》三卷（元王好古撰）

《本草綱目》五十二卷（明李時珍撰）

《神農本草經疏》三十卷（明繆希雍撰）

《本草乘雅半偈》十卷（明盧之頤撰）

（以上見《文淵閣著錄》）

《珍珠囊指掌補遺藥性賦》四卷（舊本題金李杲撰）

《藥鏡》四卷（蔣儀撰）

（以上見《四庫全書存目》）

## 5. 炮炙

炮炙，共一部，六卷。

《雷公炮製藥性解》六卷（舊本題明李中梓撰）

（以上見《四庫全書存目》）

## 6. 方書

方書，共二十三部，附一部，三百二十卷。

《旅舍備要方》一卷（宋董汲撰）

《全生指迷方》四卷（宋王貺撰）

《類證普濟本事方》十卷（宋許叔微撰）

《太平惠民和劑局方》十卷，附《指南總論》三卷（宋陳師文等奉敕編）

《衛生十全方》三卷，《奇疾方》一卷（宋夏德撰）

《傳信適用方》二卷（不著撰人名氏）

《三因極一病症方論》十八卷（宋陳言撰）

《濟生方》八卷（宋嚴用和撰）

《急救仙方》六卷（不著撰人名氏）

《瑞竹堂經驗方》五卷（元沙圖穆蘇撰）

《世醫得效方》二十卷（危亦林撰）

《普濟方》一百六十八卷（明周王橚撰）

（以上見《文淵閣著錄》）

《如宜方》二卷（元艾元英撰）

《類編南北經驗醫方大成》十卷（舊本題元孫允賢撰）

《醫方選要》十卷（明周文採編）

《萬氏家抄濟世良方》六卷（明萬表編）

《攝生眾妙方》十一卷（明張時徹編）

《急救良方》二卷（明張時徹編）

《靈祕十八方加減》一卷（舊本題明胡嗣廉編）

《經驗良方》十一卷（明陳仕賢撰）

《避水集驗要方》四卷（明董炳撰）

《魯府祕方》四卷（明張應泰編）

（以上見《四庫全書存目》）

## 7. 傷寒

傷寒，共九部，附三部，五十卷。

《傷寒微旨》二卷（宋韓祗和撰）

《傷寒直格方》三卷，《傷寒標本心法類萃》二卷（金劉完素撰）

《傷寒論條辨》八卷，附《本草鈔》一卷，《或問》一卷，《痙書》一卷
（明方有執撰）

（以上見《文淵閣著錄》）

《傷寒心鏡》一卷（一名《張子和心鏡別集》，舊本題常德編，不詳時
代。）

《傷寒心要》一卷（舊本題鎦洪編，不詳時代。）

《傷寒醫鑑》一卷（元馬宗素撰）

《傷寒治例》一卷（明劉純撰）

《傷寒指掌》十四卷（皇甫中撰）

（以上見《四庫全書存目》）

### 8. 腳氣

腳氣，共一部，二卷。

《腳氣治法總要》二卷（宋董汲撰）

（以上見《文淵閣著錄》）

### 9. 雜病

雜病，共五部，附二部，八卷。

《瘟疫論》二卷，《補遺》一卷（明吳有性撰）

《痎瘧論疏》一卷（明盧之頤撰）

（以上見《文淵閣著錄》）

《流注指微賦》一卷（元何若愚撰）

《雜病治例》一卷（明劉純撰）

《痘症理辨》一卷，《附方》一卷（明汪機撰）

（以上見《四庫全書存目》）

## 10. 瘡腫

瘡腫，共四部，附一部，二十四卷。

《集驗背疽方》一卷（宋李迅撰）

《外科精義》二卷（元齊德之撰）

《外科理例》七卷，附方一卷（明汪機撰）

（以上見《文淵閣著錄》）

《瘡瘍經驗全書》十三卷（舊本題竇漢卿撰）

（以上見《四庫全書存目》）

## 11. 婦人

婦人，共三部，二十七卷。

《婦人大全良方》二十四卷（宋陳自明撰）

《產寶諸方》一卷（不著撰人名氏）

《產育寶慶方》二卷（不著撰人名氏）

（以上見《文淵閣著錄》）

## 12. 小兒

小兒，共三部，三十八卷。

《小兒衛生總微論方》二十卷（不著撰人名氏）

（以上見《文淵閣著錄》）

《保嬰撮要》八卷（明薛鎧撰）
《袖珍小兒方》十卷（明徐用宣撰）

（以上見《四庫全書存目》）

## 13. 食經

食經，共七部，十七卷。

《糖霜譜》一卷（宋王灼撰）

（以上見《文淵閣著錄》）

《飲膳正要》三卷（元忽思慧撰）
《易牙遺意》二卷（元韓奕撰）
《飲食須知》八卷（元賈銘撰）
《疏食譜》一卷（明汪士賢編）
《饌史》一卷（不著撰人名氏）
《天廚聚珍妙饌集》一卷（不著撰人名氏）

（以上見《四庫全書存目》）

## （二）道家類中的醫理與養生著作

　　《續通志》的「諸子類・道家」不分細目，跟其他子目一樣，只是將《文淵閣著錄》和《四庫全書存目》的有關書名前後分列。道家部分共有著作八十七部，其中涉及醫理與養生的有十五部，七十卷。

　　《金丹詩訣》二卷（夏元鼎編）

　　《案節坐功法》一卷（舊本題宋陳摶撰。）

　　《延壽第一紳言》一卷（舊本題宋愚谷老人撰，不著撰人名氏。）

　　《胎息經》一卷（不著撰人名氏）

　　《廣胎息經》二十二卷（不著撰人名氏）

　　《攝生消息論》一卷（元邱處機撰）

　　《中和集》三卷，《後集》三卷（元李道純撰）

　　《三元參贊延壽書》五卷（元李鵬飛撰）

　　《修真捷徑》九卷（元餘覺華撰）

　　《金丹大要》十卷（元陳致虛撰）

　　《藥地炮莊》九卷（明方以智撰）

　　《修齡要指》一卷（明冷謙撰）

　　《養生膚語》一卷（明陳繼儒撰）

　　《攝生要語》一卷（舊本題明息齋居士撰，不著名氏。）

　　　　　　　　　　　　　　　　　　　　（以上見《四庫全書存目》）

## ◆ 三、《清通志·醫方類》中的醫書目錄

《清通志·醫方類》將中醫圖書僅分為醫書與方書兩個門類，每個門類都引自《文淵閣著錄》和《四庫全書存目》的「醫方類」，並按順序前後分列，載錄方法與《續通志》同一格式。「醫方類」共收錄清代以前醫書四十八部，其中引自《文淵閣著錄》十二部，附二部；引自《四庫全書存目》三十四部，其中包括醫書門和方書門的著作。

### （一）醫書門類

醫書門類，共三十八部，附三部，四百四十九卷。

《御纂醫宗金鑑》九十卷（乾隆十四年奉敕撰）

《金匱要略論注》二十四卷（徐彬注）

《尚論篇》八卷（喻昌撰）

《醫門法律》六卷，附《寓意草》一卷（喻昌撰）

《傷寒舌鑑》一卷（張登撰）

《傷寒兼證析義》一卷（張倬撰）

《續名醫類案》六十卷（魏之琇撰）

《蘭臺軌範》八卷（徐大椿撰）

《醫學源流論》二卷（徐大椿撰）

（以上見《文淵閣著錄》）

《證治大還》四十卷（陳治撰）

《馬師津梁》八卷（馬元儀撰）

《張氏醫通》十六卷（張璐撰）

《傷寒纘論》二卷，《緒論》二卷（張璐撰）

《本經逢原》四卷（張璐撰）

《診宗三昧》一卷（張璐撰）

《石室祕錄》六卷（陳士鐸撰）

《李氏醫鑑》十卷，《續補》二卷（李文來撰）

《醫學彙纂指南》八卷（端木縉撰）

《濟陰綱目》十四卷（武之望撰）

《保生碎事》一卷（汪淇撰）

《釋骨》一卷（沈彤撰）

《醫學求真錄總論》五卷（黃宮繡撰）

《傷寒分經》十卷（吳儀洛撰）

《難經經釋》二卷（徐大椿撰）

《醫貫砭》二卷（徐大椿撰）

《臨證指南醫案》十卷（葉桂撰）

《得心錄》一卷（李文淵撰）

《傷寒論條辨續注》十二卷（鄭重光撰）

《醫津筏》一卷（江之蘭撰）

《素問懸解》十三卷（黃元御撰）

《靈樞懸解》九卷（黃元御撰）

《難經懸解》二卷（黃元御撰）

《傷寒懸解》十五卷（黃元御撰）

《傷寒說意》十一卷（黃元御撰）

《金匱懸解》二十二卷（黃元御撰）

《四聖心源》十卷（黃元御撰）

《四聖懸樞》四卷（黃元御撰）

《素靈微蘊》四卷（黃元御撰）

（以上見《四庫全書存目》）

## （二）方書門類

方書門類六部，附一部，二十八卷。

《絳雪園古方選注》三卷，附《得宜本草》一卷（王子接撰）

《神農本草經百種錄》一卷（徐大椿撰）

《傷寒類方》一卷（徐大椿撰）

（以上見《文淵閣著錄》）

《成方切用》十四卷（吳儀洛撰）

《長沙藥解》四卷（黃元御撰）

《玉楸藥解》四卷（黃元御撰）

（以上見《四庫全書存目》）

## 第三節
### 通考類史著中記載的中醫文獻

　　通考類史著主要包括《文獻通考》、《續文獻通考》、《清朝文獻通考》和《清朝續文獻通考》。馬端臨《文獻通考》中的「經籍考」部分，是研究古代文獻目錄的重要參考，其中論述的書目內容與《通志・藝文略》有所不同。鄭樵編寫「藝文略」是為了「紀百代之有無」、「廣古今而無遺」，所以不論存世，均予以收錄。但是《文獻通考・經籍考》卻不是這樣，它分經、史、子、集四部，每部又分出若干條子目，醫家歸於子部。「經籍考」下有總序，論述歷代典籍目錄的源流情況。各子目下又有小序，專門論述該類著作的歷代流傳，主要記錄前代志書中典籍的收入情況，再著錄唐宋時期所流傳的文獻，已失傳的典籍都不在《文獻通考》論述之列。《續文獻通考》、《清朝文獻通考》、《清朝續文獻通考》所錄情況，大抵如此。

### ◆ 一、《文獻通考・經籍考》中的醫家類著作

　　《文獻通考・經籍考》作為一部史志目錄，是唐宋時期圖書的參考目錄，它所著錄的圖書以現存為主，每部書均附有提要，一般引用「南宋晁公武撰解題私家藏書書目《郡齋讀書志》」和「南宋陳振孫撰私家藏書目錄《直齋書錄解題》」的考證以及自己的按語。本書所記錄書目不僅反

映了唐宋時期醫書的存佚情況，也展現了當時醫學目錄編撰水準，共載錄「醫家類」著作一百二十三種，九百九十五卷。這裡需要指出的是，「醫家類」之末的三部相馬著作《皇帝醫相馬經》、《育駿方》、《相馬經》已逾出醫書之外，遂予以刪除。具體記載如下。

《黃帝素問》二十四卷（晁氏曰：「昔人謂《素問》者，以素書黃帝之問，猶言素書也。唐王冰注，冰謂《漢·藝文志》有《黃帝內經》十八卷，《素問》即其經之九卷，兼《靈樞》九卷，乃其數焉。先是第七亡逸，冰時始獲，乃詮次註釋，凡八十一篇，分二十四卷。今又亡《刺法》、《本論》二篇。冰自號啟玄子。醫經之傳於世者多矣，原百病之起愈者，本乎黃帝；辨百藥之味性者，本乎神農；湯液則稱伊尹。三人皆古聖人也，憫世疾苦，親著書以垂後，而世之君子不察，乃以為賤技，恥習之。由此，故今稱醫者多庸人，治之失理，以生為死者眾。激者至云：『有病不治，常得中醫』，豈其然乎？故予錄醫頗詳。《隋志》以此書為首，今從之。」陳氏曰：「黃帝與岐伯問答，三墳之書無傳，尚矣。此固出於後世依託，要是醫書之祖也。唐太僕令王冰注，自號啟玄子。按《漢書》但有《黃帝內外經》，至《隋志》乃有「素問」之名，又有全元起《素問注》八卷。嘉祐中，光祿卿林億、國子博士高保衡承詔校定補註，亦頗採元起之說，附見其中，其為篇八十有一。王冰者，寶應中人也。」）

《靈樞經》九卷（晁氏曰：「王冰謂此書即《漢志》、《黃帝內經》十八卷之九也。或謂好事者於皇甫謐所集《內經倉公論》中抄出之，名為古書也。未知孰是。」）

《呂楊注八十一難經》五卷（晁氏曰：「秦越人撰，吳呂廣注，唐楊玄

操演。越人，渤海人，家於盧，受桑君祕術，洞明醫道，世以其與黃帝
時扁鵲相類，乃號之為扁鵲。採《黃帝內經》精要之說，凡八十一章，
以其為趣深遠，未易了，故名《難經》，玄操編次為十三類。」陳氏曰：
「《漢志》亦但有《扁鵲內外經》而已，《隋志》始有《難經》，《唐志》遂
屬之，越人皆不可考，難當做去聲讀。」）

《丁德用注難經》五卷（晁氏曰：「德用以楊玄操所演甚失大義，因改
正之。經文隱奧者，繪為圖。德用，濟陽人。嘉祐末，其書始成。」陳
氏曰：「序言太醫令呂廣重編此經，而楊玄操復為之注，覽者難明，故為
補之，且間為之圖。首篇為《診候》，最詳。凡二十四難，蓋脈學自扁鵲
始也。」）

《虞庶注難經》五卷（晁氏曰：「皇朝虞庶注。庶，仁壽人，寓居漢
嘉。少為儒，已而棄其業，習醫為此書，以補呂、楊所未盡，黎泰辰治
平間為之序。」）

《金匱玉函經》八卷（晁氏曰：「漢張仲景撰，晉王叔和集。設答問、
雜病、形證、脈理，參以療治之方。仁宗朝王洙得於館中，用之甚效，
合二百六十二方。」陳氏曰：「林億等校正此書，王洙於館閣蠹簡中得之，
曰《金匱玉函要略方》。上卷論傷寒，中論雜病，下載其方並療婦人，
乃錄而傳之。今書以逐方次於症候之下，以便檢用其所論。傷寒文多節
略，故但取雜病以下，止《服食禁忌》，二十五篇，二百六十二方，而仍
其舊名。」）

《仲景傷寒論》十卷（晁氏曰：「漢張仲景述，晉王叔和撰次。按
《名醫錄》云，仲景，南陽人，名機，仲景其字也。舉孝廉，官至長沙
太守。以宗族二百餘口，建安紀年以來，未及十稔，死者三之二，而傷
寒居其七，乃著論二十二篇，證外合三百九十七法，一百一十二方。善

醫者或云,仲景著《傷寒論》,誠不刊之典。然有大人之病,而無嬰孺之患,有北方之藥而無南方之治,此其所闕者。蓋陳、蔡以南不可用柴胡、白虎二湯治傷寒,其言極有理。」陳氏曰:「其文辭簡古奧雅,又名《傷寒卒病論》,凡一百一十二方,古今治傷寒者,未有能出其外者也。」)

《脈經》三卷(晁氏曰:「題云黃帝撰。論診脈之要,凡二十一篇。」)

《王叔和脈經》十卷(晁氏曰:「晉王叔和撰。按唐甘伯宗《名醫傳》曰,叔和,西晉高平人,性度沉靖(靜),博通經方,精意診處,尤好著述。其書纂岐伯、華佗等論脈要訣所成,敘陰陽表裡,辨三部九候,分人迎、氣口、神門,條十二經、二十四氣、奇經八脈、五臟六腑、三焦四時之病,纖悉備具,咸可按用。凡九十七篇,皇朝林億等校正。」)

《脈訣》一卷(晁氏曰:「題曰王叔和。皆歌訣鄙淺之言,後人依託者,然最行於世。」)

《脈訣機要》三卷、《脈要新括》一卷(陳氏曰:「通真子撰,不著名氏,熙寧以後人也。以叔和《脈訣》有觚脆鄙俗處,疑非叔和作,以其不類故也,乃作歌百篇,按經為注。又自言常為《傷寒括要》六十篇,其書未之見。」)

《巢氏病源候論》五卷(晁氏曰:「隋巢元方等撰。元方大業中,被命與諸醫共論眾病所起之源。皇朝舊制監局用此書課試醫生。昭陵時,詔校本刻牘頒行,宋綬為序。」陳氏曰:「元方,隋太醫博士。其書唯論病症,不載方藥。今按《千金方》諸論多本此書,業醫者可以參考。」)

《雷公炮炙》三卷(晁氏曰:「宋雷斆撰,胡洽重定。述百藥性味、炮熬煮炙之方,其論多本之於乾寧晏先生。斆稱內究守國安正公,當是官名,未詳。」)

《天元玉策》三十卷（晁氏曰：「啟玄子撰，即唐王冰也。書推五運六氣之變。唐《人物誌》云，冰仕至太僕令，年八十餘以壽終。」）

《金寶鑑》三卷（晁氏曰：「衛嵩撰。嵩仕至翰林博士。《崇文總目》云，不詳何代人，述脈候徵驗要妙之理。」）

《寶髒暢微論》三卷（晁氏曰：「五代軒轅述撰。青霞君作《寶藏論》三篇，著變鍊金石之訣。既詳其未善，因刊其謬誤，增其闕漏，以成是書，故曰暢微。時年九十，實乾亨二年也。」）

《聖濟經》十卷（晁氏曰：「徽宗皇帝御製。因《黃帝內經》採天人之賾，原性命之理，明營衛之清濁，究七八之盛衰，辨逆順之盈虛，為書十篇，凡四十二章。」陳氏曰：「辟廱學生昭武吳禔注。」）

《通真子傷寒訣》一卷（晁氏曰：「題曰通真子而不著名氏。用張長沙《傷寒論》為歌詩以便覽者，脈訣之類也。」）

《醫門玉髓》一卷（陳氏曰：「不知作者。皆為歌訣，論五臟六腑相傳之理。」）

《傷寒百問》三卷（晁氏曰：「題曰無求子。大觀初所著書。」）

《醫經正本書》一卷（陳氏曰：「知進賢縣沙隨程迥可久撰。專論傷寒無傳染，以救薄俗骨肉相棄絕之敝。」）

《運氣論奧》三卷（晁氏曰：「宋朝劉溫舒撰。溫舒以《素問》氣運最為治病之要，而答問紛揉，文辭古奧，讀者難知，因為三十論，二十七圖，上於朝。」）

《五運指掌賦圖》一卷（陳氏曰：「葉玠撰。」）

《脈粹》一卷（晁氏曰：「宋朝蕭世基撰。世基嘗閱《素問》及歷代醫經，患其難知，因綴緝成一編。治平中姚誼序之。」）

《南陽活人書》二十卷（晁氏曰：「宋朝朱肱撰。序謂張長沙《傷寒

論》，其言雅奧，非精於經絡者不能曉會。頃因投閒，設其對問，補苴綴緝，僅成卷軸。作於己巳，成於戊子，計九萬一千三百六十八字。」陳氏曰：「肱以仲景《傷寒》方、論多以類聚，為之問答。本號《無求子傷寒百問方》，有武夷張藏作序，易此名。仲景，南陽人，而活人者，本華佗語。肱，吳興人，祕丞臨之子，中書舍人服之弟，登第，仕至朝奉郎直祕閣。」）

《傷寒微指論》二卷（陳氏曰：「不著作者。序言元祐丙寅，必當時名醫也，其書頗有發明。」）

《傷寒證治》三卷（晁氏曰：「宋朝王實編。實謂，百病之急，無逾傷寒。故略舉病名法及世名醫之言，為十三篇，總方百四十六首。或雲潁州人，官至外郎，龐安常之高弟也」。）

《傷寒救俗方》一卷（陳氏曰：「寧海羅適正之尉桐城，民俗惑巫，不信藥，因以藥施人，多愈。遂以方書召醫參校刻石，以救迷俗。紹興中，有王世臣彥輔者序之以傳。」）

《補註神農本草》二十卷（晁氏曰：「宋朝掌禹錫等補註。舊說《本草經》神農所作，而《藝文志》所不載。《平帝紀》：『詔天下舉知方術、本草者』，本草之名蓋起於此。梁之《錄》載《神農本草》三卷，書中有後漢郡縣名。蓋上世未著文字，師學相傳，至張機、華佗始為編述。嘉祐初，詔禹錫與林億、蘇頌、張洞等為之補註，以《開寶本草》及諸家參校，採拾遺逸，刊定新舊，藥名一千八十二種，總二十卷。」）

《大觀本草》三十一卷（陳氏曰：「唐慎微撰，不知何人。仁和縣尉艾晟作序，名曰《經史證類本草》。按『本草』之名，始見《漢書·平帝紀》、《樓護傳》。舊經止一卷，藥二百六十五種。陶隱居增《名醫別錄》亦三百六十五種，因註釋為七卷。唐顯慶又增一百十四種，廣為二十

卷，謂之《唐本草》。開寶中又益一百三十三種。蜀孟昶又嘗增益，謂之《蜀本草》。及嘉佑中掌禹錫、林億等重加校正，更為補註，以朱墨書為之別，凡新舊藥一千八十二種，蓋亦備矣。今慎微頗覆有所增益，而以墨蓋其名物之上，然亦殊不多也。」石林葉氏曰：「《神農本草》，初但三卷，所載甚略。議者考其記出產郡名，以為東漢人所作。梁陶隱居始增修為七卷，然陶氏不至東北，其論證多謬語。唐顯慶中蘇恭請重修，於是命長孫無忌等廣定，遂為二十卷，亦未盡也。自是偽蜀韓保升與術家各自補緝，辯證者不一。開寶中別加詳定。嘉佑初復詔掌祕監禹錫、蘇魏公諸人再論次，遂大備。蓋《神農本草》外，雜取他書，凡十六家雲。」）

《圖經本草》二十卷，《目錄》一卷（晁氏曰：「宋朝蘇頌等撰。先是詔掌禹錫、林億等六人重校《神農本草》，累年成書奏御。又詔郡縣圖上所產藥本，用永徽故事，重命編述。於是頌再與禹錫等裒集眾說，類聚銓次，各有條目云，嘉佑六年上。」）

《證類本草》三十二卷（晁氏曰：「皇朝唐慎微纂。合兩《本草》為一書，且集書傳所記單方，附之於本條之下，殊為詳博。」）

《本草广義》二十卷（晁氏曰：「皇朝寇宗奭編。以《本草》二部著撰之人，或執用己私，失於商確。並考諸家之說，參之事實，核其情理，證其脫誤，以成此書。」陳氏曰：「其書引援辯證，頗可觀採。」）

《紹興校定本草》二十二卷（陳氏曰：「醫官王繼先等奉詔撰。紹興二十九年上之，刻板修內司。每藥為數語辯說，淺俚無高論。）

《子午經》一卷（晁氏曰：「題云扁鵲撰。論針砭之要，成歌詠，蓋後人依託者。」）

《銅人針灸圖》三卷（晁氏曰：「皇朝王唯德撰。仁宗嘗詔唯德考次針

灸之法，鑄銅人為式，分臟腑、十二經，旁註俞穴所會，刻題其名。併為圖法，並主療之術，刻板傳於世。夏竦為序。）

《明堂針灸圖》三卷（晁氏曰：「題曰黃帝。論人身俞穴及灼灸禁忌。明堂者，謂雷公問道，黃帝授之，故名云。」）

《存真圖》一卷（晁氏曰：「皇朝楊介編。崇寧間，泗州刑賊於市，郡守李夷行遣醫並畫工往，親決膜，摘膏肓，曲折圖之，盡得纖悉。介校以古書，無少異者，比歐希範《五臟圖》過之遠矣，實有益醫家也。王莽時，捕得翟義黨王孫慶，使太醫、尚方與巧屠共刳剝之，量度五臟，以竹筳導其脈，知所始終，云可以治病，亦是此意。」）

《膏肓灸法》二卷（陳氏曰：「清源莊綽李裕集。」）

《點烙三十六黃經》一卷（晁氏曰：「不著撰人，唐世書也。《國史補》云，自茗飲行於世，世人不復病黃癉。」）

《肘後百一方》三卷（陳氏曰：「晉葛洪撰，梁陶隱居增補。本名《肘後救卒方》，率多易得之藥，凡八十六首，陶並七首，加二十二首，共為一百一首。取佛書『人有四大，一大輒有一病』之義名之。」）

《千金方》三十卷（晁氏曰：「唐孫思邈撰。思邈博通經傳，洞明醫術，著用藥之方、診脈之訣、針灸之穴、禁架之法，以至導引養生之要，無不周悉。後世或能窺其一二，未有不為名醫者，然議者頗恨其獨不知傷寒之數云。」陳氏曰：「自為之序，名曰《千金備急要方》，以為人命至重，有貴千金，一方濟之，德逾於此。其前類例數十條，林億等新纂。」）

《千金翼方》三十卷（晁氏曰：「思邈著《千金方》，復撷集遺軼以羽翼其書，成一家之言。林億等謂首之以藥錄，次之以婦人、傷寒、小兒、養性、辟穀、退居、補益、雜病、瘡癰、色脈、針灸，而禁經終焉

者，皆有指意云。陳氏曰：「其末兼及禁術，用之多驗。」）

《外臺祕要方》四十卷（晁氏曰：「唐王燾撰。燾在臺閣二十年，久知弘文館，得古方書數千百卷，因述諸病症候，附以方藥、符禁、灼灸之法，凡一千一百四門。天寶中，出守房陵及太寧郡，故以「外臺」名其書。孫兆以燾謂『針能殺生人，不能起死人，取灸而不取針』，譏其為醫之蔽。予獨以其言為然。」陳氏曰：「自為序，天寶十一載也。其書博採諸家方論，如《肘後》、《千金》，世尚多有之。至《小品》、深師、崔氏、許仁則、張文仲之類，今無傳者，猶間見於此書云。凡醫書之行於世，皆仁廟朝所校定也。按《會要》，嘉祐二年，置校正醫書局於編修院。以直集賢院掌禹錫、林億校理，張洞校勘，蘇頌等併為校正，後又命孫奇、高保衡、孫兆同校正，每一書畢，即奏上，億等皆為序，下國子監板行。並補註《本草》，修《圖經》、《千金方翼》、《金匱要略》、《傷寒》，悉從摹印，天下皆知學古方書矣。」）

《產寶》二卷（晁氏曰：「唐咎殷撰。殷，蜀人。大中初，白敏中守成都，其家有因免乳死者，訪問名醫，或以殷對，敏中迎之。殷集備驗方藥二百七十八首以獻。其後周頲又作三論附於前。」）

《龍樹眼論》三卷（晁氏曰：「佛經龍樹大士者，能治眼疾。假其說，集治七十二種目病之方。」）

《太平聖惠方》一百卷（晁氏曰：「太宗皇帝在潛邸日，多蓄名方異術。太平興國中，內出親驗者千餘首，乃詔醫局各上家傳方書，命王懷隱、王祐、鄭彥、陳昭遇校正編類，各篇首著其疾證。淳化初，書成，御製序引。」）

《慶曆善救方》一卷（《兩朝藝文志》：「詔以福州奏獄醫林士元，藥下蠱毒，人以獲全。錄其方，令國醫類集附益。八年頒行。」）

《皇祐簡要濟眾方》五卷（《兩朝藝文志》：「皇佑中，仁宗謂輔臣曰，外無善醫，民有疾疫或不能救療。其令太醫簡《聖惠方》之要者，頒下諸道，仍敕長史按方劑以時拯濟。令醫官使周應編以為此方。三年頒行。」）

《太醫局方》十卷（晁氏曰：「元豐中，詔天下高手醫，各以得效祕方進，下太醫局驗試，依方製藥鬻之，仍模本傳於世。」）

《和劑局方》十卷（晁氏曰：「大觀中，詔通醫刊正藥局方書。閱歲書成，校正七百八字，增損七十餘方。」陳氏曰：「庫部郎中陳師文等校正。凡二十一門，二百九十七方，其後時有增補。」）

《王氏博濟方》五卷（晁氏曰：「皇朝太原王袞撰。慶曆間，因官滑臺，暇日出家藏七十餘方，擇其善者為此書。名醫云，其方用之無不效，如草還丹治大風，太乙丹治鬼胎，尤奇驗。」）

《藥準》一卷（陳氏曰：「潞公文彥博寬夫撰。所集方才四十首，以為依《本草》而用藥則有準，故以此四十方為處方用藥之準也。」）

《沈存中良方》十卷（晁氏曰：「皇朝沈括存中撰。存中博學，通醫術，類其經驗方成此書，用者多驗。或以蘇子瞻論醫藥雜說附之。」陳氏曰：「不知何人所錄。其間辯雞舌香一段，言《靈苑》所辯，猶有未盡者。《館閣書目》別有《沈氏良方》十卷、《蘇沈良方》十五卷，而無《靈苑方》。」）

《靈苑》二十卷（晁氏曰：「亦存中編。本朝士夫如高若訥、林億、孫奇、龐安常，皆以善醫名世，而存中尤善方書，此書所載多可用。」）

《孫氏傳家祕寶方》三卷（陳氏曰：「尚藥奉御太醫令孫用和集。其子殿中丞兆，父子皆以醫名，自昭陵時迄於熙、豐，無能出其右者。元豐八年，兆弟宰為河東漕，屬呂惠卿帥並，從宰得其書，序而刻之。自言

為思邈之後。晁氏《讀書志》作《孫尚祕寶方》，凡十卷。」）

《養生必用方》十六卷（晁氏曰：「皇朝初虞世撰。序謂古人醫經行於世者多矣，所以別著者，古方分劑與今銖兩不侔，用者頗難。此方其證易詳，其法易用，苟尋文為治，雖不習之人，亦可無求於醫也。虞世本朝士，一旦削髮為僧，在襄陽與十父遊從甚密。」）

《尊生要訣》二卷（陳氏曰：「即初虞世《四時常用要方》，有廬山陳淮者復附益焉。」）

《楊子護命方》五卷、《通神論》十四卷（晁氏曰：「皇朝楊退修撰。以岐伯論五運六氣以治百病，後世通之者，唯王冰一人而已。然猶於遷變行度，莫知其始終次序，故著此《方》、《論》云。）

《龐氏家藏祕寶方》五卷（陳氏曰：「蘄水龐安時安常撰。安時以醫名世，所著書傳於世者，唯《傷寒》而已。此書南城吳炎晦父錄以見遺。」山谷黃氏《龐安常傷寒論後序》：「安常自少時善醫方，為人治病，處其生死多驗，名傾江、淮諸醫。然為氣任俠，鬥雞走狗，蹴鞠擊球，少年豪縱事，無所不為。博弈音技，一工所難，而兼能之。家富多後房，不出戶而所欲得。人之以醫聘之也，皆多陳其所好，以順適其意。其來也，病家如市。其疾已也，君脫然不受，謝而去之。中年乃屏絕戲弄，閉門讀書，自神農、黃帝、經方、扁鵲《八十一難經》、《靈樞》、《甲乙》、葛洪，所綜緝百家之言，無不貫穿。其簡策紛錯，黃素朽蠹，先師或失其讀；學術淺陋，私智穿鑿，曲士或竄其文。安常悉能辯論發揮，每用以視病，如是而生，如是而不治，幾乎十全矣。然人以病造之，不擇貴賤貧富，便齋曲房，調護以寒暑之宜，珍膳羹餌，時節其飢飽之度。愛其老而慈其幼，如痛在己也。未嘗輕用人之疾，常試其所不知之方。蓋其輕財如糞土而樂義，耐事如慈母而有常。似秦漢間游俠而不害

人，似戰國四公子而不爭利。所以能動而得意，起人之疾，不可縷數。他日過之，未嘗有德色。其所論著《傷寒論》，多得古人不言之意。其所師用而得意於病家之陰陽虛實，今世所謂良醫，十不得其五也。餘始欲掇其大要，論其精微，使士大夫稍知之。適有心腹之疾，未能卒業。然未嘗遊其庭者，雖得吾言而不解。若有意於斯者，讀其書，自足攬其精微。故特著其行事，以為後序云。其前序，海上道人諾為之，故虛右以待。」宛邱張氏跋《傷寒論》曰：「張仲景《傷寒論》，論病處方，纖悉必具，又為之增損進退之法以預告人。嗟夫！仁人之用心哉！且非通神造妙不能為也。安常又竊憂其有病症而無方者，續著為《論》數卷，用心為術，追儷古人。淮南謂安常能與傷寒說話，豈不信哉。」）

《錢氏小兒方》八卷（晁氏曰：「皇朝錢乙仲陽撰。神宗時擢太醫丞，於書無所不窺。他人勤勤守古，獨度越縱舍，卒與法合。尤邃本草，多識物理，辯正闕誤，最工療嬰孺病。年八十二而終。閻季忠方附其後。）

《錢氏小兒藥證真訣》三卷（陳氏曰：「錢仲陽撰，閻季忠集。上卷言證，中卷敘嘗所治病，下卷為方。季忠亦頗附以己說，且以劉斯立所作《仲陽傳》附於末，宣和元年也。」）

《嬰童寶鏡》十卷（晁氏曰：「題曰棲真子，不著姓名。錄世行應驗方成此書。）

《小兒靈祕方》十三卷（晁氏曰：「不題撰人。辯小兒疾證及治療之方，多為歌訣。」）

《小兒玉訣》一卷（晁氏曰：「未詳撰人名氏。為韻語以記小兒疾證治法二十三。」）

《醫說》十卷（陳氏曰：「新安張景季明撰。」）

　　《食治通說》一卷（陳氏曰：「東虢婁居中撰。臨安藥肆金藥臼者，有子登第，以恩得初品官。趙忠定丞相跋其後。書凡十六篇，大要以食治則身治，此上工醫未病之一術也。」趙丞相序略曰：「君自幼業醫，至是歷八十一寒暑矣。錢唐行都多貴人，君未嘗出謁，卿相王侯之家屢迎之不可致。每旦肩輿至藥肆，群兒已四集，悲啼叫號，囂然滿室，君皆調護委曲。坐良久，徐起枚視之，一以至之，先後為序。輒為言，兒本無疾，愛之者害之也。如言兒下利時，此為脾虛，乳食過傷所致。唯苦節其乳食，微以參、術藥溫其胃即愈矣。而愛之者曰，兒數利，氣且乏，非強食莫補其所喪。於是胃虛不能攝化，其氣重傷，參、術弗效，增以薑、附，薑、附不已，重以金石，而兒殆矣。胡不以身喻之，方吾曹盛壯時，日食二升米飯，幾不滿欲。一日意中微不佳，則粒米不堪向口，何況兒乎？予每視君持藥欲授時，必諄諄為人開說，口幾欲破。又為紙囊貯藥，各著其說於上，使歸而勿忘焉。」）

　　《治病須知》一卷（陳氏曰：「不知名氏。專論外證，以用藥之次第，為不能脈者設也。」）

　　《正俗方》一卷（陳氏曰：「知虔州長樂劉彝執中撰。以虔俗信巫，無醫藥，集此方以教人。」）

　　《奉親養老書》一卷（陳氏曰：「泰州興化令陳直撰，元豐中人。」）

　　《小兒斑疹論》一卷（陳氏曰：「東平董汲及之撰，錢乙元祐癸酉題其末。」）

　　《腳氣治法》一卷（陳氏曰：「董汲撰。」）

　　《指迷方》三卷（陳氏曰：「考城子王貺子亨撰，吳丞相敏為之序。貺為南京名醫宋毅叔之婿，宣和中以醫得幸，至朝請大夫。」）

　　《九籥衛生方》三卷（陳氏曰：「宣和宗室忠州防禦使士紆撰。」）

《治風》一卷（陳氏曰：「張耒文潛所傳，凡三十二方。」）

《小兒醫方妙選》三卷（陳氏曰：「成安大夫、惠州團練使張渙撰。凡四百二十方。渙五世為小兒醫，未嘗改科。靖康元年自為之序。」）

《雞峰備急方》一卷（陳氏曰：「太醫教授張銳撰。紹興三年為序，大抵皆單方也。」）

《產育保慶集》一卷（陳氏曰：「濮陽李師聖得《產論》二十一篇，有其說而無其書。醫學教授郭稽中以方附諸論之末，遂為全書。近時括蒼陳言嘗評其得失於《三因方》，婺醫杜玘者又附益之，頗為詳備。」）

《本事方》十卷（陳氏曰：「維揚許叔微知可撰。紹興三年進士，第六人，以藥餌陰功，見於夢寐，事載《夷堅志》。晚歲取平生已試驗之方，並記其事實，以為此書，取本事詩詞之例以名之。」）

《傷寒歌》三卷（陳氏曰：「許叔微撰。凡百篇，皆本仲景法。又有《治法》八十一篇，及《仲景脈法》三十六圖、《翼傷寒論》二卷、《辯類》五卷，皆未見。」）

《指南方》二卷（陳氏曰：「蜀人史堪載之撰。凡三十一門，各有論。」）

《楊氏方》二十卷（陳氏曰：「樞密楊倓子靖以家藏方一千一百十有一首刻之當塗，世多用之。」）

《本草單方》三十五卷（陳氏曰：「工部侍郎宛邱王俁碩父撰。取《本草》諸藥條下所載單方，以門類編之，凡四千二百有六方。」）

《何氏方》六卷（陳氏曰：「太常博士括蒼何偁德揚撰。」）

《洪氏方》一卷（陳氏曰：「鄱陽洪氏。」）

《莫氏方》一卷（陳氏曰：「刑部郎中吳興莫伯虛致道刻《博濟方》於永嘉，而以其家藏經驗方附於後。」）

《備急總效方》四十卷（陳氏曰：「知平江府溧陽李朝正撰，大抵皆單方也。」）

《是齋百一選方》三十卷（陳氏曰：「山陰王璆孟玉撰。百一，言其選之精也。」）

《三因極一方》六卷（陳氏曰：「括蒼陳言無擇撰。三因者，內因、外因、不內外因。其說出《金匱要略》，其所述方論往往皆古書也。」）

《小兒保生方》三卷（陳氏曰：「左司郎姑孰李樻與幾撰。」）

《傷寒要旨》二卷（陳氏曰：「李樻撰。列方於前而類證於後，皆不外仲景。」）

《漢東王氏小兒方》二卷（陳氏曰：「不著名。」）

《幼幼新書》五十卷（陳氏曰：「直龍圖閣、知潭州劉昉方明撰集。刊未畢而死，徐璹壽卿以漕攝郡，趣成之。」）

《大衍方》十二卷（陳氏曰：「朝散大夫孫紹遠稽仲撰。凡藥當預備者四十九種，故名「大衍」。所在易得者不與焉。諸方附於後。」）

《海上方》一卷（陳氏曰：「不著姓名。括蒼刻本。《館閣書目》有此方，云乾道中知處州錢竽編。」）

《集效方》一卷（陳氏曰「南康守李觀民集。」）

《胎產經驗方》一卷（陳氏曰：「陸子正撰集。」）

《葉氏方》三卷（陳氏曰：「太社令延平葉大廉撰。」）

《胡氏方》一卷（陳氏曰：「不著名。」）

《傳道（信）適用方》二卷（陳氏曰：「稱拙庵吳彥夔，淳熙庚子。」）

《陳氏手集方》一卷（陳氏曰：「建安陳抃。」）

《選奇方》十卷，《後集》十卷（陳氏曰：「青田餘綱堯舉撰。」）

《傷寒瀉痢要方》一卷（陳氏曰：「直龍圖閣長樂陳孔碩膚仲撰。」）

《湯氏嬰孩妙訣》二卷（陳氏曰：「東陽湯衡撰。衡之祖民望，精小兒醫，有子曰麟，登科。衡，麟之子，尤邃於祖業，為此書也十九篇。」）

《諸家名方》二卷（陳氏曰：「福建提舉司所刊，市肆常貨而局方所未收者。」）

《易簡方》一卷（陳氏曰：「永嘉王碩德膚撰。增損方三十首，㕮咀藥三十品，市肆常貨圓子藥十種，以為倉卒應用之備，其書盛行於世。」）

《四時治要方》一卷（陳氏曰：「永嘉屠鵬時舉撰。專為時疾、瘧痢、吐瀉、傷寒之類，雜病不與焉。」）

《治奇疾方》一卷（陳氏曰：「夏子益撰。凡三十八道，皆奇形怪證，世間所未見者。」）

《傷寒證類要略》二卷、《玉鑑新書》二卷（陳氏曰：「汴人平堯卿撰。專為傷寒而作，皆仲景之舊也，亦別未有發明。」）

《瘡疹證治》一卷（陳氏曰：「金華謝天錫撰。」）

《產寶諸方》一卷（陳氏曰：「不著名氏。集諸家方而以《十二月產圖》冠之。」）

《纂要備急諸方》一卷（陳氏曰：「不知何人集。皆倉卒危急所須藥及雜術也。」）

《摘要方》一卷（陳氏曰：「《傷寒十勸》及《危證十病》，末載《托里十補散方》。」）

《劉涓子神仙遺論》十卷（陳氏曰：「東蜀刺史李頎錄。按《中興書目》引《崇文總目》云，宋龔慶宣撰。劉涓子者，晉末人，於丹陽縣得《鬼遺方》一卷，皆治癰疽之法，慶宣得而次第之。今按《唐志》有慶宣《劉涓子男方》十卷，未知即此書否。卷或一板，或止數行，名為十卷，實不多也。」）

《衛濟寶書》一卷（陳氏曰：「稱東軒居士，不著名氏，治癰疽方也。」）

《外科保全方》三卷（陳氏曰：「知興化軍亳社張允蹈家藏方。龔參政茂良、劉太史夙為之序、跋。」）

《五發方論》一卷（陳氏曰：「不知名氏，亦吳晦父所錄。」）

《李氏集驗背疽方》一卷（陳氏曰：「泉江李迅嗣立撰。凡五十二條，其論議詳盡曲當。」）

## ◆ 二、《續文獻通考・經籍考》中的醫家類著作

明代《續文獻通考・經籍考》「醫家」中共載醫書三十三部，其著錄較《文獻通考》簡略，大多無卷數記錄，且僅附有著者字、號、籍貫等基本資訊，少數有簡單的內容概要或人物介紹。具體記載如下。

《傳信方》一百卷（卞大亨著。大亨字嘉甫，其先秦州人，靖康中調懷寧簿，隱居象山，自號松隱居士。）

《陸氏續集驗方》（陸游集）

《傷寒論脈訣》（楊介，盱眙人，善醫，著此書及《脈訣》行於世。）

《四時養頤錄》（趙自化，平原人，父和嘗集經方、名藥之術以授自化，自化遂以醫鳴，診治有奇效，累遷至正使。）

《集醫錄》（徐夢莘著）

《直魯古脈訣針灸書》（遼直魯古，吐谷渾人。太祖破吐谷渾，一騎士棄橐反射不中而去，追兵開橐視之，得一小兒，即直魯古也。因所俘問其故乃知，嬰父世善醫，雖馬上視疾，亦知標本。不欲子為人所得，故欲射殺之耳。由是進於太祖，欽哀皇后養之，長亦能醫，專事針灸。）

《原病式》一卷、《宣明論》五卷、《運氣要旨論》一卷（金河間劉守真，名完素。早遇陳希夷，服仙酒醉，覺得悟《素問》玄機，著此三書。）

《儒門事親》十四卷（金張從正，字子和，考城人。精於醫，貫穿《難》、《素》之學，其法宗劉守真，用藥多寒涼，然起疾救死多取效。興定中，召補太醫，居無何，辭去。與麻知幾輩日遊水之上，講明奧義，辨析玄理，遂以平日聞見及嘗試效者，著為此書，又有《六門二法》。）

《傷寒纂類》四卷、《活人書》二卷、《傷寒類》三卷、《針經》一卷（金李慶嗣著。慶嗣，洛陽人，少舉進士不第，退而學醫。讀《素問》諸書，洞曉其義。大德間，歲大疫，廣平尤甚，貧者往往闔門臥病，慶嗣攜藥與米分遺之，全活者眾。）

《難經集註》五卷（金紀天錫著。天錫，字齊卿，泰安人。）

《至元增修本草》（世祖至元二十一年，命翰林承旨撒里蠻、翰林集賢大學士許國禎，集諸路醫學教授增修。）

《東垣十書》（李杲著。杲，鎮川人，世以貲雄鄉里。幼好醫，捐千金從易州張元素學，不數年，盡傳其業。學於傷寒，癰疽、眼目病尤長。療而愈者甚眾，當時以神醫目之。）

《活人總括醫學真經》（楊士瀛著。士瀛字登父，懷安人。精通醫學，所著又有《直指方》行於世。）

《傷寒大易覽》一編（葉如菴，黃岡人。以儒為醫，所撰《傷寒大易覽》一編，為時所宗。）

《原機啟微集》（吳郡名世之醫倪維德，病眼科雜出方論，竟無全書，故著此。又以李杲《試效方》若干卷鋟梓傳世。）

《丹溪纂要》、《丹溪心法》、《格致餘論》、《傷寒發揮》、《丹溪醫按》、《滑澀經絡發揮》（朱震亨著）

《太素脈訣》（劉開嘗遊廬山，遇異人，授以《太素脈訣》，預知生死。診脈，上以手指三點之，即知其症，世號劉三點。）

《醫學管見》（如皋何塘著）

《醫學舉要》、《名醫錄》二十餘種（楊文恪著）

《勿藥諸集》（邵文莊著）

《古簡方》、《集諸方》四十餘卷（蘭溪吳奐德著）

## ◆三、《清朝文獻通考・經籍考》中的醫家類著作

《清朝文獻通考・經籍考》「子部」醫家中共載醫書四十九部，五百○三卷。每書後主要附有簡略的著者資訊，少數附有內容介紹。具體記載如下。

《御定醫宗金鑑》九十卷（乾隆四年大學士伯鄂爾泰等奉敕撰。臣等謹按：醫雖小道而學必深於古，用必酌乎時。岐伯、秦越人後，精其業者不少概見。雖以宋代重醫而官撰局方，或未能實裨於療治。我皇上仁育萬民，同登壽宇，特為釐定此編。凡訂正《傷寒論注》十七卷，訂正《金匱要略注》八卷，刪補《名醫方論》八卷，《四脈要訣》、《運氣要訣》各一卷，諸科《心法要訣》共五十一卷，《正骨心法要旨》四卷，斟酌適中，權衡允當，洵乎拯濟生民之要術也已。）

《尚論篇》八卷；《醫門法律》六卷，附《寓意草》一卷（喻昌撰。昌字嘉言，南昌人，選貢生。臣等謹按：是書有三百九十七法，凡太陽經篇一百五十五法，陽明經篇七十三法，少陽經篇二十一法，附合病九法，並病五法，壞病二法，痰病三法，太陰經全篇九法，少陰經前篇、後篇四十四法，厥陰經全篇五十五法，附過經不解病四法，差後勞復病

六法，陰陽易病一法。有自序以為引伸觸類，究不勇於仲景論外溢一辭。至《醫門法律》者，治則著以法，誤則罪以律也。）

《金匱要略論注》二十四卷（徐彬撰。彬字忠可，嘉興人。）

《聖濟總錄纂要》二十六卷（程林刪定，宋政和中原本。林字雲來，休寧人。臣等謹按：宋徽宗御製《聖濟經》十卷，又詔海內名醫纂輯二百卷。林撮其大要，汰其荒誕，別擇具有條理，足為岐黃家資考證焉。）

《證治大還》四十卷（陳治撰。治字三農，華亭人。治自述曰：「餘家五世業醫，所著書有《璜溪醫學解》、《外臺祕典》、《脈藥驪珠》各種，皆斟酌盡善，擇其近要者，付之梨棗。」）

《馬師津梁》八卷（馬元儀撰。元儀，蘇州人。）

《石室祕錄》六卷（陳士鐸撰。士鐸字遠公，山陰人。）

《李氏醫鑑》十卷，《續補》二卷（李文來編。文來字昌期，婺源人。臣等謹按：此編全據休寧汪桓《醫方集解》、《本草備要》二書排纂而成，末附桓所作《三焦命門辨》一篇，頗稱簡要。）

《張氏醫通》十六卷；《傷寒纘論》二卷，《緒論》二卷；《本經逢原》四卷；《診宗三昧》一卷（張璐撰。璐字路玉，號石頑，吳江人。璐自序《醫通》曰：「是書初名《醫歸》，未及刊行，佚其《目科》、《痘疹》二冊。晚年命子以倬重輯《目科治例》，以柔重輯《痘疹心傳》，補成完帙，改題此名。」又自序《本經逢源》曰：「瀕湖博洽今古，尚爾捨本逐末，僅以《本經》主治冠列於首，以為存羊之意。繆氏仲淳開鑿經義，迥出諸生之上，而於委曲難明之處，則旁引《別錄》等說，疏作經言，未免朱紫之混。」）

《醫學彙纂指南》八卷（端木縉撰。縉字儀標，當塗人。）

《傷寒舌鑑》一卷（張登撰。登字誕先，吳江人。臣等謹按：以舌觀

病之法，始於漢張機《傷寒論》。此編分胎色八種，為圖一百二十。視
《金鏡錄》、《觀舌心法》等書，繁簡尤為得中也。）

　　《傷寒兼證析義》一卷（張倬撰。倬字飛疇，吳江人。）

　　《絳雪園古方選注》三卷，附《得宜本草》一卷（王子接撰。子接字
晉三，長洲人。）

　　《續名醫類案》六十卷（魏之琇撰。之琇字玉橫，錢塘人。）

　　《臨證指南醫案》十卷（葉桂撰。桂字天士，吳縣人。）

　　《濟陰綱目》十四卷（武之望撰，汪淇箋釋。之望字叔卿，自署關中
人。淇字澹漪，一字右子，錢塘人。）

　　《保生碎事》一卷（汪淇撰）

　　《釋骨》一卷（沈彤撰，彤見《經類》。彤自序曰：「此編為吳文球講
明經穴而作。」）

　　《醫學求真錄總論》五卷（黃宮繡撰。宮繡，宜黃人。）

　　《素問懸解》十三卷、《靈樞懸解》九卷、《難經懸解》二卷、《傷寒懸
解》十五卷、《傷寒說意》十一卷、《金匱懸解》二十二卷、《長沙藥解》四
卷、《四聖心源》十卷、《四聖懸樞》四卷、《素靈微蘊》四卷、《玉楸藥解》
四卷（黃元御撰，元御見《經類》。）

　　《神農本草經百種錄》一卷、《蘭臺軌範》八卷、《傷寒類方》一卷、《醫
學源流論》二卷、《難經經釋》二卷、《醫貫砭》二卷（徐大椿撰。大椿字
靈胎，號洄溪，吳江人。臣等謹按：大椿說醫猶毛奇齡說經，論病如秦
越人論方，如孫思邈輩無不遭其詆排。然其辨論實有切中肯綮之處，固
非庸醫所能知也。）

　　《成方切用》十四卷，《傷寒分經》十卷（吳儀洛撰。儀洛字遵程，海
鹽人。）

《得心錄》一卷（李文淵撰。文淵見《經類》。文淵自述曰：「古方不能盡中後人之病，後人不得盡泥古人之法，故名曰《得心錄》。」）

《傷寒論條辨續注》十二卷（鄭重光撰。重光字在辛，歙縣人。）

《醫津筏》一卷（汪之蘭撰。之蘭字含微，歙縣人。）

## ◆ 四、《清朝續文獻通考・經籍考》中的醫家類著作

《清朝續文獻通考・經籍考》「子部」的「醫家」中共載醫書九十五部，七百八十六卷。每書的著錄亦分詳略，有的僅著錄卷數和著者名，有的則對該書的學術思想、撰寫情況進行了敘述。除中醫典籍外，還收錄翻譯的西醫書籍七部、二十卷，對於研究西醫東傳具有重要價值。具體記載如下。

《內經脈法》一卷（姚文田撰。文田見《經部・春秋類》。）

《素問釋義》十卷（張琦撰。琦見《史部・雜家類》。）

《黃帝內經素問校義》一卷（胡澍撰。澍字荄甫，安徽績溪人，咸豐己未舉人戶部郎中。）

《研經言》四卷（莫文泉撰。文泉字枚士，浙江歸安人，同治庚午舉人。臣謹案：文泉邃於小學出其緒餘以讀醫家言為之審音義詳訓詁，故以經解經，以方和病，遂乃病無遁狀，方無虛設，然則求對病之真方，必自識字之良醫始矣。）

《金匱要略注》二十二卷（李炳撰。炳字振聲，號西垣，江蘇義徵人。臣謹案：炳嘗謂肝之本在右而行於左，根據鄭康成之注，周禮疾醫言肝氣涼，肺氣熱，賈公彥中其說云：肝在心下近右其位當秋故，凡右脅痛者，炳輒以甘緩之，無不應手而痊，此以績驗得之，能發前人所

未發，足以證西人肝右之說，其注金匱能抉其微非假經語以為緣飾者比。）

　　《傷寒論翼》二卷（柯琴撰。琴字韻伯，浙江慈溪人。臣謹案：仲景雜病即在傷寒論中，而傷寒中亦最多雜病，參錯而見，故仲景之六經為百病立法，傷寒又為百病之首，傷寒雜病治無二理，總歸六經之變，庸人於治傷寒時，但拘傷寒，不究六經中有雜病之理，治雜病時，又以傷寒之六經為專論，傷寒絕無關於雜病。琴洞悉時弊，起而翼之，良醫哉。）

　　《張機傷寒分經注》十卷（喻昌撰。昌字嘉言，江西南昌人，歲貢。）

　　《傷寒六經定法》一卷（舒詔撰。）

　　《傷寒指掌》四卷（吳貞撰。貞字坤安，浙江歸安人。臣謹案：貞讀張機傷寒論暨諸家所創諸義大都泥於傷寒正法，故所治有效有不效，乃述六經本病一卷，變病類病一卷，略謂南方氣候融和多溫溼症之類，傷寒者與北方之嚴寒迥異，故正法殊不適用。書中先古法後新法，目張綱舉，精卓絕倫，從此南北病源剖析毫末，雖曰獨見，足以補傷寒論之不及矣。）

　　《傷寒大白論》四卷（秦之楨撰。之楨字皇士，江蘇松江人。）

　　《景嶽全書發揮》四卷（葉桂撰。桂字天士，江蘇吳縣人。臣謹案：張介賓作《景嶽全書》，力矯元朱丹溪主河間、東垣諸家偏主寒涼之說，故其立論處方多主溫補且申之曰誤溫誤補尤可解救，丹溪偏矣，介賓過猶不及也。桂恐不善讀者，有昧介賓本義，勢必積非成是，執介賓以誤人，因將《景嶽全書》批校一過，名曰「發揮」，有發其覆者，有揮其謯者。桂非欲駁介賓，但冀信介賓者，勿信其偏，誠為介賓之功臣也。）

《醫略六書》三十三卷、《洄溪醫案》一卷（徐大椿撰。大椿字靈胎，號洄溪，江蘇吳江人，諸生。）

《亦存編》一卷（帥念祖撰。念祖見《史部·證書類·儀制》。）

《沈氏尊生書》六十八卷（沈金鰲撰。金鰲字芊綠，江蘇無錫人，貢生。）

《醫燈集焰》二卷（嚴燮撰）

《生民切要》二卷（喻昌撰。昌見上。）

《醫宗寶笈》一卷（凌堃撰。堃見《經部·易類》。）

《醫笈寶鑑》十卷（董西園撰。）

《醫級必自集》十卷（董西園撰。）

《醫林纂要探原》十卷（汪紱撰。紱見《經部·易類》。）

《醫學舉要》六卷（徐鏞撰。鏞字友笙，浙江寧海人，諸生。）

《醫門棒喝》四卷、《二集》（即《傷寒論本旨》）九卷（章楠撰。）

《證治匯補》八卷（李用粹撰。用粹字星菴。）

《病機彙編》十八卷（沈郎仲撰。）

《尤氏醫學讀書記》三卷，附《醫案》一卷（尤怡撰。）

《醫經原旨》六卷（薛雪撰。雪字生白，號一瓢，江蘇吳縣人。）

《醫理信述》六卷，《補遺》一卷（夏子俊撰。子俊，浙江黃岩人。）

《醫醇剩義》四卷（費伯雄撰。伯雄字晉卿，江蘇武進人，諸生。臣謹案：伯雄臨症數十年，曾以經驗所得，輯為一書，名曰《醫醇》。既毀於火薰，亦不存深，可惜也。晚年病痺多暇，追憶舊作，得什之三，聚而梓之，改曰《醫醇剩義》。不過以殘膏餘馥，沾溉醫林而已。然其書先論病症，次載所擬之方，後附書有之方，有條井井，使讀者因此悟彼，舉一反三，不立異，不矯同，此其所以為「醇」歟！宜其名滿大江南北也。）

《醫方論》二卷（費伯雄撰。臣謹案：《醫方集解》汪昂所撰，其書多采漢張機暨金元四家各方，旁及許、錢、嚴、陶諸子，非醫方全璧也。醫家不知博覽，但據此書為鴻寶，識隘見陋，殊鮮變通。況各方中有相宜者，有相左者，猝然臨症盡人而施病者，受害多矣。伯雄於各方詳細評騭，綴論於後，不特古人之支配，方藥可以一目瞭然，即時醫之矜言《集解》者。亦如疏鍾清磬，發其猛省也。別擇之嚴，推闡之細，豈易得哉？）

《王氏醫案》八卷、《醫案三編》三卷（王士雄撰。士雄見上《譜錄類》。）

《燮臣醫學》十卷（屠通和撰。）

《冷廬醫話》五卷（陸以湉撰。以湉見上《雜家類》。）

《南雅堂醫書全集十六種》九十一卷（陳念祖撰。念祖字修園，福建長樂人。乾隆壬子舉人，直隸保陽縣知縣。臣謹案：念祖撰述諸書，闡抉經旨，俱依古法而參以時方，權衡悉中，非膠柱者比。嘗謂世之醫士，能讀立齋、王金壇、趙養葵、張景嶽、張石頑、李時珍、李士材、喻嘉言八家之書，即為不凡之士。是知念祖研精醫學，自勉勉人。觀其宰三輔時，不特心勞撫字，且以活人為當務之急，良醫作令，斯不愧父母斯民之責也。）

《韓園醫學》十九卷（潘霨撰。霨字蔚如，江蘇吳縣人，監生，官至貴州巡撫。）

《世補齋醫書六種》三十三卷（陸懋修撰。懋修字九芝，江蘇元和人，咸豐癸醜恩貢，鎮江府訓導。臣謹案：醫家之《傷寒論》，即儒家之《論語》也，日月江河萬古不廢。論者謂古方不治今病，豈知古今誠有異，而天之五運六氣，人之五臟六腑亦有古今之異乎？懋修以表章仲景

為己任，食古而化，治輒有奇效。其以世補顏其齋者，取孫思邈傳贊，處非得已，貴為世補之義雲爾。）

《世補齋醫書後集四種》二十五卷（陸懋修撰。臣謹案：懋修前集各種，以明理為主；後集各種，以辨誤為主。蓋欲病者不為醫所誤，醫者不為書所誤。以是醫國，國無天札。語曰：「活千人者，子孫必封」，其子潤庠，竟以甲戌大魁、庚戌大拜，食報亦隆矣哉。）

《中西匯通醫書五種》二十八卷（唐宗海撰。宗海字容川，四川天彭人，光緒己醜進士。臣謹案：近世醫家喜新者偏於西，泥古者偏於中，二者未將中外之書融會貫通，折衷至當。乃以生命為孤注一鄭，殺人利器，慘於戈矛，無怪全國之人之壽遠不逮前也。唐氏慨之，研精覃思，著此五種書。「執柯伐柯，取則不遠」，操養命之術者，奚可膠執偏見哉？）

《神農本草經校注》三卷、《經方例釋》十卷（莫文泉撰。）

《本草備要》四卷、《醫方集解》三卷（汪昂撰。昂字訒庵，安徽休寧人。）

《本草從新》六卷（吳儀洛撰。儀洛字遵程，浙江海鹽人。臣謹案：儀洛著《成方切用》十四卷，收入《皇朝通考》。然其書實襲汪昂之《醫方集解》，即《本草從新》亦襲汪昂之《本草備要》。以他人之書，掩為己有，等於郭象注莊之例，錄此示後人。讀吳氏書，不如讀汪氏書也。）

《本草崇原集說》三卷，附一卷（張志聰撰。志聰字隱庵，浙江錢塘人。）

《本草綱目拾遺》十卷（趙學敏撰。學敏字恕軒，浙江錢塘人，歲貢。）

《本經疏證》十二卷、《續疏》六卷、《本經序疏要》八卷（鄒澍撰。澍字潤安，江蘇武進人。）

《本草詩箋》十卷（朱鑰撰。鑰字南樵，江蘇長洲人。）

《人參考》一卷（唐千頃撰。千頃字桐園，江蘇嘉定人。臣謹案：是編於人參產地、種類、真偽以及收藏、辨別之法，極為詳核。日本刻本、江標《靈鶼閣叢書》本，皆署其子秉均名，實則千頃所撰也。）

《千金方衍義》三十卷（張璐撰。璐字路玉，號石頑，江蘇吳江人。）

《萬方針線》八卷（蔡烈先撰。）

《醫方易簡新編》六卷（龔自璋、黃統同撰。自璋字月川，浙江仁和人，諸生。統字伯垂，廣東順德人，道光庚戌進士，翰林編修。）

《醫方易簡續編》三卷（葉照林、唐家祿同撰。照林字東山，廣東豐順人。家祿，廣東香山人。）

《驗方新編》十六卷（鮑相璈撰。相璈字雲韶，湖南善化人。）

《方解餘論》一卷，《別餘》一卷（餘楙撰。）

《制大黃丸方》一卷（孫星衍撰。星衍見《經部·易類》。）

《大生要旨》六卷（唐千頃撰。）

《溫病條辨》六卷、《醫醫病書》一卷（吳瑭撰。瑭字鞠通。）

《痢疾論》四卷（孔毓禮撰）

《重訂霍亂論》四卷（王士雄撰）

《溫熱經緯》五卷（王士雄撰）

《廣瘟疫論》四卷（戴天章撰。天章字麟郊，號北山，江蘇上元人，諸生。）

《時疫白喉捷要》一卷（張紹修撰。）

《喉科祕鑰》二卷（許佐廷撰）

《女科輯要》八卷（周紀常撰）

《婦科玉尺》六卷（沈金鰲撰）

《幼科鐵鏡》六卷（夏鼎撰。鼎字禹鑄，安徽貴池人，康熙己酉武舉人。）

《馮氏錦囊祕錄》四十七卷（馮兆張撰。兆張字楚瞻，浙江海鹽人。）

《推拿述略》一卷（餘梣撰）

《遂生編》一卷、《福幼編》一卷（莊一夔撰。一夔字在田，江蘇武進人。臣謹案：世俗以小兒為純陽之體，輒用峻劑為小兒厄，固屬荒謬。即於痘，主清熱解毒；於驚，主瀉火開痰。其在痘之初發，果有實熱；驚之初起，果有痰火者，何嘗非正治之法。然或病已至於傳而仍執此初傳之法，未有不僨事者。蓋痘異於瘍，其誤在於以瘍治痘；驚即是痙，其誤在於不以治痙者治驚。一夔之法應變無窮，讀是書者，凡遇痘、驚未傳之病，勿復執清熱瀉火，初傳之法也可。）

《痧痘集解》六卷（俞茂鯤撰。）

《幼幼整合》六卷（陳復正撰。）

《痘科集腋》三卷（紀南星撰。南星字壽門，浙江烏程人，監生。）

《天花精言》六卷（袁旬撰。）

《外科證治全生》一卷（王維德撰。維德字鴻緒，江蘇吳縣人、）

《刺疔捷法》一卷（張鏡撰。）

《一草亭目科全書》一卷（鄧苑撰。）

《慎疾芻言》一卷（徐大椿撰。大椿見上。臣謹案：大椿著述宏富已見《皇朝通考》。是書晚出，陸迺普刻於皖江，費延釐再刻於中州，遂以

大顯。大椿論漢唐諸名醫，幾如山膏善罵，概遭指斥。此書欲去溫補之弊，乃自乾隆丁亥以來，越二百餘年，又生清滋之弊。夫以溫補而加病者，其病顯以清滋而變病者，其病隱。書僅十餘葉，其立意專教病家，至今猶見苦心也。）

《醫故》二卷（鄭文焯撰。文焯字小坡，號叔問，漢軍正白旗人，光緒乙亥舉人，內閣中書。）

《醫理略述》二卷（尹端模撰。）

《病理撮要》一卷（尹端摸譯述。）

《內科闡微》一卷（林湘東譯述。臣謹案：是書專論審疾之法，而不詳言治法。首載醫理撮要一篇，足見西醫精細。原著者嘉約翰，居粵最久，故其言頗能參合中西云。）

《體用十章》四卷（孔慶高譯述。臣謹案：是書為英哈士烈原著，並言體用。既不失之蹈空，亦不過於徵實，可以郵通中西矣。）

《儒門醫學》三卷，附一卷（傅蘭雅、趙元益譯述。臣謹案：是書為英海得蘭原著。上卷論養生之理，中卷論治病之法，下卷論方藥之性。附卷慎疾要言，與前論養生所言甚精詳，尤不可不讀。）

《西藥略釋》四卷（孔慶高譯述。）

《婦科精蘊圖說》五卷（孔慶高譯述。臣謹案：此書為美妥瑪氏原著，分四十六章，體貼詳密，尤詳於胎產一門。其考查部位，足與中醫互相參證。西醫婦科之書，無有過於此者。）

《皮膚新編》一卷（林湘東譯述。臣謹案：《內經》言：「善治者，治皮毛；其次治肌膚」，又言：「秋刺皮膚」。中醫不甚措意，以一表藥了之，不可不熟審此編云。）

# 中醫學簡史，橫跨千年的文獻，古籍解密與名醫傳奇：

## 古今醫事！探尋中醫文化的根源與發展軌跡，追溯中醫體系的演變及社會影響

編　　著：熊益亮，林楠

發 行 人：黃振庭

出 版 者：崧燁文化事業有限公司

發 行 者：崧燁文化事業有限公司

E-mail：sonbookservice@gmail.com

粉 絲 頁：https://www.facebook.com/sonbookss/

網　　址：https://sonbook.net/

地　　址：台北市中正區重慶南路一段六十一號八樓 815 室

Rm. 815, 8F., No.61, Sec. 1, Chongqing S. Rd., Zhongzheng
Dist., Taipei City 100, Taiwan

電　　話：(02)2370-3310

傳　　真：(02)2388-1990

印　　刷：京峯數位服務有限公司

律師顧問：廣華律師事務所 張珮琦律師

定　　價：480 元

發行日期：2024 年 04 月第一版

◎本書以 POD 印製

**國家圖書館出版品預行編目資料**

中醫學簡史，橫跨千年的文獻，古
籍解密與名醫傳奇：古今醫事！探
尋中醫文化的根源與發展軌跡，
追溯中醫體系的演變及社會影響 /
熊益亮，林楠 編著 . -- 第一版 . --
臺北市：崧燁文化事業有限公司，
2024.04
面；　公分
POD 版
ISBN 978-626-394-140-3( 平裝 )
1.CST: 中醫史
410.92　113003431

電子書購買

臉書

爽讀 APP